高级卫生专业技术资格考试用书

病理学全真模拟试卷与解析

（副主任医师/主任医师）

全真模拟试卷

英腾教育高级职称教研组　编写

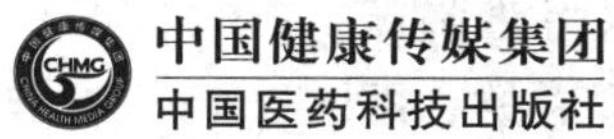

题型说明

一、单选题：每道试题由1个题干和5个备选答案组成，题干在前，选项在后。选项A、B、C、D、E中只有1个为正确答案，其余均为干扰选项。

例：以下化生的过程哪项是错误的

A. 支气管纤毛柱状上皮鳞状化生

B. 子宫颈腺上皮鳞状化生

C. 支气管软骨化生为骨

D. 结缔组织化生为脂肪组织

E. 平滑肌细胞化生为柱状上皮细胞

答案：E

解析：平滑肌细胞不会化生为柱状上皮细胞，化生是同类细胞间转化，而平滑肌细胞属于结缔组织，柱状上皮细胞是上皮组织。

二、多选题：每道试题由1个题干和5个备选答案组成，题干在前，选项在后。选项A、B、C、D、E中至少有2个正确答案。

例：空气栓塞主要见于

A. 颈、胸部创伤　　B. 下肢骨折

C. 腹部手术　　D. 分娩或流产

E. 人工气胸

答案：ADE

解析：空气栓塞主要见于人体有空气进入的情况，因此包括颈胸部创伤、分娩或流产时和人工造成的气胸。

三、共用题干单选题：以叙述一个以单一病人或家庭为中心的临床情景，提出2~6个相互独立的问题，问题可随病情的发展逐步增加部分新信息，每个问题只有1个正确答案，以考查临床综合能力。答题过程是不可逆的，即进入下一问后不能再返回修改所有前面的答案。

例：患者，女性，20岁。右颈部淋巴结肿大3个月。查颈部肿块，大小约3.5cm×3.0cm，无皮色改变，质实。

1. 对明确诊断，最有意义的检查方法是

A. 切除肿块活检

B. MRI检查

C. 肿瘤标志物血清学检查

D. 穿刺细胞学

E. 超声

答案：A

解析：病理活检病变是组织病变判断癌变的金标准。

2. 对诊断最可靠的技术方法是

A. 组织印片　　B. 细胞涂片

C. 冷冻切片　　D. 石蜡切片

E. 免疫标志片

答案：D

解析：病理活检后通过石蜡切片随后进行苏木素－伊红（HE）染色镜下观察。

四、案例分析题：每道案例分析题至少3~12问。每问的备选答案至少6个，最多12个，正确答案及错误答案的个数不定。考生每选对一个正确答案给1个得分点，选错一个扣1个得分点，直至扣至本问得分为0，即不含得负分。案例分析题的答题过程是不可逆的，即进入下一问后不能再返回修改所有前面的答案。

例：患者，男性，42岁。因“下肢外伤”来诊。伤口约4cm×5cm×6cm，红、肿、热、痛、功能障碍，并流出异物和脓液。经住院治疗 2 个月余，伤口愈合。

1. 患者伤口愈合属于
   A. 完全再生　B. 不完全再生
   C. 一期愈合　D. 二期愈合
   E. 痂下愈合　F. 纤维性修复

答案：BDF

解析：患者外伤伤口大，炎症反应大，愈合时间长属于二期愈合。二期愈合是不完全再生，进行纤维性修复。

2. 影响患者伤口愈合的主要因素是
   A. 营养不良
   B. 年龄偏大
   C. 伤口异物
   D. 伤口感染
   E. 局部血液循环障碍
   F. 未及时清创、抗感染

答案：CDF

解析：影响创伤愈合的因素：①全身因素：年龄、营养；②局部因素：感染与异物、局部血液循环、神经支配、电离辐射。患者中年人，不存在年龄问题，外伤伤口深，有异物和脓性渗出物，感染严重。

3. 促使伤口收缩愈合的因素是
   A. 纤维瘢痕收缩
   B. 血管收缩
   C. 成纤维细胞的作用
   D. 肌成纤维细胞的作用
   E. 肉芽组织收缩
   F. 伤口干燥收缩

答案：D

解析：伤口收缩是由伤口边缘新生的肌成纤维细胞的牵拉作用引起的，而与胶原无关。因为伤口收缩的时间正好是肌成纤维细胞增生的时间。

目 录

全真模拟试卷（一）

一、单选题：每道试题由 1 个题干和 5 个备选答案组成，题干在前，选项在后。选项 A、B、C、D、E 中只有 1 个为正确答案，其余均为干扰选项。

1. 高血压的发病与哪项因素关系不大

   A. 遗传因素
   B. 肾因素
   C. 社会心理应激
   D. 每日饮食摄盐量过多
   E. 患动脉粥样硬化

2. 在子宫颈癌中何种类型对放射线最敏感

   A. 高分化鳞癌　B. 中分化鳞癌
   C. 低分化鳞癌　D. 腺癌
   E. 腺鳞癌

3. 淤血不会引起

   A. 水肿
   B. 脂肪变
   C. 实质细胞增生
   D. 局部缺氧
   E. 胶原纤维增生

4. 较多嗜酸性粒细胞浸润见于

   A. 伤寒杆菌感染
   B. 变态反应或寄生虫感染
   C. 乙脑病毒感染
   D. 溶血性链球菌感染
   E. 葡萄球菌感染

5. 脾动脉分支完全阻塞可引起脾

   A. 出血性梗死　B. 脓毒性梗死
   C. 液化性坏死　D. 贫血性梗死
   E. 脾坏疽

6. 下列哪种肿瘤不是 APUD 瘤

   A. 类癌
   B. 肺小细胞癌
   C. 甲状腺髓样癌
   D. 肺腺癌
   E. 嗜铬细胞瘤

7. 在下列疾病中，除哪项外都是纤维素性炎症

   A. 细菌性痢疾　B. 小叶性肺炎
   C. 大叶性肺炎　D. 白喉
   E. 尿毒症性心包炎

8. Burkitt 淋巴瘤与下列哪种病毒有关

   A. EB 病毒　B. 麻疹病毒
   C. 疱疹病毒　D. 腺病毒
   E. HTLV－1

9. 系统性红斑狼疮引起组织病理损害最重要的因素是

   A. $CD8^{+}$ 细胞　B. $CD4^{+}$ 细胞
   C. 自身抗体　D. 苏木素小体
   E. 狼疮细胞

10. 慢性胃溃疡病最常见的并发症是

    A. 幽门狭窄　B. 粘连
    C. 癌变　D. 穿孔
    E. 出血

11. 病毒性肝炎的基本病变不包括

    A. 细胞水肿　B. 点状坏死
    C. 玻璃样变　D. 嗜酸性变
    E. 溶解性坏死

12. 胃窦是指

    A. 胃与十二指肠交界处
    B. 胃角与幽门的区域
    C. 位于胃大弯

D. 位于胃底部
E. 食管与胃交界处

13. 患者，女性，25 岁。肺部肿块手术切除标本，肉眼观察肿块 3cm，有包膜，实性，质软，切面呈淡黄色豆渣样。最可能的诊断是
A. 肺结核瘤　B. 肺血管瘤
C. 肺脓肿　D. 肺癌
E. 肺肉质变

14. 患者，男性，75 岁。左小腿前部肿物，病理初步诊断为高分化鳞状细胞癌。其与角化性棘皮瘤的鉴别要点是
A. 有无角珠形成
B. 皮下组织深层浸润
C. 有无炎性细胞浸润
D. 有无不全角化
E. 边界是否清楚

15. 原发性肺结核发生血行播散时，引起的血源性结核病有哪三种类型
A. 肺粟粒性结核病、脑粟粒性结核病和脾粟粒性结核病
B. 轻型结核病、中型结核病和重型结核病
C. 肝粟粒性结核病、肺粟粒性结核病和肾粟粒性结核病
D. 全身粟粒性结核病、肺粟粒性结核病和肺外器官结核病
E. 肺粟粒性结核病、脑粟粒性结核病和肝粟粒性结核病

16. 有关毛霉菌和毛霉菌病的特点，不正确的是
A. 毛霉菌病最常累及的器官是肝
B. 毛霉菌病易发生于糖尿病基础上
C. 毛霉菌菌丝粗大，呈直角分支
D. 毛霉菌在 HE 染色切片中即可识辨
E. 毛霉菌常侵犯血管，血行播散广泛

17. 某患者，腹腔内抽出的液体自凝、混浊、比重高、细胞数多，引起该患者腹腔积液的原因是
A. 心力衰竭　B. 肝硬化
C. 营养不良　D. 腹膜炎
E. 膜性肾病

18. 恶性肿瘤最重要的生物学特征是
A. 浸润性生长　B. 细胞异型性
C. 出血坏死　D. 复发和转移
E. 核分裂象

19. 原发性肝细胞肝癌的扩散方式通常不包括
A. 腹腔种植转移
B. 侵犯门静脉并形成瘤栓
C. 经由肝静脉转移至体循环动脉系流经部位
D. 肝内蔓延、转移
E. 经自淋巴管转移至纵隔淋巴结

20. 流行性乙型脑炎的病理变化，最为轻微的是
A. 大脑皮质　B. 基底核
C. 视丘　D. 小脑皮质
E. 脊髓

21. 在伤口愈合过程中，抗拉力强度的大小取决于
A. 伤口内胶原纤维的数量
B. 伤口内胶原纤维的含量及其排列状态
C. 伤口大小
D. 伤口的类型
E. 伤口收缩状态

22. 下列关于门脉性肝硬化和病毒性肝炎病理特点的比较，错误的是
A. 均有淋巴细胞浸润
B. 均有成纤维细胞增生
C. 均有 Kupffer 细胞增生

D. 均有肝细胞坏死

E. 均可有小胆管增生

23. 发现羊水成分可确诊为羊水栓塞的部位是

A. 母体子宫静脉

B. 胎儿肺静脉

C. 母体肺静脉

D. 肺小动脉和毛细血管

E. 胎儿肺动脉

24. 乳腺癌镜下见癌细胞小，无癌细胞坏死、间质纤维化，无明显核分裂象。考虑为

A. 导管内原位癌

B. 小叶原位癌

C. 浸润性导管癌

D. 粉刺癌

E. Paget 病

25. 血吸虫感染进入人体的阶段是

A. 毛蚴　　B. 子胞蚴

C. 母胞蚴　　D. 童虫

E. 尾蚴

二、多选题：每道试题由 1 个题干和 5 个备选答案组成，题干在前，选项在后。选项 A、B、C、D、E 中至少有 2 个正确答案。

26. 与卵巢雌激素分泌过多而孕酮缺乏有关的疾病有

A. 女阴营养不良

B. 子宫内膜增生症

C. 子宫宫颈上皮不典型增生

D. 乳腺纤维囊性变

E. 子宫宫颈息肉

27. Goodpasture 综合征的病变包括

A. 肾小球毛细血管袢纤维蛋白样坏死

B. 肾小球内有新月体形成

C. 电镜下可见肾小球毛细血管基底膜局部破裂

D. 肾小球毛细血管内皮细胞增生

E. 嗜酸性粒细胞浸润

28. 引起炎性渗出的化学介质有

A. 免疫球蛋白

B. 血管活性胺

C. 纤维蛋白原

D. 前列腺素

E. 活性氧代谢产物

29. 肾细胞癌的特点包括

A. 肾上下极多见

B. 多呈明显浸润性生长，边界不清

C. 早期即可发生血道转移

D. 透明细胞癌最为常见

E. 癌细胞可排成乳头状或管状

30. 下列哪几项是诊断恶性肿瘤的主要依据

A. 肿瘤生长速度快

B. 出现病理性核分裂象

C. 浸润性生长

D. 瘤细胞有异型性

E. 老年人

31. 生理状态下细胞增殖周期是由下列哪些组成

A. G_0期

B. G_1期（DNA 合成前期）

C. S 期（DNA 合成期）

D. G_2期（分裂前期）

E. M 期（分裂期）

32. 在病理组织制片中常用的组织切片刀的种类有

A. 平凹型　　B. 平一楔型

C. 双凹型　　D. 薄型切片刀

E. 一次性刀片

33. 关于结核病的病变和表现，下述正确的是

A. 在干型结核性腹膜炎的腹部触诊有柔韧感
B. 肺结核病多见于右肺
C. 继发性肺结核多见于成人
D. 肾结核多为单侧性，男性多于女性
E. 结核性脑膜炎多见于儿童

34. 主要发生脂肪变性的器官是
A. 心
B. 肝
C. 脾
D. 肺
E. 肾

35. 风湿性心内膜炎所形成赘生物的特点是
A. 位于瓣膜闭锁缘
B. 白色血栓
C. 不易机化
D. 容易脱落
E. 反复发作可造成瓣膜增厚、变形

36. 白血病的分类依据是
A. 发病急缓及病程的长短
B. 血内白血病细胞的多少
C. 血中幼稚白细胞分化的高低
D. 淋巴结受累的情况
E. 血中白细胞的类型

37. 下列哪些不是二尖瓣狭窄的临床表现
A. 心尖区可闻及隆隆样舒张期杂音
B. 可发生动脉系统栓塞
C. 咯血
D. X 线检查左心房无明显变化
E. 收缩期吹风样杂音

38. 扩张型心肌病病理形态有
A. 心内膜下纤维化
B. 附壁血栓形成
C. 各心腔明显扩张
D. 心脏重量增加
E. 瓣膜无器质病变

39. 下述有关白细胞吞噬作用的描述，哪些是正确的
A. IgG 和 C3b 增强白细胞吞噬活性
B. 具有活性的氧代谢产物是杀伤细菌的主要物质
C. 吞噬溶酶体内将全部病原菌杀灭
D. 细菌通透性蛋白、溶菌酶、阳离子蛋白、乳铁蛋白均有杀菌作用
E. 氧代谢产物可引起病原微生物细胞膜、DNA 发生一系列改变

40. 下列有关动脉粥样硬化的描述中，正确的是
A. 可引起颗粒性固缩肾
B. 上肢动脉比下肢动脉易受累
C. 大脑前动脉易受累
D. 冠状动脉左前降支易受累
E. 主动脉病变以后壁为重

41. 下列肿瘤的发生与病毒感染关系密切的是
A. 宫颈鳞状细胞癌
B. 鼻咽鳞状细胞癌
C. 乳腺浸润性导管癌
D. 胃腺癌
E. 肝细胞癌

42. 急进型高血压时，增生性小动脉硬化及坏死性小动脉炎发生于哪些器官危害较大
A. 肾
B. 视网膜
C. 脑
D. 脾
E. 心

43. 患者，男性，35 岁。左颊部见一直径约 4cm 的肿物，表面有破溃。有不洁性生活史，HIV（+），此肿物最可能的临床病理特征包括
A. 常发生于艾滋病患者
B. 本瘤为低度恶性
C. 本瘤为高度恶性
D. 结节期以梭形细胞为主，血管腔隙少

E. 细胞内外出现透明小球

44. 纤维蛋白（原）降解产物（FDP）大量形成导致出血的原因主要有

A. 抑制纤维蛋白单体聚合

B. 水解凝血因子

C. 抑制血小板黏附聚集

D. 抗凝血酶作用

E. 水解蛋白 C

45. 容易成为慢性肝炎的嗜肝病毒是

A. HAV B. HBV

C. HCV D. HDV

E. HEV

三、共用题干单选题：以叙述一个以单一病人或家庭为中心的临床情景，提出 2～6 个相互独立的问题，问题可随病情的发展逐步增加部分新信息，每个问题只有 1 个正确答案，以考查临床综合能力。答题过程是不可逆的，即进入下一问后不能再返回修改所有前面的答案。

（46～48 共用题干）

肿瘤组织均具有一定的异型性，异型性的大小是确定良、恶性的主要组织学依据（见书末彩图）。

46. 图 1－46－1，图 1－46－2，图 1－46－3 为皮肤的恶性纤维组织细胞瘤镜下观，从肿瘤细胞形态的角度观察其异型性，以下描述错误的是

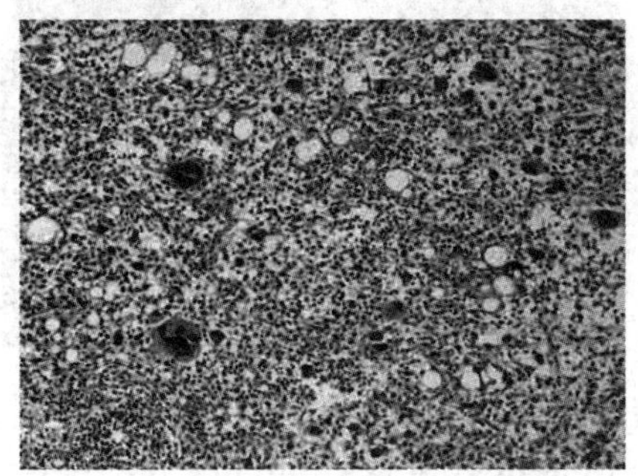

图 1－46－1

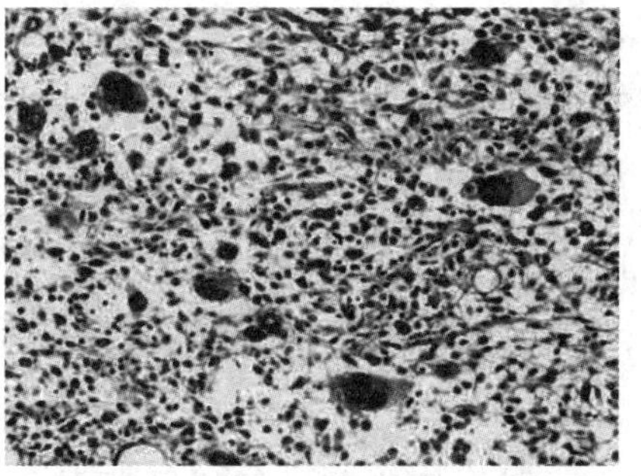

图 1－46－2

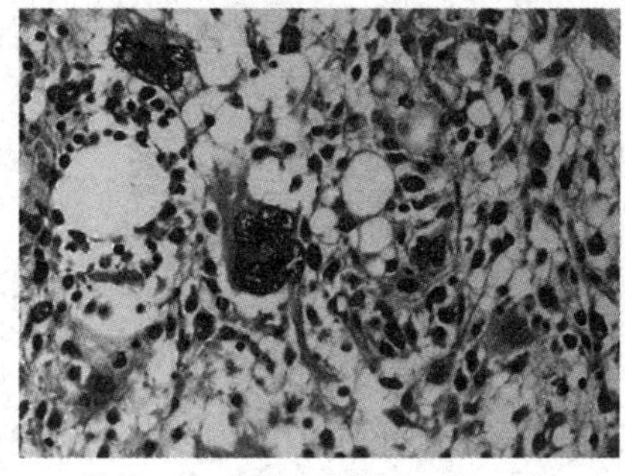

图 1－46－3

A. 瘤细胞大小形态不一致

B. 核分裂象增多，并可见病理性核分裂象

C. 瘤细胞核体积正常，胞核与胞浆的比例减小

D. 易见多核瘤巨细胞

E. 瘤细胞胞浆多呈嗜碱性

47. 图 1－47－1 为皮肤鳞状细胞癌镜下观，从肿瘤组织结构的角度观察其异型性，以下描述正确的是

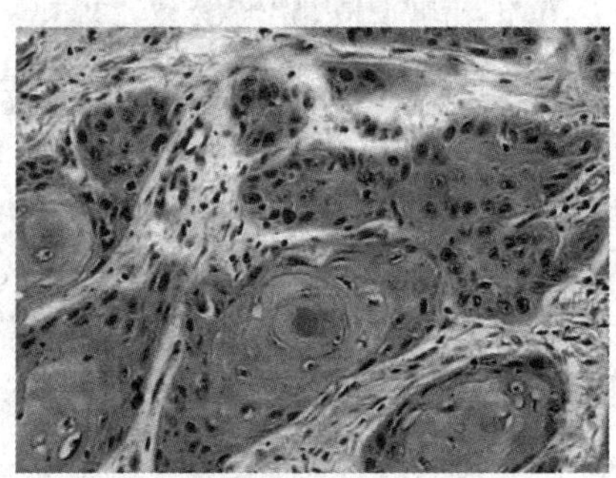

图 1－47－1

A. 肿瘤细胞保持正常鳞状上皮结构

B. 肿瘤细胞排列整齐，细胞极向正常

C. 肿瘤细胞呈编织状排列

D. 肿瘤细胞呈束状排列

E. 肿瘤细胞失去正常鳞状上皮的结构，呈巢团状排列

48. 由上所见，肿瘤异型性主要包括哪些方面

A. 肿瘤细胞核分裂象的多少

B. 肿瘤细胞排列极向是否紊乱

C. 肿瘤细胞形态和组织结构与其来源正常组织的差异

D. 肿瘤细胞的大小

E. 肿瘤细胞的组织结构差异

（49～51 共用题干）

患者，女性，40 岁。以自发性低血糖，血浆胰岛素水平升高，渐进性记忆力下降，精神恍惚等临床表现而入院，B 超及 CT 检查示胰头部肿瘤，手术切除（见书末彩图）。

49. 术后送检肿块直径 1.5cm，包膜完整，切面灰红色，镜检如图 1－49－1，图 1－49－2，最可能的诊断为

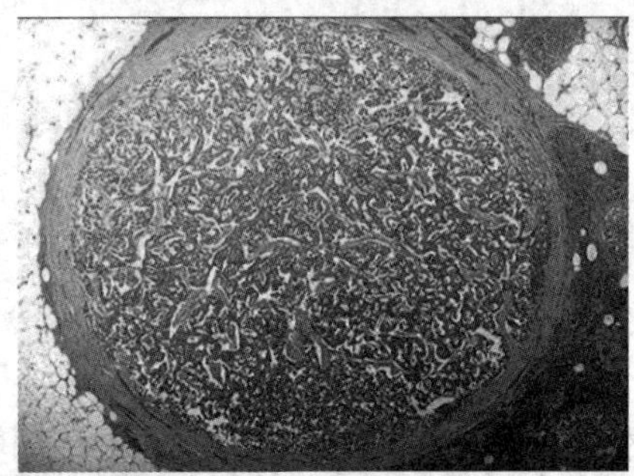

图 1－49－1

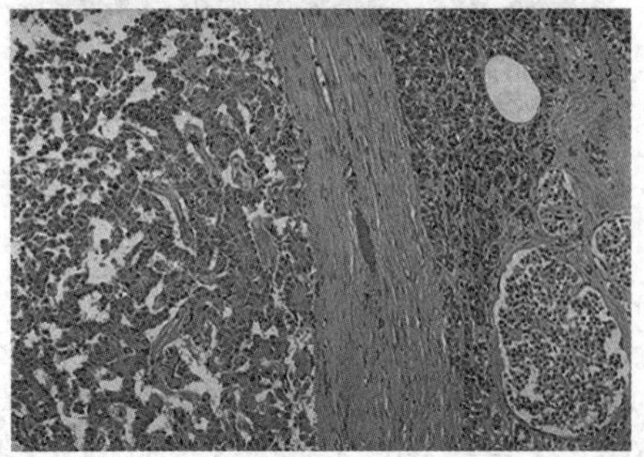

图 1－49－2

A. 慢性胰腺炎

B. 胰腺囊肿

C. 胰岛素瘤

D. 胰腺腺癌

E. 慢性胰岛炎

50. 有关该病正确的叙述是

A. 多见于小儿

B. 患者临床多表现为高胰岛素－低血糖综合征

C. 免疫组化染色瘤细胞呈胰岛素阴性表达

D. 肿瘤通常大于 5cm

E. 肿瘤细胞异型明显，核分裂多见

51. 该病镜下病变不包括

A. 肿瘤组织结构排列方式多样

B. 可见岛状排列或不规则团块状

C. 部分可见索带状、梁状或脑回状排列

D. 间质中均可见多少不一的胶原纤维

E. 肿瘤易侵犯血管和神经，侵破包膜

（52～53 共用题干）

某“冠心病”患者死后尸解（见书末彩图）。

52. 冠状动脉镜下改变如图 1－52－1 所示，可见蓝色颗粒状物质沉积，这是发生了何种变性

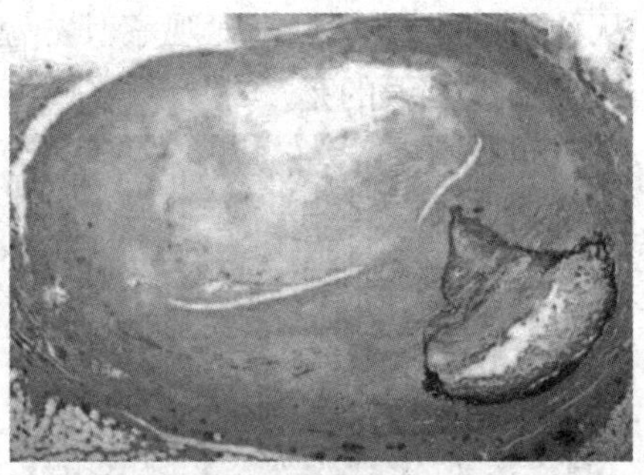

图 1－52－1

A. 黏液样变性

B. 淀粉样变性

C. 玻璃样变性

D. 病理性色素沉着

E. 病理性钙化

53. 该种变性是由于何种原因造成的

A. 甲状旁腺功能亢进

B. 骨肿瘤破坏

C. 维生素 D 摄入过多

D. 营养不良性

E. 高血钙

（54～55 共用题干）

患者，女性，70 岁。左乳房外上象限肿物切除送检。肉眼见肿物境界较清楚，切面灰白色，胶冻状（见书末彩图）。

54. 组织像如图 1－54－1 所示，病理诊断为

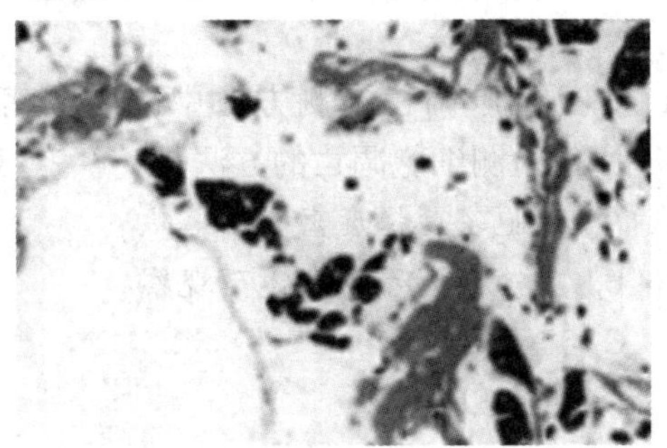

图 1－54－1

A. 印戒细胞癌

B. 黏液癌

C. 浸润性导管癌伴间质黏液变性

D. 黏液囊肿

E. 叶状囊肉瘤伴间质高度黏液变性

55. 肿瘤组织内常可见

A. 鳞状上皮分化

B. 合体细胞样细胞

C. 梭形肿瘤细胞

D. 破骨细胞样细胞

E. 黏液池中漂浮腺癌细胞

（56～58 共用题干）

某患者，由于盆腔脓肿手术，发现回盲部有一瘘管，切除的结肠肠管黏膜面可见鹅卵石样改变，多个纵行性裂隙存在（见书末彩图）。

56. 镜检示：肠壁全层均有不同程度的慢性炎细胞浸润，可见狭长的溃疡，边缘见非干酪性肉芽肿结构如图 1－56－1，图 1－56－2，应首先考虑的疾病为

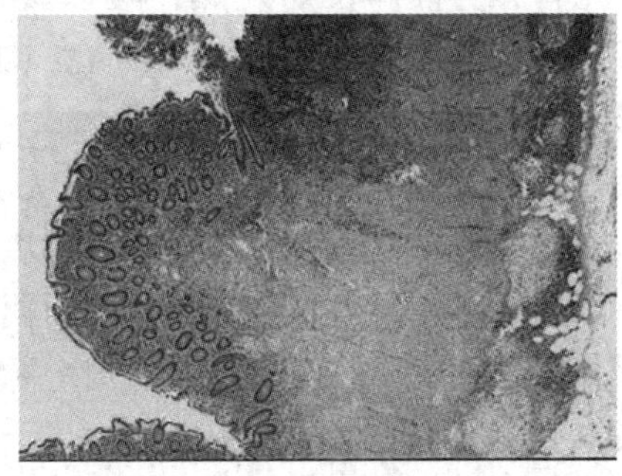

图 1－56－1

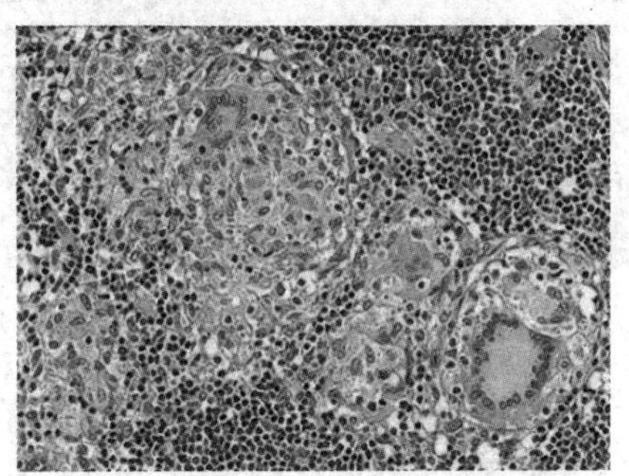

图 1－56－2

A. 肠伤寒

B. Crohn 病

C. 肠结核

D. 细菌性痢疾

E. 溃疡性结肠炎

57. 以下对该病的描述中，错误的是

A. 该病多见于北欧等国家

B. 该病与精神因素有关

C. 该病特征是连续的表浅黏膜慢性炎

D. 检见肉芽肿对于该病具有重要诊断意义

E. 该病的肉芽肿与结核结节区别在于无干酪样坏死，体积小而孤立

58. 该病可能出现的并发症，不包括哪一项

A. 肠梗阻　B. 肠瘘

C. 吸收不良　D. 癌变

E. 中毒性结肠炎

(59～60 共用题干)

死者，男性。长期发热，腹痛腹泻伴肝区疼痛，肝肿大，全身衰竭而亡（见书末彩图）。

59. 尸检：全结肠遍布溃疡，几乎无完整黏膜如图 1－59－1，肝肿大，切面见一巨大脓肿，内含棕褐色果酱样液体如图 1－59－2，肠壁镜检如图 1－59－3，最可能的诊断是

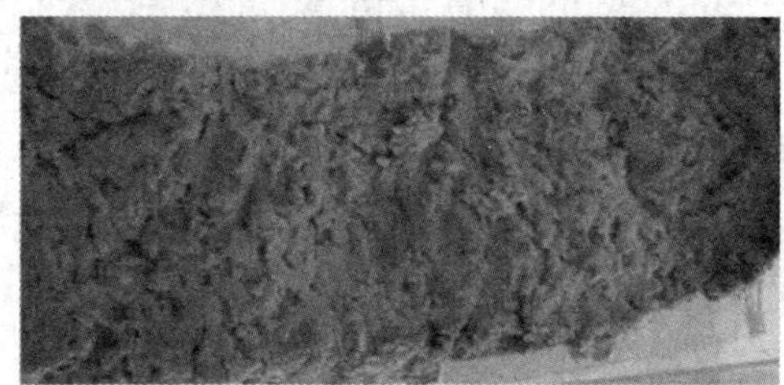

图 1－59－1

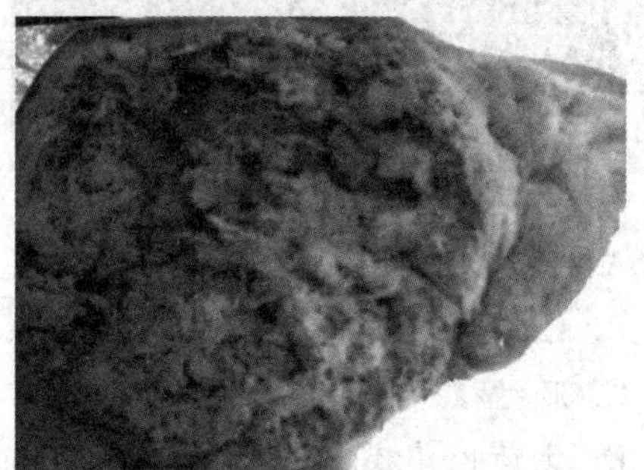

图 1－59－2

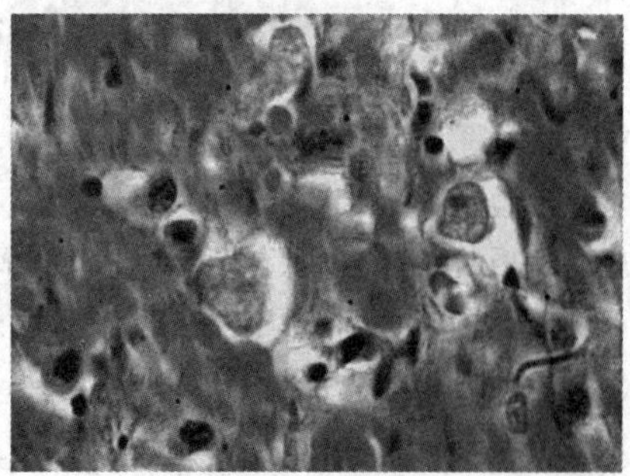

图 1－59－3

A. 慢性结肠炎并肝脓肿

B. 结肠癌并肝转移

C. 结肠癌并肝脓肿

D. 结肠及阿米巴肝脓肿

E. Crohn 病

60. 有关该疾病叙述错误的是

A. 好发于盲肠、升结肠以及肝右叶

B. 主要表现为慢性肉芽肿性炎

C. 属变质性炎

D. 除结肠外，肝脏、肺、脑亦常发生

E. 主要通过血行播散

(61～62 共用题干)

在研究某种中药对肝癌细胞系的影响时，研究人员采取细胞培养的方法观察该中药是否能诱导肝癌细胞发生程序性死亡。

61. 下列细胞凋亡检测方法中，最敏感的原位检测细胞凋亡的方法是

A. 细胞密度梯度离心法

B. 直接在倒置显微镜下观察

C. 流式细胞术

D. TUNEL

E. ISNT

62. 细胞经 TDT 酶和 FITC－dUTP 混合液孵育、转换 POD 等染色后，光镜下早期凋亡细胞的染色模式是

A. 凋亡小体

B. 细胞核呈棕黄色

C. 细胞浆呈棕黄色

D. 细胞皱缩、变形

E. 细胞膜呈棕黄色

(63～65 共用题干)

患者，男性，42 岁。因长期酗酒发生酒精肝中毒（见书末彩图）。

63. 患者肝组织活检的镜下观如下图 1－63－1 所示，肝细胞发生的病变是

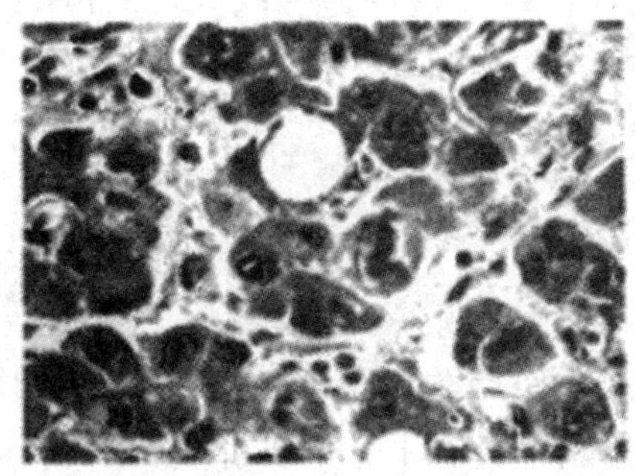

图 1－63－1

A. 脂肪变性　　B. 玻璃样变性
C. 气球样变　　D. 黏液样变性
E. 淀粉样变性

64. 该变性的形成原因是
A. 细胞膜 $Na^+ - K^+$ 泵功能障碍
B. 细胞质内异常蛋白质蓄积
C. 蛋白质－黏多糖复合物蓄积
D. 脂肪酸代谢障碍
E. 胶原纤维老化

65. 酒精性肝病中称这种细胞内均质、红染近圆形小体为
A. Schanmann 小体　B. SD 小体
C. Russell 小体　D. Negri 小体
E. Mallory 小体

四、案例分析题：每道案例分析题至少 3～12 问。每问的备选答案至少 6 个，最多 12 个，正确答案及错误答案的个数不定。考生每选对一个正确答案给 1 个得分点，选错一个扣 1 个得分点，直至扣至本问得分为 0，即不含得负分。案例分析题的答题过程是不可逆的，即进入下一问后不能再返回修改所有前面的答案。

（66～68 共用题干）

患者，男性，42 岁。因“下肢外伤”来诊。伤口约 4cm × 5cm × 6cm，并有红、肿、热、痛、功能障碍，并流出异物和脓液。经住院治疗 2 个月余，伤口愈合。

66. 患者伤口愈合属于
A. 完全再生　　B. 不完全再生
C. 一期愈合　　D. 二期愈合
E. 痂下愈合　　F. 纤维性修复

67. 影响患者伤口愈合的主要因素是
A. 营养不良
B. 年龄偏大
C. 伤口异物
D. 伤口感染
E. 局部血液循环障碍
F. 未及时清创、抗感染

68. 促使伤口收缩愈合的因素是
A. 纤维瘢痕收缩
B. 血管收缩
C. 成纤维细胞的作用
D. 肌成纤维细胞的作用
E. 肉芽组织收缩
F. 伤口干燥收缩

（69～71 共用题干）

患者，男性，22 岁。在建筑工地工作，施工时不慎从高处跌落。X 线片：右股骨骨折，行复位、固定，8 个月后患者只能跛行。X 线片复查：发现两断端股骨呈 60° 角愈合，经再次手术，钢板固定，抗感染，加强营养和锻炼，1 年后取钢板，患者完全恢复正常。

69. 患者第 1 次骨折愈合属于
A. 畸形愈合
B. 一期愈合
C. 二期愈合
D. 纤维性骨痂愈合
E. 骨性骨痂愈合
F. 痂下愈合

70. 患者第 1 次骨折愈合不良的主要因素是
A. 营养不良
B. 全身因素

C. 局部感染
D. 伤口内死骨
E. 局部血液循环不好
F. 断端复位、固定不佳

71. 患者第2次手术后完全恢复的主要原因是
A. 将断端重新复位好
B. 断端固定好
C. 营养好
D. 加强锻炼
E. 预防感染治疗
F. 医护和患者配合好

（72～75共用题干）

患者，男性，42岁。因“头痛5个月，加重1个月”来诊。患者5个月前无明显诱因出现头痛，近1个月头痛加剧并伴有呕吐。颅脑CT：右额叶表面有一直径约2.5cm的占位性病灶。

72. 目前应考虑的疾病有
A. 脑膜瘤　B. 胶质瘤
C. 脑脓肿　D. 脑结核
E. 寄生虫病　F. 转移癌

73. 为明确诊断应进行的检查项目包括
A. 快速病理诊断
B. PPD试验
C. CT
D. 血清学检查
E. B型超声
F. 肠镜及胃镜

74. 提示术中冷冻快速病理检查，镜下以上皮样细胞和多核巨细胞构成的肉芽肿性病灶为主。该例可能的诊断是
A. 脑膜瘤　B. 脑寄生虫病
C. 脑胶质瘤　D. 脑结核病
E. 脑转移癌　F. 脑脓肿

75. 提示光镜下：假结核结节。该例应确诊为
A. 脑膜瘤　B. 脑血吸虫病
C. 脑胶质瘤　D. 脑结核病
E. 脑转移癌　F. 脑脓肿

（76～82共用题干）

冰冻切片在临床手术病人的术中快速病理诊断中具有十分重要价值。

76. 当病理科接到临床医师的快速申请单后，通常技术员应将冰冻切片机的温度调至
A. －30℃左右　B. －25℃左右
C. －20℃左右　D. －15℃左右
E. －12℃左右　F. －35℃左右
G. －18℃左右

77. OCT对冰冻组织切片起何作用
A. 加强染色作用
B. 减少冰晶产生
C. 预防掉片作用
D. 固定作用
E. 加强透明作用
F. 支持硬化作用

78. 在进行冰冻切片时，出现皱褶应调节
A. 切片厚度　B. 组织块方向
C. 刀刃距离　D. 温度
E. 切片速度　F. 刀的角度
G. 防卷板

79. 不适合作临床快速病理诊断用的冰冻切片的组织有
A. 细小组织　B. 脂肪组织
C. 囊壁组织　D. 肾
E. 肺　F. 骨组织
G. 肝

80. 冰冻切片适合于作哪些染色
A. 神经组织髓鞘的染色
B. 原位杂交
C. 脂肪染色

D. 酶的组织化学
E. HE 染色
F. 免疫组化

81. 冰冻切片的弊端有
A. 制片时间较短
B. 易出现切片不全或不能切片
C. 易发生“结晶水”现象
D. 组织块易脱落
E. 已固定组织不能作冰冻切片
F. 切片易皱缩、卷缩或脱落

82. 冷冻切片完毕后，恒冷切片机的机箱温度应调至
A. −15℃　　B. −10℃
C. 10℃　　D. 4℃
E. −4℃　　F. 0℃

（83 ~ 91 共用题干）

患者，男性，68 岁。自感唇部及颊部不适，有微痛，近月余牙龈处有异物感，触之有硬节，来院就医，检查：上唇有溃疡触之较硬，口腔内检查颊部有疣状物，且表面有溃疡，下颌齿龈部有一光滑蚕豆大肿物较硬无蒂，后经入院进行活体组织检查并进行手术治疗，牙龈结节进行切除，患者有长年吸烟史。

83. 患者唇部病变以下列哪种疾病可能性较大
A. 恶性肿瘤　　B. 癌
C. 良性肿瘤　　D. 普通炎症
E. 淋巴管瘤　　F. 特殊性炎症

84. 唇部发生哪些肿瘤的可能性较大，并可伴有破溃
A. 神经纤维瘤　　B. 腺瘤
C. 鳞状细胞癌　　D. 平滑肌瘤
E. 基底细胞癌　　F. 纤维肉瘤

85. 患者长期吸烟可在口腔中诱发何种瘤
A. 纤维肉瘤　　B. 纤维瘤
C. 淋巴管瘤　　D. 乳头状瘤
E. 颊癌　　F. 唇癌

86. 口腔鳞癌好发于
A. 女性　　B. 老年
C. 青年　　D. 无吸烟
E. 吸烟　　F. 男性

87. 口腔鳞状细胞癌最为常见于
A. 颊癌　　B. 龈癌
C. 口底癌　　D. 舌癌
E. 唇癌　　F. 腭癌

88. 鳞状细胞癌好发部位有
A. 口底　　B. 舌部
C. 颊部　　D. 唇部
E. 齿部　　F. 腭部

89. 颊黏膜癌的发生条件及肉眼特点有
A. 白斑
B. 不形成溃疡
C. 外伤
D. 可形成溃疡
E. 发生于第三臼齿对应部位
F. 慢性炎症

90. 牙龈瘤的病变性质和特点有
A. 多数与内分泌无关
B. 可见任何年龄
C. 恶性肿瘤
D. 真性肿瘤
E. 与内分泌有关
F. 炎性增生性病变

91. 牙龈瘤肉眼检查特征包括
A. 如豌豆到核桃大
B. 均无蒂
C. 表面有糜烂溃疡
D. 很少比米粒大
E. 表面无糜烂溃疡
F. 有蒂或无蒂

(92～94 共用题干)

患者，男性，26 岁。脊髓灰质炎后遗症，左下肢肌肉麻痹、体积缩小，行走困难，患肢感觉正常。

92. 该患者下肢肌肉发生的病理改变是
    A. 萎缩　　B. 增生
    C. 化生　　D. 肥大
    E. 变性　　F. 坏死

93. 该患者的镜下特点是
    A. 细胞质内可见脂褐素沉积
    B. 肌肉纤维体积缩小
    C. 间质中脂肪组织增多
    D. 肌肉纤维体积增大
    E. 间质中脂肪组织减少
    F. 萎缩器官重量减轻

94. 该患者的肉眼特点是
    A. 患侧肢体变细
    B. 肌肉体积缩小
    C. 重量减轻
    D. 皮肤变薄
    E. 表面出现结节
    F. 重量增加

(95～97 共用题干)

患者，男性，36 岁。农民工。某日早上在蔬菜温室为火炉添煤时，昏倒在温室台阶上，4 小时后被人发现送入医院。患者平时身体健康。查体：体温 37.5℃，呼吸 24 次/分，脉搏 110 次/分，血压 100/70mmHg。患者神志不清，口唇呈樱桃红色，其他无异常发现。实验室检查：PaO_2 95mmHg，血中碳氧血红蛋白（HbCO）浓度为 30%，CO_2CP 14.5mmol/L。患者入院后立即吸氧，逐渐清醒，给予纠酸、补液等处理后，病情迅速好转。

95. 造成患者晕倒和神志不清的原因主要是
    A. 室间隔缺损
    B. 亚硝酸盐中毒
    C. 维生素 B_2 严重缺乏
    D. CO 中毒
    E. 氰化物中毒
    F. 有机磷中毒

96. 造成缺氧的主要原因是
    A. 氧与脱氧 Hb 结合速度变慢
    B. HbCO 无携氧能力
    C. CO 使红细胞内 2，3－DPG 减少
    D. HbO_2 解离速度减慢
    E. 氧与脱氧 Hb 结合速度加快
    F. HbO_2 解离速度加快

97. 该疾病和亚硝酸盐中毒时所产生缺氧的相同之处是
    A. 氧解离曲线左移
    B. 典型发绀
    C. 动脉血氧分压正常
    D. 氧合 Hb 减少
    E. 呼吸兴奋剂疗效佳
    F. 呼吸困难

(98～100 共用题干)

死者，女性，5 岁。1 周前受凉发热，咳嗽、咳痰；先是咳黏液，近 2 天咳嗽、咳痰加重，咳脓痰，并伴有呼吸困难。查体：体温 39℃，脉搏 156 次/分，呼吸 24 次/分。急性病容，呼吸急促，面色苍白，口唇发绀，鼻翼扇动。听诊双肺散在中、小水泡音。心音低钝，心率 156 次/分，心律齐。实验室检查：白细胞计数 20×10^9/L。X 线检查：左、右肺下叶散在分布的灶状阴影。入院后经积极治疗症状未见减轻，之后患者很快出现了肝、脾脏肿大，病情逐渐加重，抢救无效死亡。尸检主要见：左、右肺下背叶侧，肺表面和切面均见多灶状和小片分布的实变病灶。肝脏、脾脏和肾脏肿大，被膜紧张。显微镜下：气管和左、右主支气管壁弥漫性炎细胞浸润，

以中性粒细胞为主。肺内实变病灶可见细支气管壁充血、水肿、中性粒细胞浸润，管腔内有大量脓细胞和渗出物，其周围肺泡腔内充满纤维素、水肿液和大量变性、坏死的中性粒细胞，部分区域病灶相互融合成片。肝小叶中央静脉和肝窦扩张淤血、脾淤血明显和肾脏髓质血管明显扩张淤血。

98. 从临床病史和尸检病理所见，该病例患的疾病有

A. 急性支气管炎

B. 支气管哮喘

C. 小叶性肺炎，伴部分小叶融合性肺炎

D. 支气管扩张

E. 大叶性肺炎

F. 肺间质纤维化

99. 本病例尸检时肝、脾和肾脏肿大。显微镜：肝、脾淤血明显和肾脏明显淤血。提示该病例有

A. 急性右心衰竭

B. 慢性左心衰竭

C. 体循环淤血

D. 右心排血量增多

E. 有效循环血容量增加

F. 肺间质纤维化

100. 本病例直接死亡的原因分析是

A. 急性支气管炎致呼吸衰竭

B. 小叶融合性肺炎致呼吸衰竭

C. 小叶性肺炎，肺间质纤维化致呼吸衰竭

D. 小叶融合性肺炎并发感染性休克

E. 小叶融合性肺炎引起急性心力衰竭

F. 肺间质纤维化致呼吸衰竭

全真模拟试卷（二）

一、单选题：每道试题由1个题干和5个备选答案组成，题干在前，选项在后。选项A、B、C、D、E中只有1个为正确答案，其余均为干扰选项。

1. 下述有关死后凝血块的记述中，哪项是错的
A. 湿润，有光泽
B. 质地柔软
C. 有弹性
D. 暗红色，均匀一致，上层似鸡脂样
E. 与血管壁粘连紧密，不易剥离

2. 因休克而死亡的患者，解剖后在多处组织切片中均能见到
A. 透明血栓　B. 红色血栓
C. 白色血栓　D. 混合血栓
E. 附壁血栓

3. 关于急性胰腺炎病理改变的描述中，下列哪项是错误的
A. 水肿性者病变多局限在胰尾
B. 水肿性者可见局限性脂肪坏死
C. 出血性者为大片凝固性坏死
D. 出血性者有散在的钙化灶
E. 出血性者病变多局限在胰尾

4. 凝固性坏死好发于下列哪种组织或器官
A. 肝　B. 胰
C. 脑　D. 脊髓
E. 脂肪组织

5. 透明标本多封存于何种容器内
A. 有机玻璃缸内　B. 搪瓷容器内
C. 铁容器　D. 玻璃容器
E. 陶瓷容器

6. 与继发性肺结核特点不相符的是
A. 患者抵抗力较强
B. 不会发生干酪样坏死
C. 病变多从肺尖开始
D. 粟粒性肺结核极少见
E. 可发生空洞

7. 在大多数类型的组织损伤中血管通透性升高的速发反应主要是下列哪种因素影响
A. 补体　B. 细菌毒素
C. 过敏毒素　D. 组胺
E. 坏死分解产物

8. 结核病灶中巨噬细胞转变为类上皮细胞是由于
A. 吞噬的结核杆菌毒力较强
B. 吞噬的结核杆菌释放毒素
C. 吞噬的结核杆菌不能被杀死
D. 吞噬的结核杆菌数量过多
E. 吞噬的结核杆菌破坏、释放出磷脂

9. 下列哪项是鳞状细胞癌的特异性表现
A. 发生于原有单层扁平上皮的覆盖部位
B. 呈外生性生长
C. 癌细胞的排列及形态仍保留单层扁平上皮的某些特征
D. 癌珠形成
E. 主要经淋巴道转移

10. 病理形态学的创始人是哪个国家的
A. 意大利　B. 英国
C. 法国　D. 西班牙
E. 中国

11. 关于肥大，下列描述中哪项不正确
A. 肥大可伴化生
B. 妊娠子宫增大为肥大伴增生
C. 组织和器官的肥大其功能增强
D. 心脏肥大是由于细胞增生引起的
E. 肥大器官超过其代偿能力常导致失代偿

12. 关于脂肪变，下列哪一种说法不正确
A. 长期摄入脂肪过多可致心肌细胞脂肪变
B. 严重贫血可致心肌细胞脂肪变
C. 慢性肝淤血可致肝细胞脂肪变
D. 酒精中毒可致肝细胞脂肪变
E. 严重贫血可致肾小管上皮细胞脂肪变

13. 下述哪种病变只是由纤维素及血小板组成
A. 亚急性感染性心内膜炎的赘生物
B. 风湿性心内膜炎的赘生物
C. 心肌梗死的附壁血栓
D. 静脉内柱状血栓的体部
E. 静脉内柱状血栓的尾部

14. 下列能引起间质性肺炎的病原体是
A. 肺炎链球菌
B. 肺炎支原体
C. 溶血性链球菌
D. 肺炎克雷伯菌
E. 金黄色葡萄球菌

15. 关于风湿病，下列哪一项是错误的
A. 与A组乙型溶血性链球菌感染有关
B. 是一种结缔组织病
C. 以形成风湿小体为病变特征
D. 风湿性关节炎常可导致关节畸形
E. 皮下结节和环形红斑对临床诊断风湿病有帮助

16. 死者，男性，55岁。尸解时见右肾脏表面多个囊泡，直径1～3cm，囊内含清亮液体，囊肿周边肾实质受压，余未见异常。大体标本如图2-16-1所示（见书末彩图），下列诊断最有可能的是

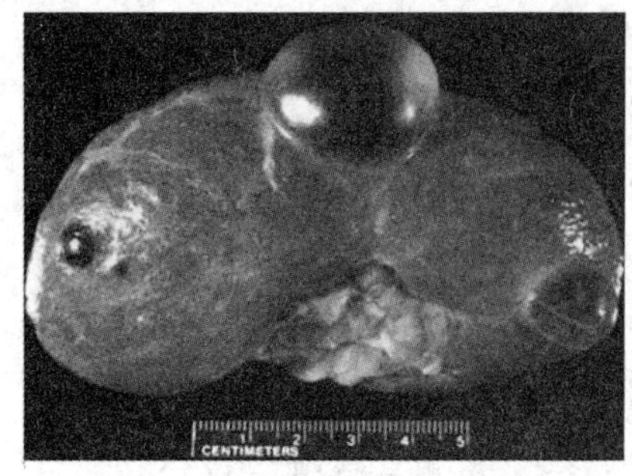

图2-16-1

A. 右肾结核
B. 右肾细胞癌
C. 右肾囊肿
D. 右肾脓肿
E. 以上都不对

17. 引起槟榔肝的原因是
A. 中毒
B. 慢性肝淤血
C. 病毒感染
D. 肝细胞水样变性
E. 肝硬化

18. B细胞性非霍奇金淋巴瘤中，最常见的类型是
A. 滤泡性淋巴瘤
B. 弥漫性大B细胞淋巴瘤
C. 套细胞淋巴瘤
D. 结外黏膜相关淋巴组织边缘区淋巴瘤（MALT lymphoma）
E. Burkitt淋巴瘤

19. 关于溃疡性结肠炎，错误的叙述是
A. 可进展为结肠癌
B. 病变常开始于直肠，向近端蔓延
C. 非干酪样结节性肉芽肿
D. 腺窝脓肿形成
E. 可累及整个结肠

20. 关于髓样癌的叙述，下列哪项是正

确的
A. 癌巢小而少
B. 是一种高分化腺癌
C. 恶性程度低
D. 是起源于骨髓的癌
E. 癌巢大而多

21. 淀粉样变性是指间质内有
A. 蛋白质，黏多糖复合物蓄积
B. 糖原蓄积
C. 蛋白质蓄积
D. 黏多糖和蛋白质的蓄积
E. 黏多糖蓄积

22. 患者，男性，25 岁。左小腿不慎被毒蛇咬伤，伤口局部明显肿胀。其病变属于
A. 化脓型炎　B. 纤维素性炎
C. 肉芽肿性炎　D. 出血性炎
E. 浆液性炎

23. 二尖瓣关闭不全时心脏的形态学改变是
A. 绒毛心　B. 梨形心
C. 靴形心　D. 球形心
E. 横位心

24. 慢性肺源性心脏病心脏病理变化的特点是
A. 左心室肥大、扩张
B. 右心室肥大、扩张
C. 左心房肥大、扩张
D. 右心房肥大、扩张
E. 左心室轻度缩小

25. 在血栓转归的过程中不会出现的是
A. 溶解、吸收
B. 分离排出
C. 脱落引起栓塞
D. 机化、再通
E. 钙化

二、多选题：每道试题由 1 个题干和 5 个备选答案组成，题干在前，选项在后。选项 A、B、C、D、E 中至少有 2 个正确答案。

26. 关于纤维结缔组织玻璃样变的发生与下列哪些改变有关
A. 胶原蛋白交联增多
B. 胶原纤维大量融合
C. 胶原纤维间多量糖蛋白蓄积
D. 胶原蛋白变性、融合
E. 是胶原纤维老化的表现

27. 就组织细胞再生能力而言，下列哪些说法是正确的
A. 低等动物比高等动物的组织细胞再生能力弱
B. 低等动物比高等动物的组织细胞再生能力强
C. 幼稚组织比高分化组织再生能力弱
D. 幼稚组织比高分化组织再生能力强
E. 平时易受损组织再生能力强

28. 甲状腺髓样癌的特征包括
A. 可有家族史
B. 分泌降钙素
C. 癌细胞多形性明显
D. 间质黏液变性
E. 电镜下癌细胞内有神经内分泌颗粒

29. AIDS 可以经哪些途径传播
A. 输血
B. 拥抱、握手
C. 注射
D. 公共洗浴、共用厕所
E. 器官移植

30. 慢性酒精中毒主要引起的肝脏损害是
A. 槟榔肝　B. 脂肪肝
C. 肝萎缩　D. 酒精性肝炎
E. 酒精性肝硬化

31. 炎性肉芽组织中主要的细胞是
A. 淋巴细胞　B. 浆细胞
C. 巨噬细胞　D. 纤维母细胞
E. 血管内皮细胞

32. 下列哪些不是风湿热的临床表现
A. 风湿性关节炎
B. 皮下结节及环形红斑
C. 动脉炎
D. 常形成缩窄性心包炎
E. 抗“O”阳性

33. 下列哪些是变异型的 R－S 细胞
A. 陷窝细胞
B. 泡沫细胞
C. 霍奇金细胞
D. 镜影细胞
E. 爆米花细胞（popcorn cell）

34. 阿米巴病急性期的表现有
A. 形成针头大小的点状坏死
B. 溃疡呈烧瓶状
C. 溃疡间黏膜正常
D. 可引起肠穿孔
E. 临床上出现暗红色果酱样大便

35. 小叶性肺炎的并发症有
A. 肺脓肿
B. 支气管扩张
C. 肺心病
D. 心力衰竭
E. 纤维素性胸膜炎

36. Langhans 巨细胞可出现在下列何种疾病中
A. 结核病　B. 伤寒
C. 梅毒　D. 麻风
E. 异物肉芽肿

37. 下列哪些细胞可以通过血管内皮细胞间隙游出到血管外
A. 中性粒细胞　B. 嗜酸性粒细胞
C. 红细胞　D. 单核细胞
E. 淋巴细胞

38. 能使单核细胞激活的因素包括
A. C3a 和 C5a　B. IL－7
C. 阳离子蛋白　D. 内毒素
E. 纤维粘连蛋白

39. 甲状腺腺瘤区别于结节性甲状腺肿的主要特点是
A. 多为单发
B. 结节周围组织受压
C. 结节直径一般在 3cm 以内
D. 出血坏死常见
E. 结节有完整包膜

40. 与长期雌激素刺激关系密切的肿瘤是
A. 子宫颈癌　B. 乳腺癌
C. 绒毛膜上皮癌　D. 子宫内膜癌
E. 子宫平滑肌瘤

41. 患者，男性，20 岁。左股骨下端进行性疼痛、肿胀，X 线见骨皮质破坏，日光放射状影。临床诊断骨肉瘤。关于骨肉瘤的表述，正确的包括
A. 可见花边状肿瘤性骨样组织
B. 有多核瘤巨细胞
C. 易见核分裂象及病理性核分裂象
D. 瘤细胞异型性明显，梭形或多边形，大小不一
E. 肿瘤位于干骺端

42. 下列关于甲状腺乳头状癌形态的描述，正确的是
A. 肿瘤细胞核呈毛玻璃样
B. 肿瘤细胞核内可有假包涵体
C. 细胞核可出现核沟
D. 肿瘤细胞可排列形成乳头状结构
E. 不出现砂粒体

43. 下列关于慢性咽炎病理特点的描述，正确的是

A. 慢性单纯性咽炎，咽部黏膜充血、腺体增生
B. 慢性单纯性咽炎，常于咽后壁形成颗粒状隆起
C. 慢性肥厚性咽炎，淋巴组织及纤维结缔组织明显增生
D. 慢性萎缩性咽炎，主要表现为黏膜和腺体的萎缩
E. 慢性萎缩性咽炎，多由慢性萎缩性鼻炎蔓延而来

44. 经呼吸道传播的疾病有
A. 伤寒病
B. 流行性脑脊髓膜炎
C. 毛霉菌病
D. 结核
E. 流行性乙型脑炎

45. 下列关于消化性溃疡的描述，正确的是
A. 十二指肠溃疡患者半夜出现疼痛，可能是由于夜间迷走神经兴奋性增高，刺激胃酸分泌增多
B. 消化性溃疡患者有周期性上腹痛，主要是胃液中的胃酸刺激类溃疡局部的神经末梢导致
C. 胃内容物的排空受阻，滞留在胃内的食物发酵可能引起患者反酸、嗳气
D. 部分患者反复出现反酸、嗳气，可能是由于胃幽门括约肌痉挛
E. 胃壁的平滑肌痉挛可能引起患者患者反酸嗳气

三、共用题干单选题：以叙述一个以单一病人或家庭为中心的临床情景，提出2～6个相互独立的问题，问题可随病情的发展逐步增加部分新信息，每个问题只有1个正确答案，以考查临床综合能力。答题过程是不可逆的，即进入下一问后不能再返回修改所有前面的答案。

（46～47共用题干）

患者，女性，58岁。发现双侧卵巢包块1个月。患者2年前曾因胃癌行次全胃切除术，病理诊断为“胃印戒细胞癌”。现切除卵巢包块送检（见书末彩图）。

46. 巨检如图，镜检如图2－46－1，图2－46－2所示，首先应考虑的诊断为

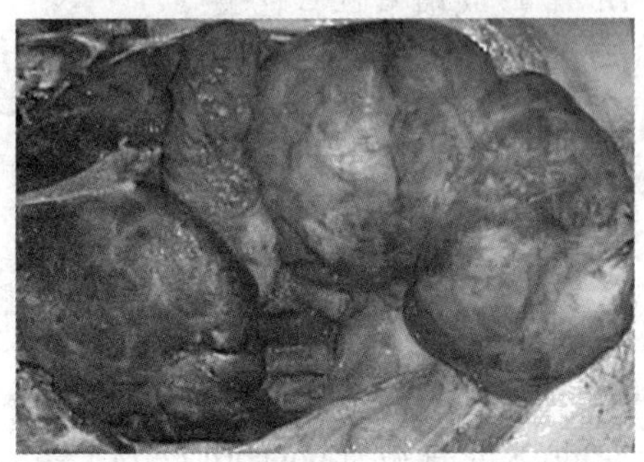

图2－46－1

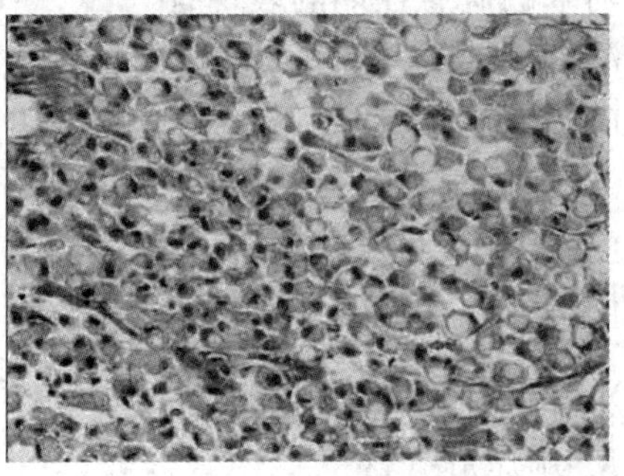

图2－46－2

A. 卵巢黏液性囊腺瘤
B. Krukenberg瘤
C. 胃转移性卵巢癌
D. 卵巢癌
E. 以上都不是

47. 有关该肿瘤的叙述正确的是
A. 原发于卵巢组织
B. 卵巢最多见的良性肿瘤
C. 通常是胃肠黏液癌或印戒细胞癌种植性转移的结果
D. 绝大多数累及一侧卵巢

E. 以上都不对

（48～51 共用题干）

患者，男性，20 岁。因转移性右下腹疼痛 6 小时入院，拟诊“急性阑尾炎”手术切除阑尾，术后送检（见书末彩图）。

48. 镜下观如图 2－48－1，图 2－48－2，图 2－48－3 所示，阑尾壁各层大量炎细胞浸润，主要为何种炎细胞

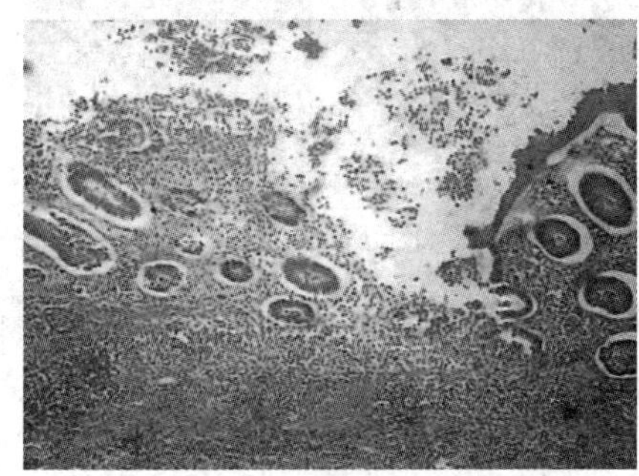

图 2－48－1

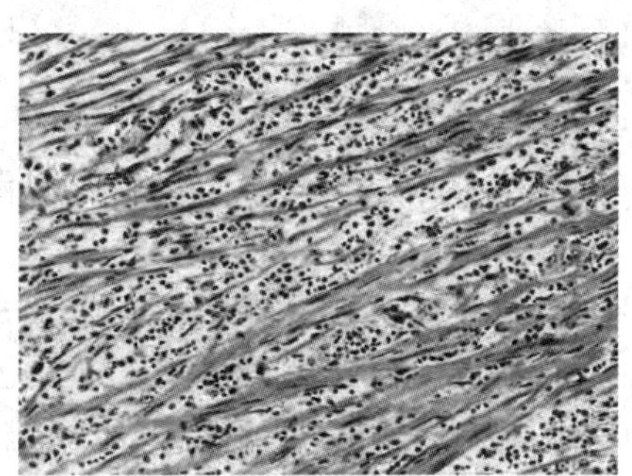

图 2－48－2

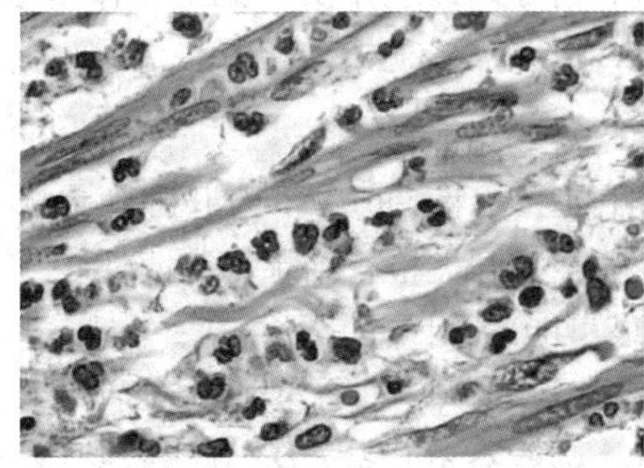

图 2－48－3

A. 单核细胞
B. 类上皮细胞
C. 嗜碱性粒细胞
D. 中性粒细胞
E. 嗜酸性粒细胞

49. 该种炎细胞最常见于哪种炎症
A. 慢性炎症　B. 急性炎症
C. 肉芽肿性炎　D. 增殖性炎
E. 以上均不是

50. 该种细胞变性坏死后称之为
A. 类上皮细胞　B. 淋巴细胞
C. 颗粒细胞　D. 异物巨细胞
E. 脓细胞

51. 该患者确切的诊断为
A. 急性化脓性阑尾炎
B. 慢性阑尾炎
C. 坏疽性阑尾炎
D. 嗜酸性阑尾炎
E. 以上都不是

（52～53 共用题干）

患儿，10 岁，男性。眼眶肿瘤的镜下病变如图 2－52－1 所示（见书末彩图）。

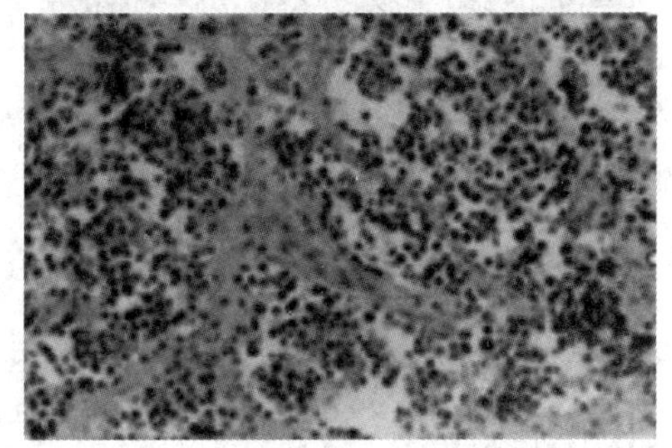

图 2－52－1

52. 首先应考虑的病理诊断是
A. 腺泡状横纹肌肉瘤
B. 副神经节瘤
C. 腺癌
D. 腺泡状软组织肉瘤
E. 小细胞癌

53. 无助于该病变诊断的免疫组化标记物是
A. desmin　B. myoglobin
C. myosin　D. SMA

E. CD34

(54~55 共用题干)

患者，男性，46 岁。自觉反酸、胸骨后疼痛和吞咽困难来院做胃镜检查。胃镜示鳞柱交界线上约 4cm 处见多个橘红色，天鹅绒样不规则病变（见书末彩图）。

54. 胃镜及显微镜下观如图 2-54-1，图 2-54-2，病理诊断应为

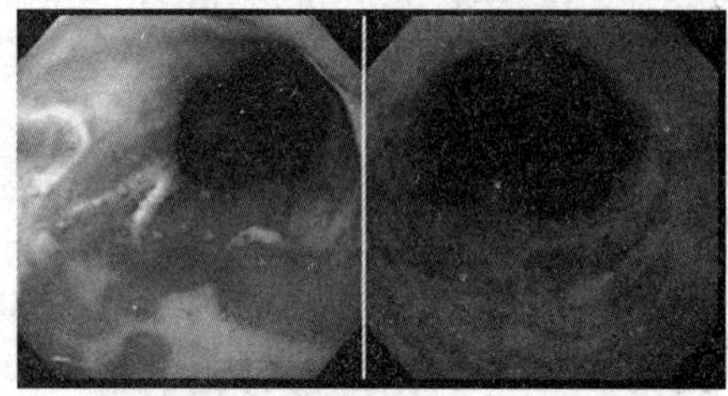

图 2-54-1

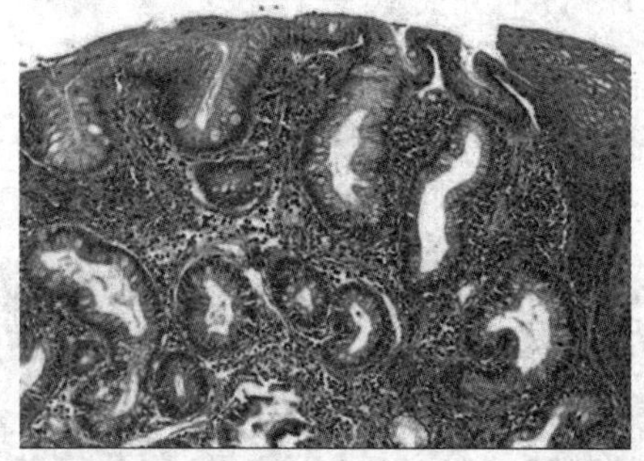

图 2-54-2

A. 反流性食管炎　B. 食管乳头状瘤
C. 食管癌　D. Barrett 食管
E. 炎性息肉

55. 对该病描述，错误的是
A. 可引起食管狭窄
B. 内镜活检须在鳞柱交界线 3cm 以上，诊断方为可靠
C. 是一种癌前病变
D. 多属于鳞状细胞癌
E. 少部分可发生腺癌

(56~57 共用题干)

患者，女性，20 岁。持续发热 4 周，伴吞咽困难，喉痛等症状。入院体检甲状腺不对称肿大，达正常腺体一倍，与周围组织轻度粘连且伴有触痛（见书末彩图）。

56. 术后巨检病变区黄白色，镜下如图 2-56-1，应首先考虑何种疾病

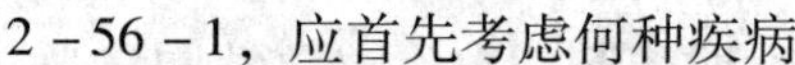

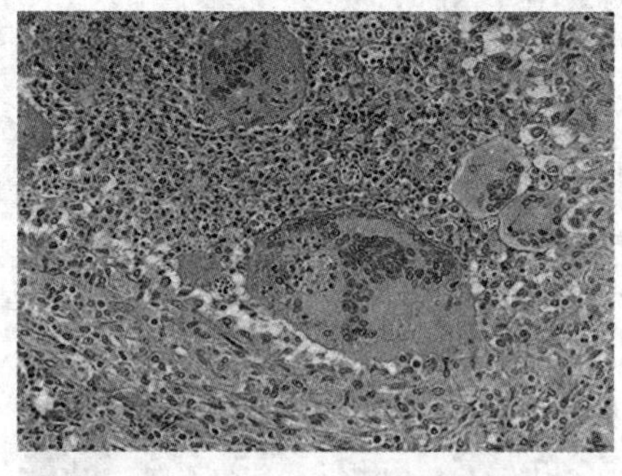

图 2-56-1

A. 结节性甲状腺肿
B. 单纯性甲状腺肿
C. 甲状腺结核
D. 亚急性甲状腺炎
E. 桥本甲状腺炎

57. 该病主要特点不包括哪一点
A. 早期滤泡上皮破坏，单核细胞浸润吞噬胶质碎屑
B. 单核细胞、上皮样细胞及多核巨细胞构成的肉芽肿替代破坏的滤泡
C. 滤泡间可见较多淋巴细胞、单核细胞及中性粒细胞浸润
D. 肉芽肿结构中央可见干酪样坏死物
E. 晚期大量滤泡毁灭，纤维组织增生

(58~59 共用题干)

患儿，男性，6 岁。因肝脏肿大入院。各型病毒性肝炎检查结果均为阴性。

58. 最可能的诊断是
A. 代谢性肌病　B. 胆道阻塞
C. 肌营养不良症　D. 寄生虫病
E. 代谢性肝病

59. 确诊的首选检查是
A. 核磁共振
B. 肌活检光镜和电镜检查

C. B 超
D. CT
E. 肝穿刺光镜和电镜检查

（60～62 共用题干）

患者，男性，54 岁。腹胀、反酸和嗳气 6 个月。胃镜检查示胃窦部黏膜稍粗糙，并有小片状糜烂。

60. 镜检可见黏膜内大量炎症细胞浸润，以哪一类炎症细胞为主
A. 单核细胞　　B. 嗜酸性粒细胞
C. 淋巴细胞　　D. 浆细胞
E. 中性粒细胞

61. 此类炎症细胞最常见于下列哪种炎症
A. 溃疡性炎症
B. 肉芽肿性炎症
C. 急性化脓性炎症
D. 过敏性炎症或寄生虫感染
E. 慢性炎症

62. 该患者正确的诊断应当是
A. 嗜酸性胃炎
B. 急性胃炎
C. 慢性浅表性胃炎
D. 慢性胃溃疡
E. 急性应激性溃疡

（63～65 共用题干）

患者，男性，18 岁。左股间歇性隐痛 1 年左右后转为持续性疼痛伴局部肿胀，6 个月前不慎跌倒，左下肢无法活动。查体：左膝关节上方纺锤形肿胀。X 线示：左股骨下段骨质破坏，轮廓不规则，边界模糊，病变区一端可见 Codman 三角和日光放射状阴影。实验室检查示：血清碱性磷酸酶升高。病理性骨折经过牵引治疗无效，采取截肢术。截肢病理检查结果为：左股骨下段骨皮质和骨髓腔大部分破坏，代之以灰红色肉样组织，形成巨大梭形肿块，大小约 180mm×15mm×120mm，质较软，明显出血坏死。病变以干骺端为中心，向骨干蔓延，侵入并破坏周围软组织，无包膜。镜检观察可见肿瘤细胞呈圆形、梭形、多角形，核大深染，核分裂象多见。瘤细胞弥散分布，血管丰富，可见片状、小梁状肿瘤性骨样组织。患者截肢后愈合出院。4 个月后，患者出现胸痛、咳嗽、咯血。截肢局部无异常。

63. 根据患者的病史、病理特点，该患者可能诊断为
A. 肌纤维母细胞瘤
B. 骨髓瘤
C. 滑膜肉瘤
D. 精原细胞瘤
E. 骨肉瘤

64. 该患者局部持续性疼痛的原因是
A. 肿瘤细胞所致的全身衰竭
B. 瘤组织侵入软组织
C. 骨质增生
D. 肿瘤细胞增生活跃，侵犯骨外膜累及神经
E. 骨皮质遭到破坏

65. 患者术后 4 个月出现胸痛、咳嗽、咯血的原因是
A. 肿瘤组织侵及中纵膈
B. 肿瘤发生肺脏转移
C. 术后并发症
D. 肿瘤浸润性生长
E. 肿瘤组织侵及胸膜

四、案例分析题：每道案例分析题至少 3～12 问。每问的备选答案至少 6 个，最多 12 个，正确答案及错误答案的个数不定。考生每选对一个正确答案给 1 个得分点，选错一个扣 1 个得分点，直至扣至本问得分为 0，即不含得负分。案例分析题的答题过程是不可逆的，即进入下一问后不能再返回修改

所有前面的答案。

(66~68 共用题干)

患儿，男性，5 岁。因“面部、胸部及躯干见对称性小丘疹”来诊。查体：面部、胸部及躯干见对称性密集的角化性小丘疹，粟粒大，皮色，坚实，表面被覆油腻性痂，去痂后可见丘疹顶端漏斗状凹陷(见书末彩图)。

66. 该患者可能的病变有

A. 病毒疣

B. 家族性良性天疱疮

C. 毛囊角化病

D. 汗孔角化病

E. 掌跖角化病

F. 脂溢性角化病

G. 寻常型天疱疮

67. 提示 光镜下组织形态如图 2－67－1，图 2－67－2 所示。病理诊断为

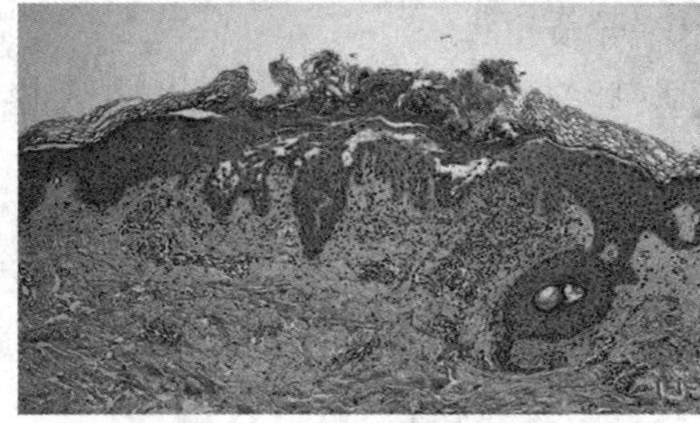

图 2－67－1

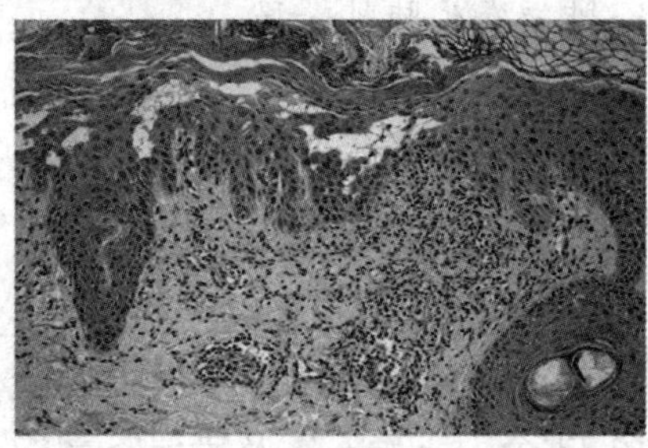

图 2－67－2

A. 病毒疣　B. 日光性角化病

C. 毛囊角化病　D. 汗孔角化病

E. 掌跖角化病　F. 脂溢性角化病

68. 该病例的疾病类型属于

A. 自身免疫性疾病

B. 病毒感染性疾病

C. 常染色体隐性遗传性疾病

D. 变态反应性疾病

E. 细菌感染性疾病

F. 常染色体显性遗传性疾病

(69~75 共用题干)

患者，男性，50 岁。颈部肿块 3 个月余。

69. 最常见的疾病有

A. 化感瘤　B. 涎腺肿瘤

C. 淋巴瘤　D. 异位胸腺瘤

E. 淋巴结结核　F. 转移的鼻咽癌

G. 甲状腺异位　H. 错构瘤

70. 霍奇金淋巴瘤可见下列哪些细胞

A. 单核样 B 细胞

B. 双核 R－S 细胞

C. “爆米花” 细胞

D. 多核 R－S 细胞

E. 陷窝细胞

F. 单核 R－S 细胞

71. 结节硬化型霍奇金淋巴瘤多见下列哪种细胞

A. 单核样 B 细胞

B. 多核 R－S 细胞

C. 双核 R－S 细胞

D. “爆米花” 细胞

E. 单核 R－S 细胞

F. 陷窝细胞

72. 非霍奇金淋巴瘤的特征为

A. 淋巴细胞单一性弥漫性增生

B. 单核样 B 细胞增生

C. 血管壁玻璃样变

D. 免疫母细胞增生

E. 树突细胞增生

F. 淋巴窦消失

G. 淋巴结结构破坏

H. 结节样硬化

73. 滤泡性淋巴瘤的表述为

A. 套区明显

B. 肿瘤滤泡内见着色体巨噬细胞

C. 肿瘤滤泡内很少或较少中心母细胞

D. 肿瘤细胞呈结节状生长

E. 肿瘤滤泡内见树突状细胞

F. 肿瘤滤泡主要由中心细胞和中心母细胞以不同比例组成

74. 下列免疫组化对滤泡性淋巴瘤具有诊断意义的有

A. CD43 B. LCA

C. CD10 D. CD2

E. CD5 F. CD56

G. Bcl－2 H. CD15

75. 下列免疫组化对套细胞淋巴瘤具有诊断意义的有

A. LCA B. CD10

C. Bcl－2 D. CD5

E. CD56 F. CD15

G. CD43 H. CD2

（76～79 共用题干）

患者，男性，65 岁。因“胸骨后阵发性针刺样疼痛 1 年，咽下食物哽噎感 3 个月”来诊。查体：右锁骨上淋巴结肿大（见书末彩图）。

76. 该患者初步诊断最不考虑的疾病是

A. 食管癌 B. 平滑肌肿瘤

C. 胃肠间质瘤 D. 淋巴瘤

E. 食管静脉曲张 F. 反流性食管炎

77. 提示 进一步行内镜检查：肿物位于食管远端黏膜下，呈蕈伞状生长，表面可见灶状糜烂和表浅溃疡。应该考虑的病理诊断是

A. 食管鳞状细胞癌

B. 内分泌肿瘤

C. 平滑肌肿瘤

D. 胃肠间质瘤

E. 鳞状上皮乳头状瘤

F. 神经鞘瘤

G. 淋巴瘤

78. 提示光镜下该肿瘤的病理组织学形态如图 2－78－1 所示（见书末彩图）。可能的病理诊断是

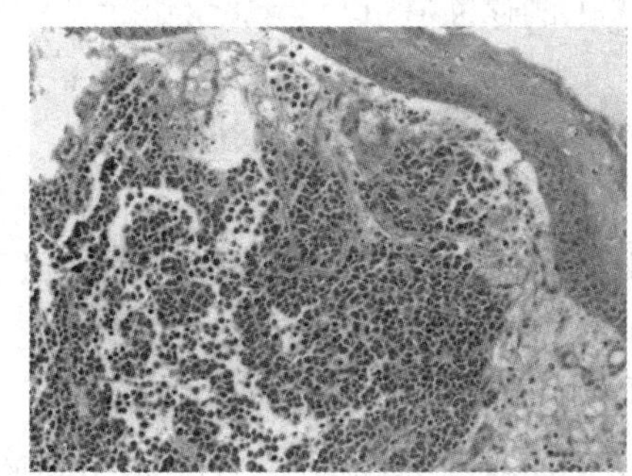

图 2－78－1

A. 淋巴瘤

B. 低分化鳞状细胞癌

C. 神经内分泌肿瘤

D. 梭形细胞癌

E. 基底细胞样癌

F. 平滑肌瘤

G. 恶性黑色素瘤

79. 提示 高倍镜：肿瘤细胞小，细胞核深染，圆形或椭圆形，细胞质极少，核分裂象多见，可见坏死灶。免疫组织化学染色：CD56（＋），NSE（＋），Syn（＋），CgA（＋），CD20（－），CD79a（－），CK14（－），Vim（－），HMB－45（－）。该肿瘤为

A. 类癌

B. 小细胞癌

C. 混合性内分泌－外分泌癌

D. B 细胞淋巴瘤

E. 未分化癌

F. 恶性黑色素瘤

（80～84 共用题干）

患者，女性，49 岁。因“体检发现左肺下叶、胸膜下 1 个边界清楚的肿物”来诊。患者无明显症状。肿物直径约 2cm。光镜：肿瘤组织界限清楚，瘤细胞大小较为一致，片状实性排列，可见薄壁血窦样血管，瘤细胞呈圆形或卵圆形，胞质丰富且透明，部分细胞胞质嗜酸性。

80. 考虑的诊断有
    A. 肺透明细胞瘤（糖瘤）
    B. 鳞癌透明细胞亚型
    C. 腺癌透明细胞亚型
    D. 转移性肾透明细胞癌
    E. 类癌
    F. 肺硬化性血管瘤

81. 肾透明细胞癌肺转移与肺透明细胞瘤相鉴别，支持前者诊断的包括
    A. 肾癌病史
    B. 临床检查发现肾区有占位性病变
    C. 瘤细胞 CD10（+）
    D. 瘤细胞 CK（+）
    E. 瘤细胞 vimentin（+）
    F. 瘤细胞 HMB－45（－）

82. 提示如果瘤细胞核染色质呈细颗粒状，核仁不明显，核分裂少于 2 个/10HPF，缺少坏死。免疫组织化学染色：CK（+）、CD56（+）、CgA（+）。最可能的诊断是
    A. 肺透明细胞肿瘤
    B. 鳞癌透明细胞亚型
    C. 转移性肾透明细胞癌
    D. 腺癌透明细胞亚型
    E. 类癌
    F. 肺硬化性血管瘤

83. 免疫组织化学染色：p63（+）、CK5/6（+），TTF－1（－）。最可能的诊断是
    A. 肺透明细胞瘤
    B. 鳞癌透明细胞亚型
    C. 转移性肾透明细胞癌
    D. 腺癌透明细胞亚型
    E. 类癌
    F. 肺硬化性血管瘤

84. 如果患者最终被诊断为肺透明细胞瘤。下列说法正确的有
    A. 肿瘤细胞缺少不典型性
    B. 瘤细胞 HMB－45（+）
    C. 瘤细胞 S－100（+）
    D. 瘤细胞 CK（－）
    E. 瘤细胞 Ki－67＞50%
    F. 瘤细胞 calretinin（+）

（85～87 共用题干）

患者，女性，31 岁。体检影像学检查发现左乳微小钙化。查体：左乳无明确包块。行粗针穿刺活检（CNB），组织形态如图 2－85－1，图 2－85－2，图 2－85－3，图 2－85－4 所示（见书末彩图）。

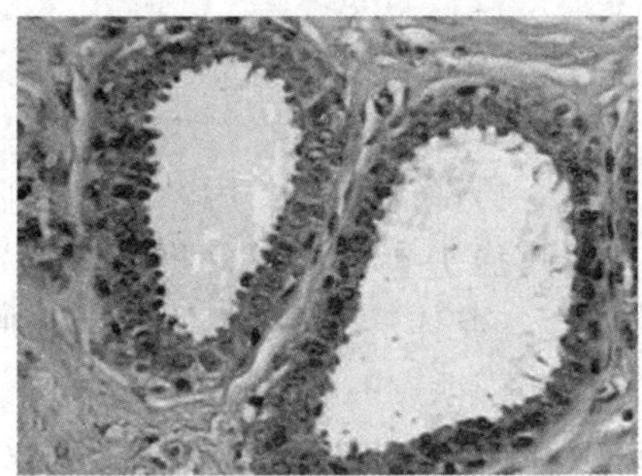

图 2－85－1

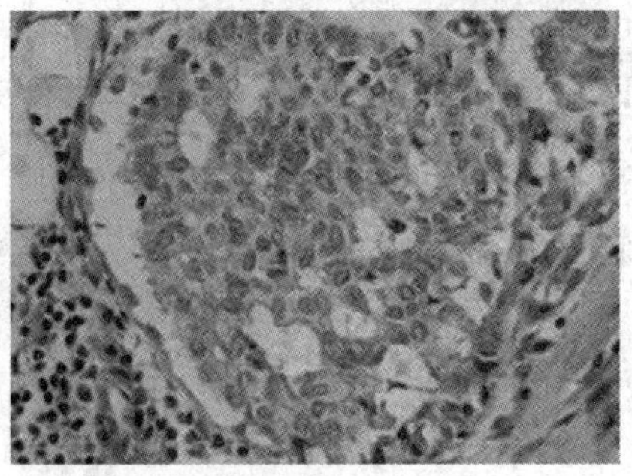

图 2－85－2

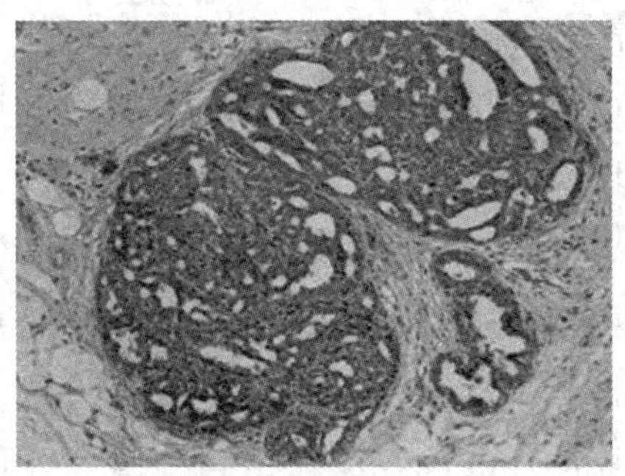

图 2－85－3

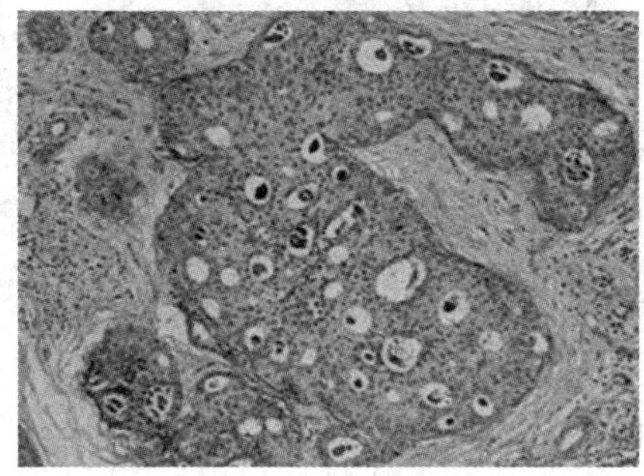

图 2－85－4

85. 此病例可能的病理改变有
   A. 柱状细胞病变
   B. 大汗腺化生
   C. 普通型导管上皮增生
   D. 浸润性导管癌
   E. 小叶原位癌
   F. 导管原位癌

86. 为完善诊断可考虑的免疫组织化学检查是
   A. CK5/6　　B. Ki－67
   C. HER2　　D. ER
   E. PR　　F. p63
   G. SMA

87. 提示局部导管增生上皮细胞免疫组织化学 CK5/6（－），肌上皮标志物 p63（＋）；其余导管增生上皮细胞免疫组织化学 CK5/6 局灶阳性。此病例最重要的诊断是
   A. 不典型柱状细胞增生
   B. 普通型导管上皮增生
   C. 非典型导管上皮增生
   D. 导管原位癌
   E. 浸润性导管癌
   F. 浸润性小叶癌

（88～90 共用题干）

患者，男性，66 岁。因“发现颈右侧结节”来诊。查体：右侧颈部可扪及多个肿大的淋巴结，直径 1～3cm，质中偏硬。B 型超声：颈、腋下、腹股沟区以及腹腔内多发性低密度结节影，脾轻度肿大。实验室检查：外周血白细胞 $30.13 \times 10^9/L$，淋巴细胞 0.60（见书末彩图）。

88. 该患者的诊断可能是
   A. 结节性淋巴细胞为主型霍奇金淋巴瘤
   B. 急性前淋巴细胞白血病
   C. 套细胞淋巴瘤
   D. 慢性淋巴细胞白血病/小淋巴细胞性淋巴瘤
   E. 脾边缘区淋巴瘤
   F. 经典型霍奇金淋巴瘤

89. 需要进行的实验室检查有
   A. 骨髓穿刺细胞学
   B. 淋巴结活检
   C. 外周血流式细胞术
   D. 骨髓流式细胞术
   E. 细菌培养
   F. 骨髓活检
   G. 核素骨扫描

90. 提示颈淋巴结活检形态学如图 2－90－1，图 2－90－2 所示。免疫组织化学染色：CD20（＋），CD3（－），CD5（＋），CD10（－），CD23（＋），CD38（－），CD43（＋），cyclinD1（－），Ki－67 15%。该例的病理诊断应为

图 2－90－1

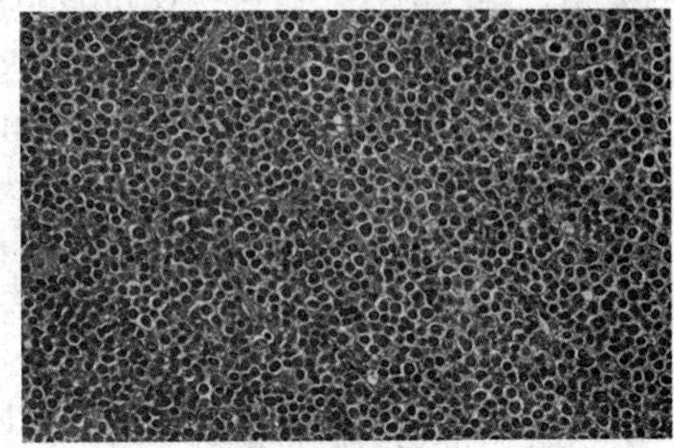

图 2－90－2

A. 结节性淋巴细胞为主型霍奇金淋巴瘤
B. 急性前淋巴细胞白血病
C. 套细胞淋巴瘤
D. 慢性淋巴细胞白血病/小淋巴细胞性淋巴瘤
E. 脾边缘区淋巴瘤
F. 经典型霍奇金淋巴瘤
G. 浆细胞骨髓瘤

（91～100 共用题干）

患者，女性，47 岁。右上腹不适、反复发作性疼痛、恶心、呕吐 10 余年。B 超检查可见胆囊多发性结石，胆囊壁厚 0.7cm。

91. 提示：患者入院后行择期胆囊切除术，肉眼检查见胆囊轻度缩小、壁厚 0.6～0.8cm，胆囊内见多发性结石。胆囊切除标本肉眼检查常规取材应包括
A. 胆囊颈、胆囊体、肝管
B. 仅取胆囊颈
C. 仅取胆囊体
D. 胆囊体、胆囊底、胆总管
E. 仅取胆囊底
F. 胆囊体、胆囊底、胆囊颈

92. 提示：组织学检查见胆囊黏膜上皮灶性肠上皮化生，胆囊肌层可见数个腺体散在。胆囊壁纤维组织增生，淋巴细胞、浆细胞浸润。根据上述描述，应首先考虑为
A. 草莓胆囊　　B. 亚急性胆囊炎
C. 胆囊腺癌　　D. 腺性胆囊炎
E. 急性胆囊炎　　F. 慢性胆囊炎

93. 该病是指慢性胆囊炎时
A. 穿入胆囊壁的 R－A 窦增多
B. 炎细胞浸润胆囊腺体
C. 胆囊腺体增多
D. 胆囊颈部的炎症
E. 胆囊底部的炎症
F. 胆囊黏膜的炎症

94. R－A 窦指的是
A. 胆囊上皮下陷达于胆囊壁肌层
B. 胆管扩张
C. 胆囊憩室
D. 胆囊扩张
E. 胆囊息肉
F. 胆管憩室

95. 提示：如胆囊黏膜见黄色线状条纹，呈草莓样外观，称为草莓胆囊。草莓胆囊是自于
A. 胆囊化脓性炎症
B. 胆囊壁大量炎细胞浸润
C. 胆囊腺癌
D. 胆囊坏死
E. 胆囊壁淤血
F. 胆囊黏膜胆固醇沉积

96. 草莓胆囊的光镜病变包括

A. 胆囊壁明显水肿
B. 胆囊壁肉芽肿形成
C. 胆囊黏膜充血肿大，充满嗜中性细胞
D. 胆囊壁见大量炎细胞浸润
E. 胆囊壁明显充血
F. 胆囊黏膜皱褶增大，充满泡沫细胞

97. 提示：如见胆囊黏膜面息肉样突起。关于胆固醇息肉的肉眼描述为
A. 直径一般不超过 1cm
B. 呈蕈伞状
C. 表面呈分叶状或桑葚状
D. 有宽蒂与胆囊壁相连
E. 常呈黄色
F. 有宽蒂与胆囊颈相连

98. 胆固醇息肉的组织学特点为
A. 间质内可见大量神经纤维
B. 间质内可见大量淋巴细胞
C. 间质内可见大量成纤维细胞
D. 表被上皮正常
E. （间质内）黏膜固有层可见大量泡沫细胞
F. 被覆上皮的绒毛状突起

99. 胆囊癌多发生在
A. 40 岁以上的女性
B. 50 岁以上的女性
C. 50 岁以下的男性
D. 30 岁以上的女性
E. 50 岁以上的男性
F. 60 岁以上的女性

100. 预后最好的胆囊癌组织学类型是
A. 鳞癌 B. 低分化癌
C. 腺鳞癌 D. 未分化癌
E. 乳头状腺癌 F. 黏液腺癌

全真模拟试卷（三）

一、单选题：每道试题由 1 个题干和 5 个备选答案组成，题干在前，选项在后。选项 A、B、C、D、E 中只有 1 个为正确答案，其余均为干扰选项。

1. 细胞病理学创立于
   A. 16 世纪　B. 17 世纪
   C. 18 世纪　D. 19 世纪
   E. 20 世纪

2. 最适合组织冷冻保存的温度是
   A. －40℃
   B. －4℃
   C. －80℃以下
   D. 固定后－40℃保存
   E. 20℃

3. 炎症中疼痛与下列哪项介质有关
   A. 组胺　B. 5－羟色胺
   C. 前列腺素　D. 白细胞三烯
   E. 补体成分

4. 伤寒带菌者细菌一般居留于
   A. 结肠　B. 胆囊
   C. 小肠　D. 肝脏
   E. 肾脏

5. 正常情况下胞质内含有脂褐素的细胞是
   A. 附睾管上皮细胞
   B. 心肌细胞
   C. 肝细胞
   D. 肾上腺皮质网状带细胞
   E. 鳞状上皮细胞

6. 女性生殖系统结核多见于以下哪个部位
   A. 阴道　B. 乳腺
   C. 输卵管　D. 子宫颈
   E. 子宫内膜

7. 下列哪项不符合 Wilms 瘤的特征
   A. 多见于儿童
   B. 是肾脏的一种恶性肿瘤
   C. 主要由透明细胞组成
   D. 易复发
   E. 可发生转移

8. 下列关于前列腺癌的描述，错误的是
   A. 前列腺可增大或大小正常
   B. 晚期多侵犯直肠
   C. 排尿困难，血尿
   D. 淋巴道和血道转移都很常见
   E. 癌变时基底层细胞消失

9. 老年人产生萎缩的器官主要是
   A. 心、肾　B. 脑、心
   C. 肝、肺　D. 心、肺
   E. 肾、脑

10. 形成两端开放的通道性坏死的缺损称
    A. 糜烂　B. 窦道
    C. 瘘管　D. 空洞
    E. 溃疡

11. 最易遭受化学毒性代谢产物损伤的器官是
    A. 心　B. 肝
    C. 脾　D. 肺
    E. 肾

12. 下列哪一种变化属于坏死的病理改变
    A. 细胞体积肿大，胞浆内有红染颗粒
    B. 细胞体积缩小，胞浆内有脂褐素颗粒
    C. 细胞核膜破裂，染色质崩解为小

碎片

D. 细胞核增大，细胞核的 DNA 含量增加

E. 细胞体积正常或稍大，出现双核

13. 下列哪一项有关流行性脑脊髓炎的述说是错误的

A. 脑膜刺激征　B. 脑膜充血

C. 颅内压增高　D. 脑脊液浑浊

E. 筛状软化灶

14. 常发生纤维素样坏死的组织，下列哪项除外

A. 心肌细胞　B. 心肌间质

C. 心内膜　D. 皮下结缔组织

E. 小血管壁

15. 减压病的发生主要是由于

A. 氧气栓塞

B. 氮气栓塞

C. 二氧化碳栓塞

D. 氢气栓塞

E. 混合气体栓塞

16. 关于肉芽组织的结局，下列哪项叙述是正确的

A. 最终填补缺损

B. 最终纤维化形成瘢痕组织

C. 抗感染的过程

D. 产生细胞外基质的过程

E. 分泌大量生长因子，调控细胞增生的过程

17. 肾小球硬化中，细胞外基质的主要生成细胞是

A. 肾间质细胞

B. 肾小球系膜细胞

C. 肾小球内皮细胞

D. 肾球囊上皮细胞

E. 肾小球上皮细胞

18. 淋巴上皮样淋巴瘤（Lennert 淋巴瘤）的瘤细胞起源类型是

A. B 淋巴细胞

B. 交指树突状细胞

C. 滤泡树突状细胞

D. T 淋巴细胞

E. 上皮样组织细胞

19. 大脑中动脉分支血栓形成，可导致脑组织发生

A. 凝固性坏死　B. 干性坏疽

C. 液化性坏死　D. 脂肪坏死

E. 湿性坏疽

20. 急性白血病的特点不包括

A. 病程短

B. 骨髓原始及早幼阶段细胞超过 30%

C. 起病急

D. 外周血中出现异常的原始和/或早幼阶段细胞

E. 中、老年人多见

21. 下述不属于涎腺混合瘤恶变指标的是

A. 突然生长加速

B. 邻近淋巴结转移

C. 伴有面神经瘫痪

D. 瘤细胞团浸润包膜外

E. 伴有疼痛

22. 髓系原始细胞在骨膜下浸润并聚集形成肿块，称为

A. 棕色瘤　B. 粒细胞肉瘤

C. 白细胞肉瘤　D. 骨瘤

E. 黄色瘤

23. 患者，男性，45 岁。血 AFP 明显升高 1 个月。有慢性乙型肝炎病史 10 年。腹部 B 超发现肝内有 3 个实性结节，最大径分别为 0.5cm、0.7cm 和 1.2cm，周围肝组织呈明显的肝硬化改变。术后病理为原发性肝细胞性肝癌，其分型属于

A. 结节型肝癌 B. 巨块型肝癌
C. 弥漫型肝癌 D. 小肝癌
E. 大肝癌

24. HBV 引起肝细胞损害的主要机制是
A. 病毒直接攻击肝细胞
B. $CD8^{+}$ T 淋巴细胞对感染 HBV 肝细胞的杀伤作用
C. 病毒损害肝细胞的线粒体
D. B 淋巴细胞产生特异性抗体损害肝细胞
E. 病毒代谢产物的损害作用

25. 肾小球肾炎以哪种病变为主
A. 变性 B. 出血
C. 坏死 D. 增生
E. 渗出

二、多选题：每道试题由 1 个题干和 5 个备选答案组成，题干在前，选项在后。选项 A、B、C、D、E 中至少有 2 个正确答案。

26. 中毒性菌痢的特点是
A. 多见于老年人
B. 有明显的腹泻及脓血便
C. 有严重的全身中毒症状
D. 有时出现滤泡性肠炎
E. 肠病变重，出现假膜性炎

27. 慢性阻塞性肺病包括以下哪几种疾病
A. 肺气肿
B. 慢性支气管炎
C. 支气管哮喘
D. 支气管扩张症
E. 慢性肺源性心脏病

28. 尸体解剖的重要意义在于
A. 找出病因，提高临床诊断和医疗水平
B. 积累教学素材
C. 积累科研素材
D. 帮助解决医疗纠纷或与医疗有相关的法律纠纷
E. 指导临床治疗

29. 下列哪项适宜用组织培养的方法来进行研究
A. 药物对细胞的影响
B. 细胞的癌变
C. 病毒复制
D. 染色体变异
E. 复制人类的疾病模型

30. 肾病综合征临床表现为
A. 高血压 B. 低蛋白血症
C. 高度水肿 D. 高脂血症
E. 蛋白尿

31. 子宫内膜增生症常见于
A. 青春期女性
B. 中年女性
C. 围绝经期女性
D. 老年女性
E. 青年女性

32. 可自行停止的出血有
A. 硬脑膜中动脉破裂
B. 出血性胰腺炎时的出血
C. 脾窦内破裂
D. 肾灶状梗死
E. DIC 性出血

33. 肉芽组织逐渐成熟的主要形态标志是
A. 间质内的水分逐渐吸收、减少
B. 炎细胞逐渐增多
C. 毛细血管部分改建成为小动脉、小静脉
D. 胶原纤维越来越多
E. 成纤维细胞逐渐演变为肌成纤维细胞

34. 下列哪种是血管源性肿瘤
A. 毛细血管瘤 B. 海绵状血管瘤
C. 动脉瘤 D. 血管肉瘤

E. 室壁瘤

35. 右冠状动脉阻塞引起心肌梗死的区域是
A. 左室后壁　B. 左室侧壁
C. 右心室　D. 心尖部
E. 室间隔后下 1/3

36. 下列哪些是肿瘤相关抗原
A. CEA　B. ACTH
C. AFP　D. ATP
E. ADP

37. 肥厚性心肌病时心脏表现为
A. 心脏增大
B. 重量超出正常 1 ~2 倍
C. 左室狭窄
D. 二尖瓣膜粘连
E. 室间隔肥厚

38. 门静脉高压时建立的主要侧支循环有
A. 肠系膜下静脉 + 直肠静脉丛 + 髂内静脉 + 下腔静脉
B. 肠系膜上静脉 + 髂内静脉 + 下腔静脉
C. 胃冠状静脉 + 食管下静脉 + 奇静脉 + 上腔静脉
D. 脐静脉 + 脐周腹壁静脉 + 腹上静脉 + 上腔静脉
E. 门静脉 + 脾静脉 + 奇静脉 + 上腔静脉

39. 腺病毒肺炎的病变包括
A. 炎症从肺泡开始
B. 出现细胞核内包涵体
C. 重症者、肺泡腔内出现脓性渗出物
D. 肺泡基膜增厚，形成透明膜
E. 肺泡间隔因充血水肿、淋巴细胞、单核细胞浸润而增宽

40. 肿瘤的生长能力与下列哪几项有关
A. 生长分数
B. 肿瘤血管形成能力
C. 肿瘤细胞倍增时间
D. 肿瘤细胞异质性
E. 肿瘤细胞生成与丧失之比

41. 符合肠结核病的特点的是
A. 易肠穿孔
B. 溃疡的长轴与肠的长轴垂直
C. 易发生癌变
D. 溃疡愈合后易致肠狭窄
E. 溃疡常较深

42. 对于卵巢、子宫同时出现子宫内膜样腺癌者，提示两者为独立原发癌的特征包括
A. 可见卵巢子宫内膜异位症
B. 侵犯卵巢门、血管间隙或卵巢表面
C. 可见子宫内膜非典型增生
D. 卵巢肿瘤单侧发生，位于卵巢实质
E. 两者的形态和 DNA 倍体相同

43. 系统性红斑狼疮患者血清中抗核抗体中，具有相对特异性的是
A. 抗组蛋白抗体
B. 抗双链 DNA 抗体
C. 抗 RNA－非组蛋白抗体
D. 抗血小板抗体
E. 抗核糖核蛋白抗体

44. 可发生腹膜种植性转移肿瘤包括
A. 肠癌　B. 肝癌
C. 卵巢癌　D. 胃癌
E. 膀胱癌

45. 下列关于风湿病皮下结节特点的叙述，正确的有
A. 直径为 0.5 ~2.0cm
B. 镜下可见 Aschoff 小体
C. 伴有压痛
D. 大多见于大关节附近伸侧皮下
E. 呈圆形或椭圆形

三、共用题干单选题：以叙述一个以单一病人或家庭为中心的临床情景，提出2～6个相互独立的问题，问题可随病情的发展逐步增加部分新信息，每个问题只有1个正确答案，以考查临床综合能力。答题过程是不可逆的，即进入下一问后不能再返回修改所有前面的答案。

（46～48共用题干）

患者，男性，70岁。慢性支气管炎伴阻塞性肺气肿20余年，加重一年伴心力衰竭而死亡，尸检见双肺体积增大，充气膨胀，表面见肋骨压痕。右心壁厚0.6cm，右心腔明显扩张，乳头肌及肉柱显著增粗，肺动脉圆锥膨隆，左心及各瓣膜未见明显病变（见书末彩图）。

46. 肺组织镜检见间质中小动脉壁增厚纤维化（如图3－46－1），综合所见，正确的诊断是

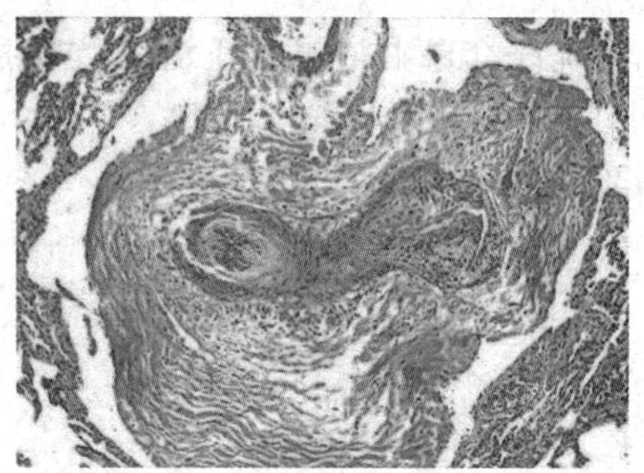

图3－46－1

A. 冠心病
B. 风湿性瓣膜病
C. 扩张性心肌病
D. 慢性肺源性心脏病
E. 小叶性肺炎

47. 该疾病可由下述原因引起，但除外

A. 支气管哮喘
B. 大叶性肺炎
C. 慢性支气管炎
D. 胸廓运动障碍性疾病
E. 肺结核病

48. 有关该疾病的叙述不正确的是

A. 慢性支气管炎是其最常见的原发疾病
B. 常引起右心室肥大
C. 临床主要表现为呼吸功能衰竭和左心衰竭
D. 肺血管疾病如多发性小动脉栓塞及肺小动脉炎也可并发该病
E. 该病发生最关键环节是肺动脉高压形成

（49～50共用题干）

某患者，进行性肾功能衰竭二年，手术切除患肾（见书末彩图）。

49. 巨检：两侧肾脏对称缩小，颜色灰白，表面呈细颗粒状，如图3－49－1所示。该肾脏肉眼观为

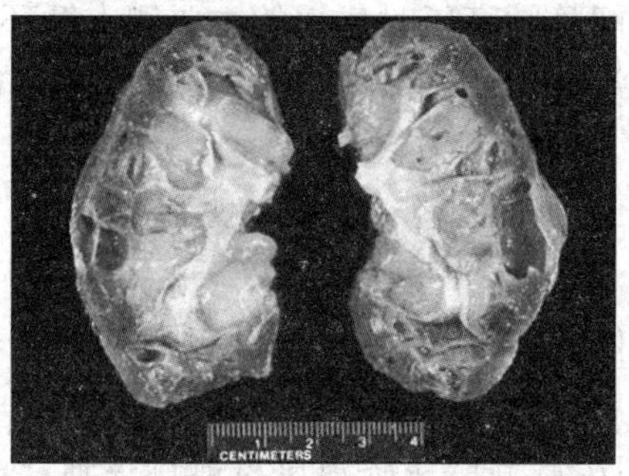

图3－49－1

A. 大白肾　　B. 蚤咬肾
C. 大红肾　　D. 颗粒性固缩肾
E. 以上都不正确

50. 该肾脏常见于下列哪种疾病

A. 慢性肾盂肾炎
B. 慢性肾小球肾炎
C. 肾结核
D. 肾梗死
E. 急性肾小球肾炎

（51～52共用题干）

患者，男性，68岁。晚饭后在家附近

散步消食，迷失方向未归，3 日后当地公安部门报告家属，该男性发生交通事故，尸检后发现左侧颅骨裂缝骨折，颞叶蛛网膜下腔内约 200ml 积血，大脑萎缩，脑重减轻，皮质变薄，脑室扩大，镜下见神经元减少，神经细胞树突近端棒状嗜酸性包涵体，血管壁淀粉样变性。

51. 该患者的死亡原因是
    A. 脑萎缩　　B. 心力衰竭
    C. 脑外伤　　D. 蛛网膜下腔出血
    E. 呼吸衰竭

52. 根据上述病理检查应该诊断为
    A. Alzheimer 病
    B. Parkinson 病
    C. Lewy body 病
    D. Pick 病
    E. 肌萎缩性侧索硬化症

（53～54 共用题干）

患者，男性，50 岁。小腿皮下巨大包块切除，术后送检（见书末彩图）。

53. 镜检如图 3－53－1 所示瘤细胞大小、形态不一，并有多核瘤巨细胞，胞浆强嗜酸性；免疫组化检查瘤细胞 myoglobin 阳性。最可能的诊断是

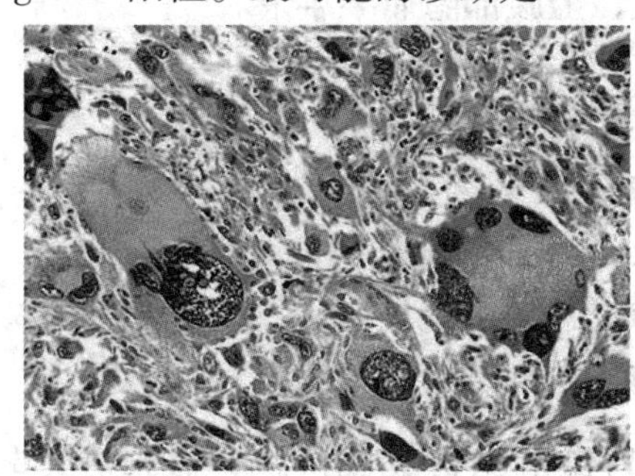

图 3－53－1

    A. 纤维肉瘤　　B. 平滑肌肉瘤
    C. 横纹肌肉瘤　　D. 横纹肌瘤
    E. 以上均不是

54. 有关该疾病，下列说法不正确的是
    A. 来源于间叶组织
    B. 早期易发生血道转移
    C. 来源于横纹肌母细胞
    D. 大部分为低度恶性肿瘤
    E. 分化高者红染的胞浆内可见纵纹和横纹

（55～56 共用题干）

患者，男性，30 岁。近日来发现尿道口充血、水肿，有脓性分泌物从尿道口流出，自诉 1 周前曾有冶游史（见书末彩图）。

55. 分泌物涂片示：中性粒细胞中见革兰染色阴性之球菌（如图 3－55－1，图 3－55－2）。确切的诊断是

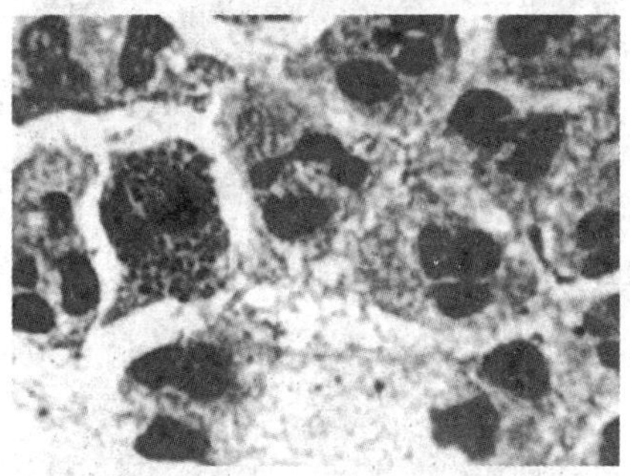

图 3－55－1

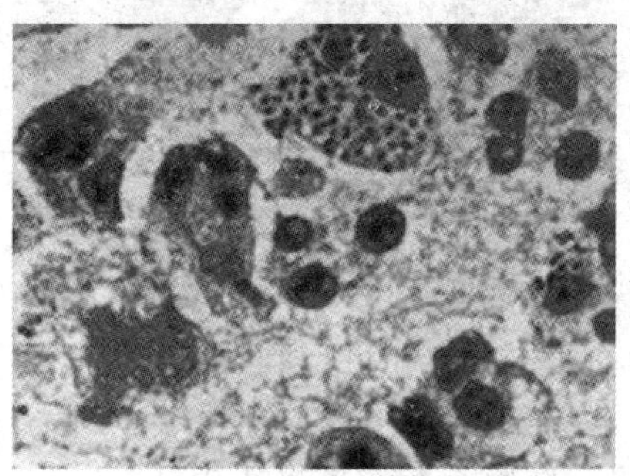

图 3－55－2

    A. 生殖器结核
    B. 淋球菌性尿道炎
    C. 慢性前列腺炎
    D. 梅毒
    E. 尖锐湿疣

56. 该疾病的病变性质属于

A. 化脓性炎　　B. 增生性炎
C. 浆液性炎　　D. 纤维素性炎
E. 肉芽肿性炎

（57～58 共用题干）

患者，男性，16 岁。腹泻便秘交替，进行性消瘦 2 年，结肠镜检查见直肠黏膜面密布大小不一的息肉状肿物。手术切除病变肠管送检（见书末彩图）。

57. 大体观如图 3－57－1，镜检如图 3－57－2 所示，正确的诊断为

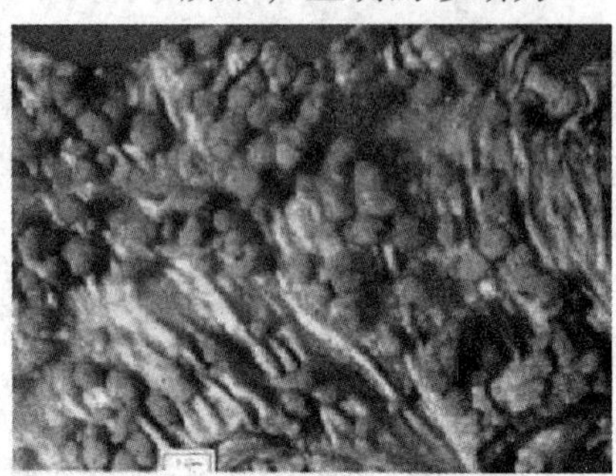

图 3－57－1

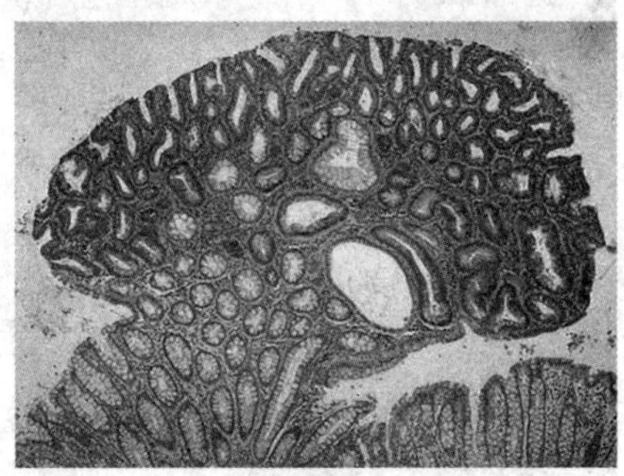

图 3－57－2

A. 结肠增生性息肉
B. 结肠幼年性息肉
C. 结肠多发性腺瘤性息肉
D. 结肠癌
E. 结肠多发性癌

58. 有关该病的叙述不正确的是
A. 多见于直肠，亦见于结肠其他部位
B. 常具有家族遗传性
C. 不但癌变率高，而且易早期发生癌变
D. 为典型的癌前病变
E. 镜下增生的组织与正常黏膜无差别

（59～60 共用题干）

患者，男性，35 岁。右足底黑痣迅速增大，表面溃烂 1 个月。行手术切除并进行组织送检。

59. 镜检可见真皮浅层肿瘤细胞呈巢状、片状排列，部分区侵入表皮生长，细胞核大，核仁明显，易见核分裂象。该患者可能患有
A. 皮肤交界痣
B. 混合痣
C. 皮肤慢性溃疡
D. 皮内痣
E. 恶性黑色素瘤

60. 关于对该病变的叙述，错误的是
A. 大多数预后很差
B. 足底部和外阴、肛门周围皮肤好发
C. 由交界痣恶变而来
D. 来源于神经外胚叶组织
E. 来源于上皮组织

（61～62 共用题干）

患者，男性，40 岁。消化不良，食欲不佳，上腹部隐痛半年余。

61. 首先的临床检查为
A. 胃镜取活检
B. CT 检查
C. 骨髓穿刺
D. 外周血化验
E. 腹部 B 超检查

62. 胃镜下见胃黏膜灰色，血管分支较清晰，表面呈细颗粒状，最可能的诊断为
A. 胃溃疡
B. 急性胃炎
C. 胃癌
D. 慢性萎缩性胃炎

E. 慢性浅表性胃炎

（63～65 共用题干）

患者，男性，30 岁。由于暴饮暴食而导致腹泻 3 天，每天腹泻十余次，在诊所静脉输入葡萄糖液，症状加重入院，就诊时该患者眼窝凹陷，皮肤弹性差，血压 72/50mmHg，脉细速，脉搏 120 次/分。血钠浓度 120mmol/L，尿钠浓度 8mmol/L。

63. 该患者最可能诊断为
A. 高渗性脱水
B. 等渗性脱水
C. 低渗性脱水
D. 盐中毒
E. 水中毒

64. 该患者水、钠代谢失衡的特点为
A. 单纯失水，细胞内、外液均减少
B. 单纯失钠，细胞外液向细胞内转移
C. 失钠少于失水，细胞内液减少
D. 失水多于失钠，细胞内、外液均减少
E. 失钠多于失水，细胞外液减少

65. 该患者尿钠含量的变化
A. 略高　　B. 正常
C. 逐渐增多　　D. 减少
E. 时高时低

四、案例分析题：每道案例分析题至少 3～12 问。每问的备选答案至少 6 个，最多 12 个，正确答案及错误答案的个数不定。考生每选对一个正确答案给 1 个得分点，选错一个扣 1 个得分点，直至扣至本问得分为 0，即不含得负分。案例分析题的答题过程是不可逆的，即进入下一问后不能再返回修改所有前面的答案。

（66～69 共用题干）

患者，女性，50 岁。自觉近 1 年来食欲欠佳，腹部时而隐痛。纤维胃镜检查，发现胃窦部黏膜有少许散在充血区外，未见明显黏膜缺损及新生物。于充血区取材进行活检，病理诊断：胃窦慢性表浅性胃炎。内科医师进行一些针对性治疗，但未见明显好转，且腹痛渐进性加重，并发现腹腔内肿块，特别是疼痛时，明显可触及。

66. 首先该做的检查有
A. 肝肾及双侧附件彩色超声波检查
B. 血 AFP 水平测定
C. 再次胃镜检查，并取材活检
D. 针吸细胞学检查
E. 腹部平片
F. 腹腔 MRI 检查
G. 血 CA125 水平测定

67. 提示：纤维胃镜检查未发现胃组织明显的病变，彩超结果示肝肾及双侧附件未见明显肿块及肠腔液平面，MRI 检查发现腹膜后肿块约 9cm × 8cm × 6cm 大小，其周围组织界限不清楚，血 CA125、AFP 水平不增高。根据上述临床检查结果，可考虑的诊断有
A. 副神经节瘤
B. 神经鞘膜瘤
C. 纤维瘤
D. 神经母细胞瘤
E. 纤维组织细胞瘤
F. 脂肪肉瘤
G. 间质瘤
H. 畸胎瘤
I. 转移性恶性肿瘤
J. 淋巴瘤

68. 提示：手术切除肿块约 10cm × 8cm × 7cm 大小，表面观呈多结节状，似有包膜，质较软，切面观其色泽部分为灰白色，部分略呈黄褐色，部分显示鱼肉样、质软，极个别区湿润似胶冻样透明。多处取材，石蜡包埋制片，

HE染色。镜下见，瘤组织上由均匀一致的圆形细胞或卵圆形细胞构成。瘤细胞胞浆较少，内含有嗜酸性颗粒和空泡，胞膜界限清楚，胞核圆形或卵圆形，多位居细胞中央，可见核仁及可分裂象易见。瘤细胞呈弥散排列，偶见呈素状或腺样排列，瘤细胞胞浆中亦可见一些多少不等的或大或小的空泡，于部分黏液基质内面状或小梭形的瘤细胞胞浆内亦见小空泡。肿瘤间质由纤细的毛细血管网链状分隔。根据所考虑的诊断，如何提供有意义的组织化学和免疫组化检查

A. CD99　　B. Lysozyme
C. NF　　D. MyoDI
E. S－100蛋白　　F. 苏丹Ⅲ染色
G. LCA　　H. Vim
I. CD34　　J. PAS染色

69. 提示：瘤细胞胞浆内嗜酸性颗粒显示PAS阳性染色，胞浆内空泡示苏丹Ⅲ染色阳性，LCA、CD34、CD99、MyoDI、Lysozyme等均为阴性，Vim阳性，S－100蛋白阳性。根据免疫组化和组织化学的染色结果，最佳诊断是

A. 纤维瘤黏液样变性
B. Ewing肉瘤
C. 冬眠瘤
D. 黏液型脂肪肉瘤
E. 黏液样/圆形细胞脂肪肉瘤
F. 梭形细胞横纹肌肉瘤
G. 黏液型恶性纤维组织细胞瘤
H. 纤维黄色细胞瘤
I. 胚胎型横纹肌肉瘤
J. 淋巴瘤

（70～74共用题干）

患者，男性，35岁。发现左前臂肿物1周，无明显疼痛。查体见左前臂肌肉间肿物，椭圆形，质地中等，体积约6cm×5cm×3cm，活动。随后手术切除，手术后2个月复发。

70. 根据病史，可能的诊断有

A. 神经纤维瘤
B. 神经纤维瘤病
C. 纤维瘤
D. 恶性纤维组织细胞瘤
E. 纤维肉瘤
F. 恶性外周神经鞘瘤

71. 提示：显微镜检查显示肿瘤有弥漫排列的梭形细胞组成，瘤细胞呈束状，可见席纹状结构，部分细胞较肥胖，核分裂象可见。诊断有

A. 纤维瘤病
B. 神经纤维瘤
C. 纤维肉瘤
D. 恶性纤维组织细胞瘤
E. 恶性外周神经鞘瘤
F. 骨肉瘤

72. 如果为恶性纤维组织细胞瘤，下列哪些免疫组织化学染色阳性有助于诊断

A. S－100　　B. Vimentin
C. Aa　　D. AAT
E. CD68　　F. CK
G. myoglobin

73. 如果为恶性外周神经鞘瘤，下列哪些免疫组织化学染色阳性有助于诊断

A. Vimentin　　B. S－100
C. AAT　　D. CD68
E. CK　　F. myoglobin
G. SMA

74. 如果为纤维肉瘤，下列哪些免疫组织化学染色阳性有助于诊断

A. myoglobin　　B. CK
C. AAT　　D. S－100
E. Vimentin　　F. MSA

G. CD68

（75～77 共用题干）

患者，女性，68 岁。因“持续性右下腹痛 5 天，伴发热”来诊。上腹部压痛明显，麦氏点压痛、反跳痛均阳性，有局限性腹肌紧张，全腹未触及包块，肠鸣音活跃。行阑尾切除术，术中见腹腔内有少许脓性渗出液，阑尾位于盲肠内侧位，长 8cm，直径 2cm，中部坏疽、穿孔，与周围组织呈纤维素性粘连，回盲部未触及肿物。

75. 可能的病理诊断有
   A. 阑尾憩室炎
   B. 急性阑尾炎
   C. 低度恶性阑尾黏液性肿瘤
   D. 阑尾印戒细胞癌
   E. 阑尾神经内分泌肿瘤
   F. 阑尾黏液腺癌

76. 阑尾黏液性肿瘤常见的遗传学改变是
   A. p53 突变
   B. KRAS 突变
   C. 5q 杂合性缺失（LOH）
   D. 18q LOH
   E. SMAD4/DPC4 突变
   F. CTNNB1 突变

77. 提示：光镜下肿瘤细胞排列成锯齿状结构，黏膜下层萎缩、纤维化，细胞轻度异型，胞质内可见黏液空泡，核小而规则，偶见核分裂。部分细胞呈浸润性生长，阑尾壁外侧可见少量无细胞性黏液。最有可能的诊断是
   A. 阑尾无蒂锯齿状腺瘤
   B. 阑尾经典型锯齿状腺瘤
   C. 低度恶性阑尾黏液性肿瘤
   D. 阑尾印戒细胞癌
   E. 阑尾神经内分泌肿瘤
   F. 阑尾黏液腺癌

（78～80 共用题干）

患者，女性，35 岁。患者自述 4 个月前发现耳后一肿物，开始约花生大小，现略增大，无不适。大体检查：灰红肿块，3. 0cm × 2. 3cm × 2. 0cm，其切面灰红，质地中等，境界较清。低倍镜检：可见增生的血管，伴明显淋巴细胞及嗜酸性粒细胞浸润（见书末彩图）。

78. 可能的病理诊断是
   A. 结核性肉芽肿
   B. Kimura disease
   C. 非特异性嗜酸细胞性炎症
   D. 上皮样血管瘤
   E. 血管平滑肌瘤伴嗜酸粒细胞增生
   F. 寄生虫感染性肉芽肿
   G. 血管免疫母 T 细胞性淋巴瘤

79. 提示：光镜下形态如图 3－79－1，图 3－79－2，图 3－79－3 所示。病理诊断考虑为

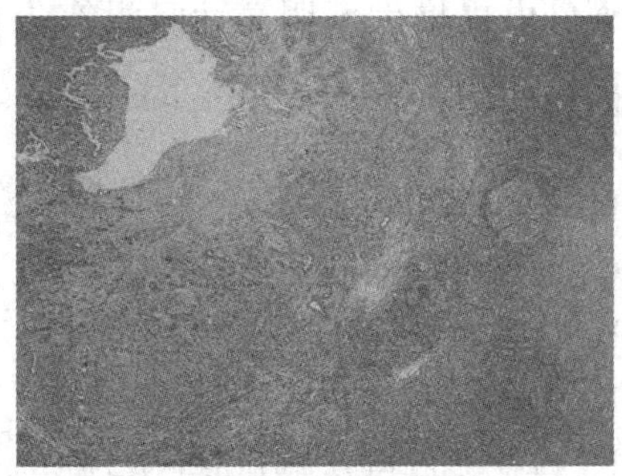

图 3－79－1

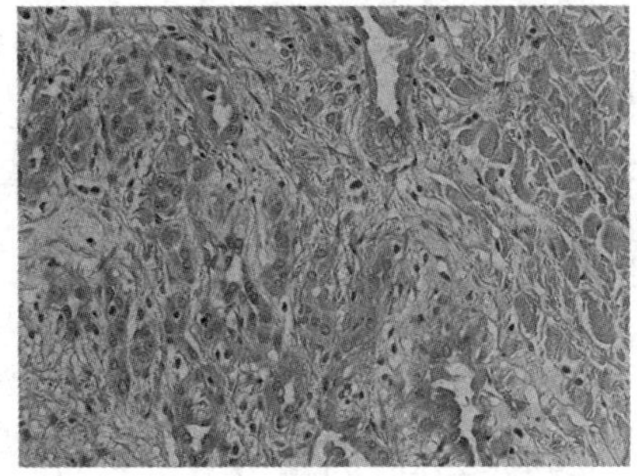

图 3－79－2

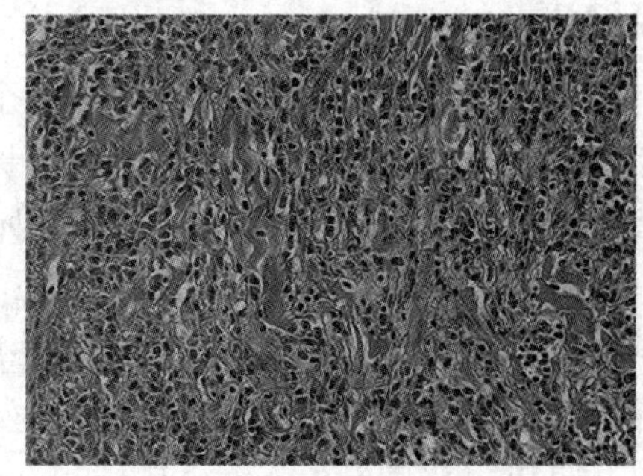

图 3－79－3

A. 淋巴瘤样肉芽肿

B. Kimura disease

C. 非特异性嗜酸细胞性炎症

D. 上皮样血管瘤（血管淋巴样增生伴嗜酸粒细胞增多症）

E. 寄生虫感染性肉芽肿

F. 血管免疫母 T 细胞性淋巴瘤

80. 中倍及高倍镜检：嗜酸性粒细胞增生明显，沿着增生的小血管发展，并可见嗜酸性脓肿及嗜酸性淋巴滤泡形成，血管内皮增生不明显而且没有上皮样改变。此时最佳诊断为

A. 淋巴瘤样肉芽肿

B. Kimura disease

C. 非特异性嗜酸细胞性炎症

D. 上皮样血管瘤

E. 寄生虫感染性肉芽肿

F. 血管免疫母 T 细胞性淋巴瘤

（81～84 共用题干）

患者，男性，52 岁。因“间断腹部不适，轻微腹痛伴腹泻 10 年，症状加重 6 个月”来诊。患者自述腹部有包块，粪呈糊状、有黏液、有时发黑。

81. 可能的诊断是

A. 急性感染性结肠炎

B. 慢性肠血吸虫病

C. 溃疡性结肠炎

D. Crohn 病

E. 肠结核

F. 先天性巨结肠

G. 结肠癌

82. 提示：因肠镜发现乙状结肠占位行手术治疗，术后标本大体检查：结肠溃疡性肿块，周围黏膜扁平颗粒状，并见深浅不一溃疡，呈不规则地图状及大小不等几十枚息肉。镜下：肿块内正常腺体消失，代之明显异型的腺体浸润至全层。周围肠壁固有层内较多中性粒细胞、淋巴细胞及浆细胞浸润伴腺窝脓肿形成，炎症仅局限于黏膜及黏膜下层。息肉内大多间质肉芽组织增生，腺体呈复杂分支状，腺上皮细胞分化成熟；部分息肉腺体增生，细胞核排列拥挤，核呈笔杆状。可能的诊断是

A. 急性感染性结肠炎

B. 慢性肠血吸虫病

C. 肠结核

D. 溃疡性结肠炎

E. Crohn 病

F. 家族性腺瘤性息肉病（FAP）

G. 结肠癌

83. 下述病变属于肠癌癌前病变的是

A. 急性感染性结肠炎

B. 溃疡性结肠炎

C. 幼年性息肉病

D. 先天性巨结肠

E. 管状腺瘤

F. 家族性腺瘤性息肉病（FAP）

G. 肠结核

84. 下述肠癌亚型中，预后相对好的是

A. 筛状粉刺型腺癌

B. 印戒细胞癌

C. 微乳头癌

D. MSI－H 髓样癌

E. 腺鳞癌

F. 梭形细胞癌
G. 未分化癌

（85～87 共用题干）

患者，男性，24 岁。腹腔内出现多发结节，腹腔积液。大体检查：肿瘤结节实性，质硬，大小不一，呈斑块状或球形（见书末彩图）。

85. 可能的病理诊断是
A. 淋巴瘤
B. 恶性间皮瘤
C. 促纤维增生性小圆细胞肿瘤
D. 胚胎性横纹肌肉瘤
E. 神经内分泌癌
F. 腺癌转移

86. 提示：镜下肿瘤细胞被富于细胞的间质分割成界限清楚的细胞巢，如图 3－86－1 所示。肿瘤细胞形态单一，呈小圆形，核深染，核分裂活跃，胞质稀少。免疫组织化学染色阳性的有

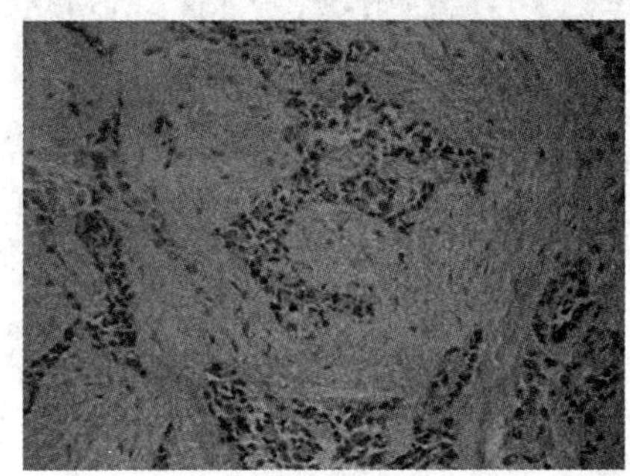

图 3－86－1

A. CK
B. 结蛋白（desmin）
C. NSE
D. WT1
E. 钙视网膜蛋白（calretinin）
F. CD99

87. 特征性的遗传学改变包括
A. 融合基因 EWS－WT1
B. 染色体易位 t（11；22）
C. 染色体易位（p13；q12）
D. 11 号染色体上的基因为 FLI－1 基因
E. 11 号染色体上的基因为 WT1 基因
F. 染色体易位 t（11；14）
G. 染色体易位 t（11；18）

（88～91 共用题干）

患者，女性，50 岁。因“腮腺肿大 3 年，近 6 个月生长迅速”来诊。切除肿物，直径约 5cm，有包膜。组织学检查：部分区域主要由黏液软骨样间质和多种结构的上皮细胞巢；部分区域上皮细胞明显异型性，核大，深染，核分裂及坏死。未见包膜穿透。

88. 本例正确的诊断是
A. 多形性低度恶性腺癌
B. 癌在多形性腺瘤中
C. 包膜内癌在多形性腺瘤中
D. 多形性腺瘤伴重度不典型增生
E. 多形性腺瘤中原位癌
F. 非浸润性癌在多形性腺瘤中

89. 癌在多形性腺瘤中的准确定义是
A. 良性多形性腺瘤和癌出现于同一肿瘤中
B. 多形性腺瘤切除后，其他部位发现多形性低度恶性腺癌转移
C. 多形性腺瘤切除后，原发部位出现癌
D. 多形性腺瘤切除后，其他部位发生多形性腺瘤转移
E. 一种肿瘤，部分为鳞癌，部分为多形性腺瘤
F. 癌必须是浸润性低分化腺癌

90. 癌在多形性腺瘤中，癌的成分可以是
A. 未特指性导管癌
B. 未分化癌
C. 鳞癌

D. 腺样囊性癌
E. 腺泡细胞癌
F. 黏液表皮样癌

91. 在涎腺肿瘤中，不具有囊性、乳头状或筛状形态生长特征的是
A. 黏液表皮样癌
B. 腺泡细胞癌
C. 囊腺癌
D. 腺样囊性癌
E. 多形性低分化腺癌
F. 透明细胞癌
G. 导管癌

（92～94 共用题干）

患者，男性，52 岁。因"左前纵隔占位"入院。送检为不规则形肿物 8cm×6cm×4cm，表面附带少许肺组织，肿物切面灰黄，质中等硬，可见白色纤维分割呈多结节融合状，周围肺组织表面可见散在灰白结节，性状同上（见书末彩图）。

92. 根据肉眼改变，可能的病理诊断是
A. A 型胸腺瘤　B. B 型胸腺瘤
C. 胸腺癌　D. 神经内分泌肿瘤
E. 畸胎瘤　F. 脂肪瘤

93. 该肿瘤的免疫表型是
A. 上皮细胞 CK19（+）、CK5/6（+）
B. 上皮细胞 CK19（－）、CK5/6（－）
C. 上皮细胞 CK20（+）
D. 上皮细胞 CK20（－）
E. 上皮内淋巴细胞 CD4（－）、CD8（－）、CD5（－）
F. 上皮内淋巴细胞 CD4（+）、CD8（+）、CD5（+）
G. 上皮内淋巴细胞 CD1a（+）、CD99（+）、TDT（+）
H. 上皮内淋巴细胞 CD1a（－）、CD99（－）、TDT（－）

94. 提示：光镜下肿瘤呈纤细分隔的粗大小叶状，肿瘤细胞由大多角形细胞组成，细胞排列呈松散网状结构，核大，染色质疏松，呈泡状，可见明显中位大核仁。可见上皮细胞围绕血管周围间隙，背景为较多弥漫的小淋巴细胞。如图 3－94－1，图 3－94－2 所示。镜下病理诊断是

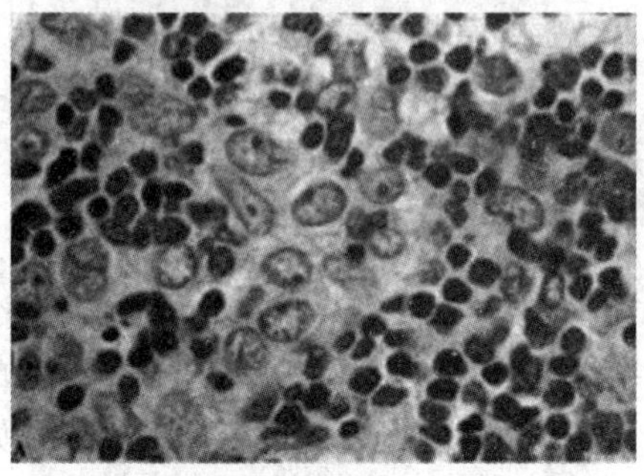

图 3－94－1

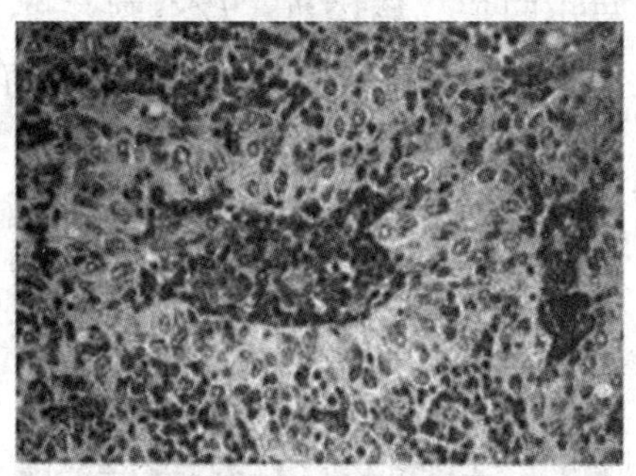

图 3－94－2

A. A 型胸腺瘤
B. B1 型胸腺瘤
C. B2 型胸腺瘤
D. B3 型胸腺瘤
E. 伴有淋巴样间质的微结节型胸腺瘤
F. 淋巴上皮瘤样癌
G. 淋巴瘤

（95～100 共用题干）

某产妇，在分娩过程中突然出现严重的呼吸困难，紫绀，抽搐和昏迷。

95. 最可能的诊断为

A. 空气栓塞　　B. 异物栓塞
C. 血栓栓塞　　D. 逆行栓塞
E. 脂肪栓塞　　F. 羊水栓塞

96. 该栓塞发生最常见的因素为
A. 前置胎盘
B. 胎膜早破
C. 子宫破裂
D. 催产素应用不当
E. 子宫强烈收缩
F. 胎盘早剥

97. 该栓塞的组织学诊断依据有
A. 肺内透明膜形成
B. 肺血管内有角化上皮
C. 肺泡腔内有水肿液
D. 广泛微血栓形成
E. 肺间质内有大量淋巴细胞浸润
F. 肺血管内有胎脂和胎粪

98. 羊水成分也可见于
A. 右心腔血
B. 偶可见于左心腔血
C. 胎儿肺动脉
D. 子宫壁静脉窦
E. 下腔静脉血
F. 胎儿肺静脉

99. 患者出现大量阴道流血为主的全身出血倾向，其机理为
A. 纤维蛋白原减少
B. 凝血酶原减少
C. 血小板减少
D. 纤溶酶活性增高
E. 凝血酶原增加
F. 子宫收缩乏力

100. 羊水栓塞引发猝死的发病机制为
A. 羊水栓子进入体循环，引起体循环的小血管栓塞
B. 羊水栓子阻塞肺动脉
C. 反射性血管痉挛
D. DIC
E. 羊水栓子栓塞于脑动脉
F. 过敏性休克

全真模拟试卷（四）

一、单选题：每道试题由 1 个题干和 5 个备选答案组成，题干在前，选项在后。选项 A、B、C、D、E 中只有 1 个为正确答案，其余均为干扰选项。

1. 前列腺癌中最常见的是
   A. 高分化腺癌　B. 低分化腺癌
   C. 移行细胞癌　D. 鳞状细胞癌
   E. 黏液癌

2. 肿瘤细胞核染色体多呈
   A. 单倍体
   B. 双倍体
   C. 三倍体
   D. 多倍体或非整倍体
   E. 以上都不是

3. 大体标本灌注常用的染料为
   A. 伊红、苏木素
   B. 普鲁氏蓝、络黄
   C. 亚甲蓝、苦味酸
   D. 碱性品红、伊文思蓝
   E. 甲基紫、曙红

4. 常常明显浸润脑组织的肿瘤是
   A. 大脑半球星形胶质细胞瘤
   B. 听神经鞘瘤
   C. 脑膜瘤
   D. 小脑囊性星形细胞瘤
   E. 脉络膜丛乳头状瘤

5. 下列哪项属于癌前疾病
   A. 阑尾炎
   B. 乳腺纤维腺瘤
   C. 纤维囊性乳腺病
   D. 慢性肥厚性胃炎
   E. 韧带样瘤

6. 患者，男性，55 岁。30 年吸烟史，刺激性干咳 6 个月。查体 X 线片示右肺门处不规则分叶状巨大阴影，边界不清。最有可能的诊断是
   A. 肺鳞状细胞癌
   B. 大叶性肺炎
   C. 小叶性肺炎
   D. 原发性肺结核
   E. 慢性纤维空洞型肺结核

7. 梗死灶的颜色与下列哪些因素有关
   A. 梗死灶的质地
   B. 梗死灶的结构
   C. 梗死灶的血管分布
   D. 梗死灶的血流状态
   E. 梗死灶的含血量

8. 关于子宫平滑肌瘤的描述，正确的是
   A. 多见于围绝经期妇女
   B. 可生长于子宫任何部位
   C. 有明显包膜
   D. 变性、坏死等继发性改变仅见于供血不足时
   E. 常发生恶变

9. 急性胃炎时，表浅胃黏膜坏死脱落可形成
   A. 糜烂　B. 窦道
   C. 瘘管　D. 空洞
   E. 溃疡

10. 恶性肿瘤晚期患者，常引起
    A. 全身性萎缩　B. 局部性萎缩
    C. 废用性萎缩　D. 内分泌性萎缩
    E. 压迫性萎缩

11. 嗜铬细胞经过重铬酸盐的固定处理，选用 Giemsa 改良染色法，能显示嗜铬胞呈
A. 蓝色　　B. 黄色
C. 绿色　　D. 紫红色
E. 黑色

12. 患者，女性，29 岁。近一年来常有低热、盗汗、咳嗽、痰中带血，X 线胸片见右肺尖有直径 3.5cm，边缘模糊不清的云雾状阴影，痰培养查见抗酸杆菌，据此应诊断为
A. 右肺尖局灶型肺结核
B. 右肺尖结核球
C. 右肺尖浸润型肺结核
D. 右肺尖肺癌
E. 右肺尖干酪样肺炎

13. 下列情况不会引起肝淤血
A. 肺源性心脏病
B. 心包腔闭塞
C. 左心衰竭
D. 肺动脉狭窄
E. 三尖瓣狭窄

14. 下列组织或器官若发生增生，哪种有可能不受激素作用
A. 涎液腺　　B. 甲状腺
C. 肾上腺　　D. 前列腺
E. 垂体

15. 胶质纤维酸性蛋白（GFAP）在下列哪种肿瘤中有诊断意义
A. 脑膜瘤
B. 髓母细胞瘤
C. 神经鞘瘤
D. 星形胶质细胞瘤
E. 小胶质细胞瘤

16. 下列哪项不属于肺癌的肺外症状
A. 肌无力综合征
B. 类癌综合征
C. Horner 综合征
D. 肺性骨关节病
E. Cushing 综合征

17. 结节性筋膜炎属假肉瘤性病变，以下特点中哪项不是该病特点
A. 是成纤维细胞的一种反应性、结节性增生，呈自限性疾病
B. 多发生于 20 ~ 40 岁的年轻人
C. 发病部位几乎见于全身任何部位，上肢前臂最多见
D. 病变组织与周围组织境界不清，无包膜
E. 镜下可见增生活跃的成纤维细胞，核分裂象罕见

18. 肝细胞发生严重损伤时引起出血的主要原因
A. 凝血因子合成减少
B. 凝血因子消耗过多
C. 红细胞破坏
D. 血小板生成减少
E. 凝血因子无功能

19. 一侧肾脏体积缩小，且有不规则凹陷性瘢痕形成，最可能的诊断是
A. 肾盂积水
B. 高血压肾病
C. 慢性肾盂肾炎
D. 肾动脉粥样硬化
E. 慢性硬化性肾小球肾炎

20. HE 染色下狼疮性肾炎的病理变化中，最具有诊断价值的形态特征是
A. 狼疮小体
B. 肾小球系膜细胞增生
C. 补体沉积
D. 急性坏死性小动脉炎
E. 细动脉炎

21. 中年男性，因反复左上腹疼痛入院，病理检查腺体组织示肠上皮化生。该患者最可能的诊断是
   A. 慢性肥厚性胃炎
   B. 慢性萎缩性胃炎
   C. 慢性浅表性胃炎
   D. 大肠癌胃转移
   E. 胃癌

22. 原发性骨肉瘤好发于
   A. 青少年　　B. 老年男性
   C. 婴幼儿　　D. 围绝经期女性
   E. 中老年

23. 恶性肿瘤细胞异型性中，最具有特征性的表现是
   A. 瘤细胞的多形性
   B. 细胞核的多形性
   C. 病理性核分裂象
   D. 染色体浓集
   E. 胞质呈嗜碱性

24. 应激时，血浆中某些蛋白质浓度迅速升高，这些蛋白质被称为
   A. 血红素结合蛋白
   B. C 反应蛋白
   C. 急性期反应蛋白
   D. 纤维连接蛋白
   E. 热休克蛋白

25. 下列化学致癌物中致癌谱广且致癌作用强的是
   A. 多环芳烃
   B. 氨基偶氮类染料
   C. 亚硝胺类化合物
   D. 芳香胺类
   E. 真菌毒素

二、多选题：每道试题由 1 个题干和 5 个备选答案组成，题干在前，选项在后。选项 A、B、C、D、E 中至少有 2 个正确答案。

26. 关于慢性淋巴细胞白血病的正确描述包括
   A. 好发于 50 岁以上者
   B. 转化为急性白血病者少见
   C. B 细胞起源居多
   D. 瘤细胞多为原始幼稚淋巴细胞
   E. 可表达 CD19

27. 下列哪些情况可引起慢性炎症灶内的巨噬细胞聚集
   A. 有慢性的间叶细胞向巨噬细胞分化
   B. 局部的巨噬细胞寿命长并长期驻留
   C. 单核巨噬细胞持续渗出
   D. 局部巨噬细胞分裂增生
   E. 局部巨噬细胞被多种因素激活

28. 霍奇金病 R－S 细胞的特点有
   A. 多核或双核的瘤巨细胞
   B. 常见核分裂象
   C. 核大呈空泡，核仁明显，周围有透明晕
   D. 胞浆丰富，双色或嗜酸性
   E. 染色质常沿核膜聚集，核膜厚

29. 下述有关炎症浸润细胞的描述中，哪些是正确的
   A. 病毒性肝炎时以浆细胞为主
   B. 伤寒病中以巨噬细胞为主
   C. 急性血吸虫卵结节内以中性粒细胞为主
   D. 结核结节中以多核巨细胞为主
   E. 痈病变中以中性粒细胞为主

30. 免疫荧光或电镜下所见的沉积物均在基底膜和系膜内的肾小球肾炎有
   A. 膜性增生性肾小球肾炎Ⅰ型
   B. 膜性增生性肾小球肾炎Ⅱ型
   C. 膜性肾小球肾炎
   D. 急性弥漫性增生性肾小球肾炎
   E. Goodpasture 综合征

31. 鼻咽癌的特点有
A. 可能与病毒感染有关
B. 对放射治疗敏感
C. 以高分化鳞状细胞癌为多见
D. 大多数发生自鼻咽黏膜单层扁平上皮
E. 早期可经淋巴道转移至颈部淋巴结

32. 显示纤维素的染色法有
A. Gram 甲紫法
B. 刚果红法
C. 醛品红法
D. Mallory 磷钨酸苏木素法
E. Lendrum 马休黄猩红蓝（MSB）法

33. 心肌梗死肉眼形态描述哪些是正确的
A. 梗死灶呈楔形
B. 梗死后 6 小时肉眼可辨认
C. 梗死灶 8～9 小时后呈典型凝固性坏死
D. 梗死后第 4 天后周边出现充血带
E. 梗死灶 2～3 周后肉芽组织长入呈红色

34. 小血管破裂出血，在止血过程中发挥作用的是
A. 血管收缩
B. 血小板凝集
C. 凝血酶形成
D. 纤维蛋白原转变为纤维蛋白
E. 血小板形态改变

35. 血吸虫性肝硬化门脉高压出现较早且严重的原因是
A. 门静脉分支纤维化，管腔闭塞致窦前性阻塞
B. 门静脉 - 肝静脉间吻合支形成
C. 门静脉炎
D. 门静脉血栓形成
E. 窦后阻塞为主

36. 亚急性感染性心内膜炎的病理变化有
A. 瓣膜溃疡穿孔
B. 引起各器官栓塞及多发性小脓肿
C. 疣赘物大而松脆，易脱落
D. 不会引起脾肿大
E. 引起细菌性动脉瘤

37. 慢性肺源性心脏病可由下列哪些疾病演变而来
A. 支气管哮喘
B. 支气管扩张症
C. 慢性支气管炎
D. 肺硅沉着症
E. 肺结核病

38. 系统性红斑狼疮的临床表现
A. 皮肤损害
B. 胃肠道出血
C. 全血细胞减少
D. 心，肝，肾，关节损害
E. 恶性肿瘤

39. 慢性肝淤血时肝脏可发生下列哪些病理改变
A. 肝窦扩张
B. 肝细胞萎缩
C. 肝细胞脂肪变性
D. 纤维组织增生
E. 肝细胞坏死

40. 下列属于白细胞的有
A. 单核细胞　　B. 嗜中性粒细胞
C. 淋巴细胞　　D. 肥大细胞
E. 嗜碱性粒细胞

41. 患者，男性，49 岁。左侧下颌骨肿物，查体：肿瘤位于颌骨内，直径约 6cm，包膜完整，膨胀性生长，骨皮质变薄，镜下：结缔组织间质中见大小不等的上皮团，形似牙胚的造釉器，其外有基底膜包绕。此病变的临床表现包括

A. X线检查显示单囊或多囊性透明阴影，边缘不整齐呈切迹状、有的囊肿内含有牙齿
B. 逐渐长大后使颌骨膨胀，触压时有乒乓球感
C. 牙齿可被吸收、松动和移位
D. 肿瘤常为单侧
E. 早期疼痛

42. 患者，男性，58岁。左下肢肌肉内包块，直径5cm，临床考虑为脂肪肉瘤。关于该肿瘤的表述，正确的是
A. 质软，鱼肉样
B. 可出现圆形或梭形幼稚的脂肪母细胞
C. 如间质富含分支状毛细血管网及黏液样基质，应诊断为黏液性脂肪肉瘤
D. 肿块呈结节状或分叶状，境界清楚
E. 病组织由各个分化阶段的异型程度不同的脂肪母细胞及原始间叶细胞组成

43. 在肿瘤间质中常伴有淋巴细胞浸润，并有结核样肉芽肿反应的是
A. 子宫颈癌　B. 精原细胞瘤
C. 胚胎性癌　D. 无性细胞瘤
E. 畸胎瘤

44. 下列疾病或病变中属于化脓性炎的是
A. 结肠嗜酸性脓肿
B. 阿米巴肝脓肿
C. 脊柱旁冷脓肿
D. 急性感染性心内膜炎
E. 淋病尿道炎

45. 单核吞噬细胞系统功能障碍易引起DIC的原因是
A. 清除纤溶酶功能减弱
B. 过度吞噬而功能受封闭
C. 清除凝血酶功能减弱
D. 清除纤维蛋白原功能减弱
E. 清除FDP功能减弱

三、共用题干单选题：以叙述一个以单一病人或家庭为中心的临床情景，提出2～6个相互独立的问题，问题可随病情的发展逐步增加部分新信息，每个问题只有1个正确答案，以考查临床综合能力。答题过程是不可逆的，即进入下一问后不能再返回修改所有前面的答案。

（46～48共用题干）

患者，女性，12岁。鼻塞，流涕8个月。鼻腔镜见鼻黏膜水肿，可见灰白色半透明荔枝肉样物充塞后鼻腔。行息肉摘除术（见书末彩图）。

46. 病检镜下如图4－46－1，图4－46－2，图4－46－3所示，组织表面被覆黏膜上皮，间质水肿，大量炎细胞浸润，血管扩张充血。主要以哪一类细胞浸润为主

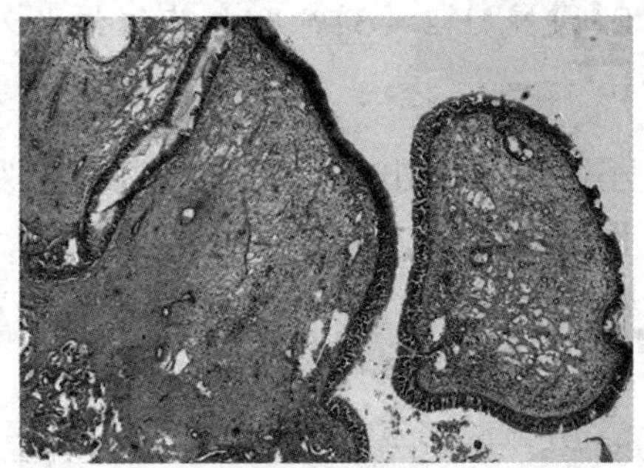
图4－46－1

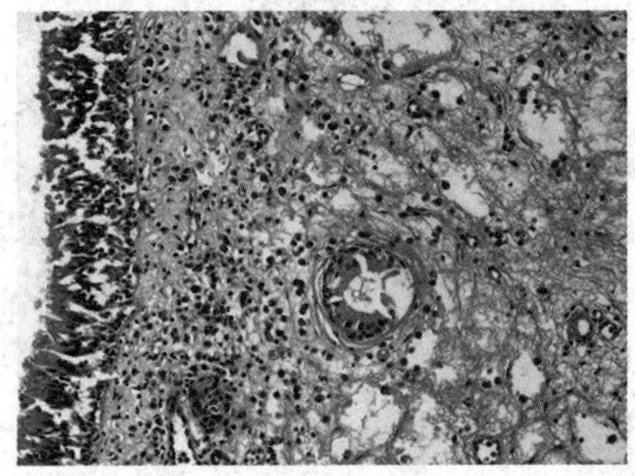
图4－46－2

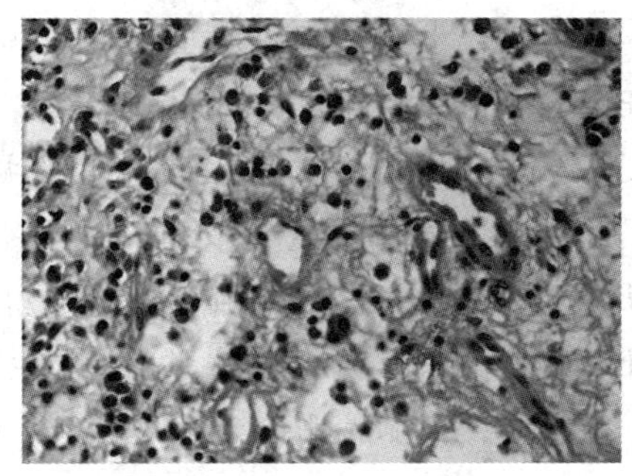

图 4－46－3

A. 嗜碱性粒细胞
B. 中性粒细胞
C. 嗜酸性粒细胞
D. 单核细胞
E. 淋巴细胞和浆细胞

47. 这些炎细胞最常见于哪种炎症
A. 慢性炎症
B. 急性化脓性炎症
C. 急性渗出性炎
D. 过敏性炎或寄生虫感染
E. 以上均不是

48. 如图 4－48－1 为一肝炎患者肝脏病理切片镜下观，肝细胞水肿，胞浆疏松化或气球样变，肝窦狭窄，几近消失。肝细胞的这种病理变化称

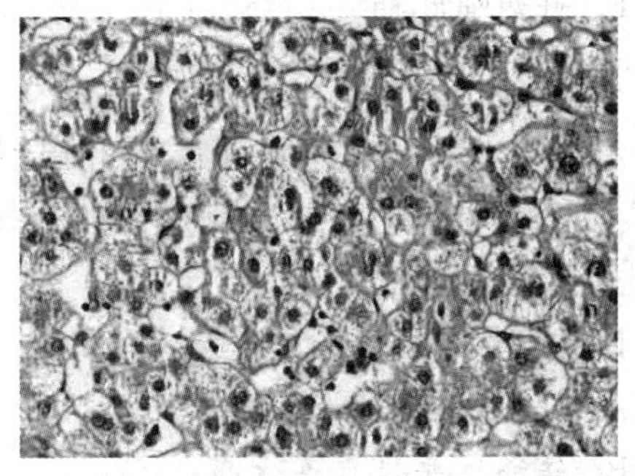

图 4－48－1

A. 变性　　B. 坏死
C. 变质　　D. 渗出
E. 增生

（49～50 共用题干）

患儿，男性，6 岁。咽部有一鲜红色肿块，渐大，不规则，无包膜。手术切除（见书末彩图）。

49. 镜下如图 4－49－1，图 4－49－2 所示肿块由大小不等的薄壁血管构成，血管腔扩张充血。确切的诊断为

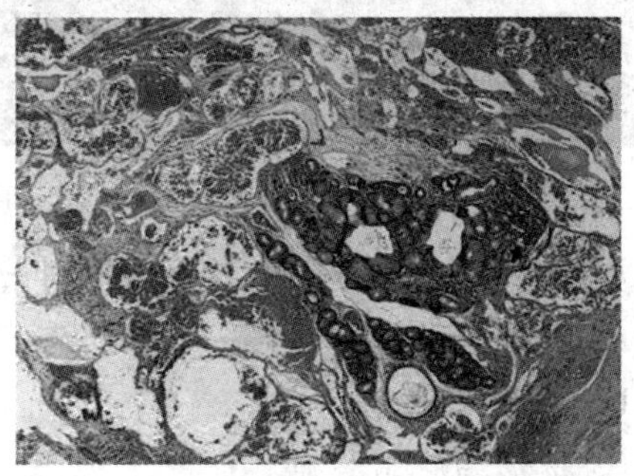

图 4－49－1

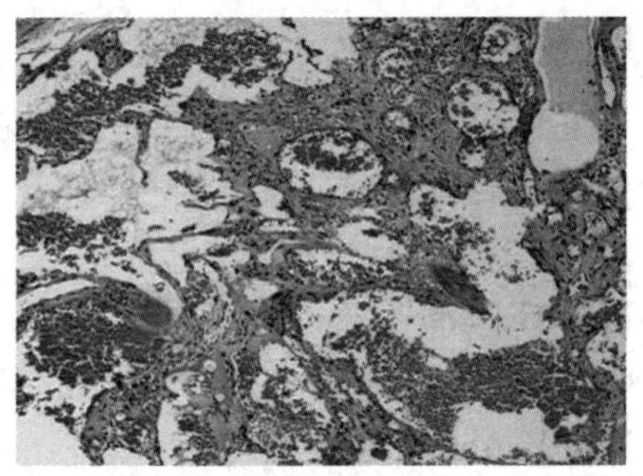

图 4－49－2

A. 淋巴管瘤
B. 脂肪瘤
C. 毛细血管瘤
D. 海绵状血管瘤
E. 动脉瘤

50. 有关该肿瘤叙述错误的是
A. 常见于儿童
B. 属脉管瘤中的血管瘤
C. 血管瘤包括毛细血管瘤、海绵状血管瘤、混合性血管瘤三大类
D. 常常呈浸润性生长
E. 可发生于任何部位，但以咽喉部最常见

(51～52 共用题干)

(见书末彩图)

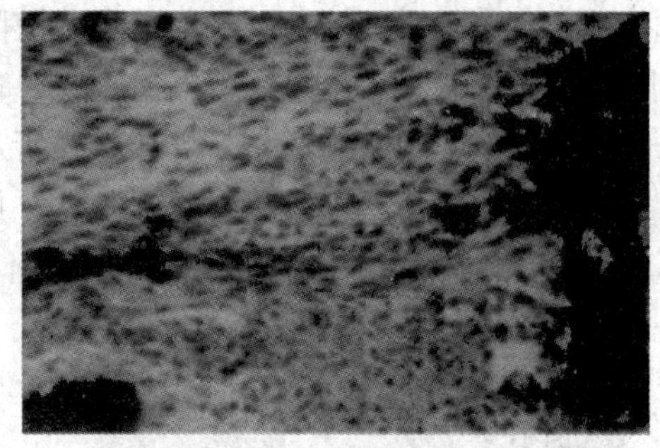

图 4－51－1

51. 如图 4－51－1 显示的梭形细胞肿瘤是
    A. 神经纤维瘤
    B. 平滑肌肿瘤
    C. 梭形细胞脂肪瘤
    D. 梭形细胞横纹肌肉瘤
    E. 纤维肉瘤

52. 免疫组化染色对该例肿瘤具有诊断价值的结果是
    A. S－100 阳性
    B. MG 阳性
    C. Vimentin 阳性
    D. SM Actin 阳性
    E. CD34 阳性

(53～56 共用题干)

如图 4－53－1 显示的是乳腺病变（见书末彩图）。

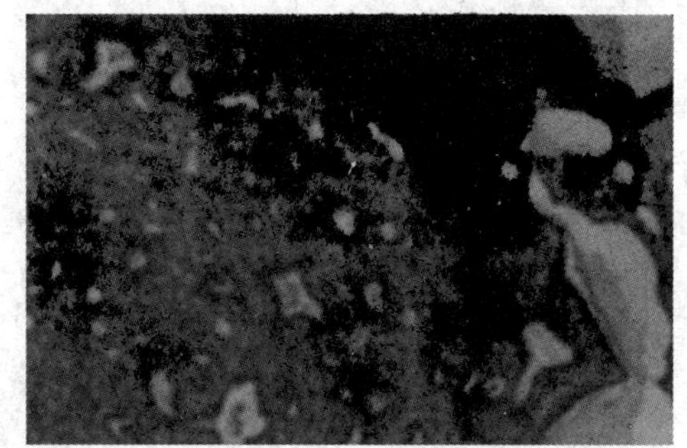

图 4－53－1

53. 该乳腺病变的组织学特点是
    A. 一般不形成小叶结构，腺体衬覆单层立方上皮，没有肌上皮
    B. 小叶扩大，腺泡导管化
    C. 小叶结构尚存，增生的腺管受挤压明显，呈长圆形，外围肌上皮
    D. 只有导管形成，一般不形成小叶
    E. 形成小叶结构，增生的腺管受挤压明显，呈长圆形，外无肌上皮

54. 该乳腺病变最可能的病理诊断是
    A. 小叶增生　　B. 硬化性腺病
    C. 盲管腺病　　D. 微小腺体腺病
    E. 男性乳腺发育

55. 该乳腺病变的预后意义
    A. 是癌前病变，易恶变为小叶原位癌
    B. 是癌前病变，易恶变为浸润性小叶癌
    C. 是癌前病变，易恶变为小管癌
    D. 是癌前病变，易恶变为导管癌
    E. 一般不会癌变

56. 该乳腺病变多见于
    A. 育龄妇女
    B. 绝经后妇女
    C. 青少年女性
    D. 青春期和围绝经期
    E. 妊娠哺乳期

(57～58 共用题干)

患者，女性，36 岁。右颈淋巴结肿大，活检发现淋巴窦内充满瘤细胞，排列成乳头状。

57. 该肿瘤最可能的诊断是
    A. 转移性癌
    B. 转移性恶性黑色素瘤
    C. 恶性淋巴瘤
    D. 白血病淋巴结浸润
    E. 转移性肉瘤

58. 该肿瘤最可能来源于
    A. 淋巴结本身　　B. 肺

C. 乳腺　　D. 甲状腺
E. 脾

（59～60 共用题干）

患儿，女性，4 岁。右上肢肿物，手术见肿物无包膜，边界不清，浸润至肌肉组织。瘤体切面呈海绵状，由密集的薄壁小管和小囊组成，囊内有澄清的液体。镜下可见大小不等的管腔样结构，管壁薄，管腔内有稀薄的淡染物质。

59. 最可能的诊断是
A. 混合性血管瘤
B. 海棉状淋巴管瘤
C. 囊性水瘤
D. 海棉状血管瘤
E. 幼年性毛细血管瘤

60. 能鉴别血管瘤与淋巴管瘤的选项是
A. 淋巴管瘤呈浸润性生长
B. 血管瘤无包腰
C. F8RA（+）
D. 血管瘤呈浸润性生长
E. 淋巴管腔内无红细胞

（61～63 共用题干）

患者，女性，36 岁。双下肢严重挤压伤，面色苍白，四肢湿冷，血压 90/70mmHg。

61. 该患者休克发生的始动环节可能为
A. 心排出量急剧减少
B. 外周血管容量扩大
C. 微循环的灌流量减少
D. 血容量减少
E. 有效循环血量减少

62. 如果该患者伴有急性肾衰竭，诊断依据是
A. 多尿　　B. 少尿
C. 氮质血症　　D. 蛋白尿
E. 肾性高血压

63. 如果经过初步抗休克处理，该患者发生进行性呼吸困难和缺氧，吸氧无法改善，考虑该患者出现了
A. 吸入性肺炎
B. 呼吸道阻塞
C. 心功能不全
D. 呼吸衰竭
E. 急性呼吸窘迫综合征

（64～65 共用题干）

患者，女性，47 岁。因胆道感染引起感染性休克入院。患者情况进一步恶化，血压进行性下降，神志淡漠，少尿，皮肤发绀。

64. 该患者此时最可能处于
A. 休克早期
B. 休克代偿期
C. 休克期
D. 重度虚脱
E. 休克难治期

65. 该期血压进行性下降的机制是
A. 毛细血管容量减少，血浆外渗
B. 容量血管收缩，毛细血管通透性升高
C. 总血容量减少
D. 体液量减少
E. 毛细血管容量增加，血浆外渗

四、案例分析题：每道案例分析题至少 3～12 问。每问的备选答案至少 6 个，最多 12 个，正确答案及错误答案的个数不定。考生每选对一个正确答案给 1 个得分点，选错一个扣 1 个得分点，直至扣至本问得分为 0，即不含得负分。案例分析题的答题过程是不可逆的，即进入下一问后不能再返回修改所有前面的答案。

（66～68 共用题干）

患者，女性，27 岁。发现下腹肿物 6 个月。术中见子宫肿物 7cm×6cm×5cm，易与子宫平滑肌组织剥离，切面暗红，条纹不明显，质稍韧，有橡皮感。光镜形态

如图 4－66－1 所示（见书末彩图）。

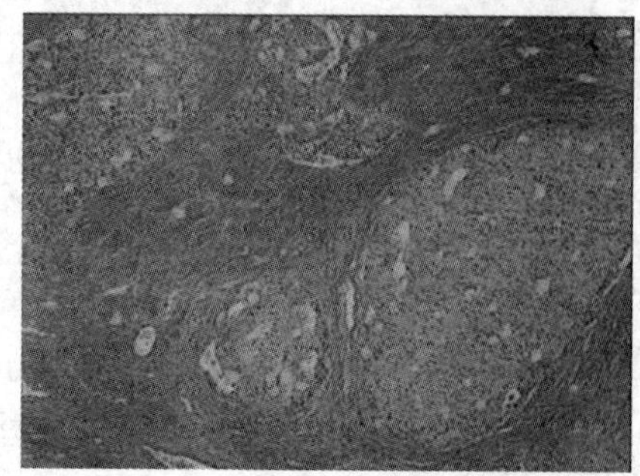

图 4－66－1

66. 考虑的诊断可能有
   A. 子宫平滑肌瘤
   B. 子宫内膜间质肉瘤伴平滑肌分化
   C. 子宫内膜间质肉瘤低度恶性
   D. 子宫内膜间质平滑肌混合瘤
   E. 小细胞恶性肿瘤肌层浸润
   F. 子宫内膜息肉

67. 子宫内膜间质平滑肌混合瘤的病理特点为
   A. 肿瘤中内膜间质和平滑肌成分均达到 30% 以上
   B. 肿瘤中的间质成分和平滑肌成分互相形成不规则的交错
   C. 鉴别肌层浸润要确定取材于肿瘤内部，而不是取自与周围肌层的交界处
   D. 平滑肌：肌源性标志物阳性，CD10（－）；间质：CD10（＋），肌源性标志物（－）
   E. 生物学行为有良性、交界性，也有恶性
   F. 部分中央平滑肌细胞发生玻璃样变

68. 提示 免疫组织化学检测：肌源性标志物梭形细胞（＋）；CD10 小圆细胞（巢）（＋）。病理诊断为
   A. 子宫平滑肌瘤
   B. 子宫内膜间质肉瘤伴平滑肌分化
   C. 子宫内膜间质肉瘤低度恶性
   D. 子宫内膜间质平滑肌混合瘤
   E. 小细胞恶性肿瘤肌层浸润
   F. 子宫内膜息肉

（69～72 共用题干）

患者，女性，35 岁。右大腿中段内侧发现皮下肿块近 1 年内由蚕豆大小增大至鸡蛋大小，特别是近 3 个月增长迅速。皮肤未破溃。临床医师检查其包块与周围组织较固定，不易推移。无明显疼痛，只在挤压时稍有痛感。手术时发现肿块位于皮下与肌肉组织之间，肿块与周围组织无明显界限，切除肿瘤与其周围组织进病理科活检。肉眼观，肿瘤与其周围组织相连约 1.0cm×7cm×5cm 大小的梭形肿块，质硬，界限不清，无包膜；剖面见肿块中央区约有 8cm×6cm×4cm 的灰白色，有光泽、略显编织状。

69. 根据临床特点及肉眼观的变化，初步考虑有哪些病变的可能
   A. 纤维瘤
   B. 腹壁外纤维瘤病
   C. 滑膜肉瘤
   D. 增生性肌炎
   E. 肌纤维瘤
   F. 神经纤维瘤或神经鞘膜瘤
   G. 骨外骨肉瘤
   H. 神经骨化性肌炎样病损

70. 提示：于肿瘤处及其与周围交界处多点和多切面的组织取材、石蜡包埋、切片和 HE 染色。镜下见，肿瘤由增生活跃的梭形细胞和交叉的胶原纤维组成，梭形细胞无明显异型性，无核分裂象或偶见。在肿瘤的边缘，易见被肿瘤包绕分隔的横纹肌小岛，其间亦见横纹肌纤维萎缩退变，并可出现多核巨细胞。瘤组织内血管较少。个别区还见黏液样变，肿块的周边部亦见灶性的淋巴细胞浸润。依其镜下所见

的形态学结构，可考虑的病理诊断有
A. 孤立性神经纤维瘤
B. 腹壁外纤维瘤病（亦称侵袭性纤维瘤病）
C. 巨细胞纤维母细胞瘤
D. 神经骨化性肌炎样病损
E. 梭形细胞型滑膜肉瘤
F. 硬化型滑膜肉瘤
G. 神经外（软组织）神经束膜瘤
H. 纤维型弥漫性间皮瘤
I. 神经肌肉错构瘤
J. 孤立性纤维瘤

71. 提示：根据肿瘤形态学结构和考虑的病理诊断。如何选择下列免疫组化标记作进一步检查
A. CEA　B. Vim
C. 胶原　D. SMA
E. CK、EMA　F. HMB45
G. S－100 蛋白　H. Laminin

72. 提示：免疫组化结果显示，梭形瘤细胞 HCK、EMA、Laminin、S－100 蛋白均为阴性反应；梭形瘤细胞对 Vim 的表达呈现较弥漫性阳性，部分梭形细胞表达 SMA（即含肌纤维母细胞）。依其免疫组化结果，请选择正确的病理诊断
A. 硬化型滑膜肉瘤
B. 神经外（软组织）神经束膜瘤
C. 孤立性神经纤维瘤
D. 梭形细胞型滑膜肉瘤
E. 腹壁外纤维瘤病（亦称侵袭性纤维瘤病）
F. 神经肌肉错构瘤
G. 孤立性纤维瘤

（73～76 共用题干）

患者，女性，中年。右腿烧伤史（10 年前曾严重烧伤），因右小腿瘢痕处皮肤溃烂近 10 年近期加重而就诊。

73. 为明确病变性质首选的检查是
A. 针吸细胞学
B. PET
C. 细菌培养
D. 血清学查癌基因
E. 组织活检
F. 刮片细胞学

74. 可能的诊断有
A. 软组织肉瘤
B. 结核
C. 瘢痕
D. 皮肤鳞状细胞癌
E. 原发性骨肿瘤
F. 顽固性溃疡
G. 化脓性炎症

75. 关于此病，下列说法正确的有
A. 治疗不当形成长期不愈的溃疡
B. 多为鳞状细胞癌并感染
C. 手术易根治
D. 与烧伤史无关
E. 属皮肤感染，非真性肿瘤
F. 因腐败菌感染而致恶臭

76. 如作刮片脱落细胞学应如何取材
A. 取坏死处
B. 刮取有少许肉芽组织处
C. 剥去痂皮，露出黏膜刮取浆液性标本
D. 取严重感染处
E. 去除表层感染坏死物后取材
F. 刮取溃疡严重处

（77～79 共用题干）

患者，女性，45 岁。因“接触性阴道出血 2 个月”来诊。阴道镜：宫颈有粗糙发红区域，触之易出血（见书末彩图）。

77. 可能的病理诊断有
A. 宫颈微偏型腺癌

B. 宫颈早期浸润型腺癌

C. 宫颈癌肉瘤

D. 宫颈腺纤维瘤

E. 宫颈 CIN

F. 宫颈糜烂

78. 提示：光镜下患者宫颈 2 个部位组织形态如图 4－78－1 所示。病理诊断考虑为

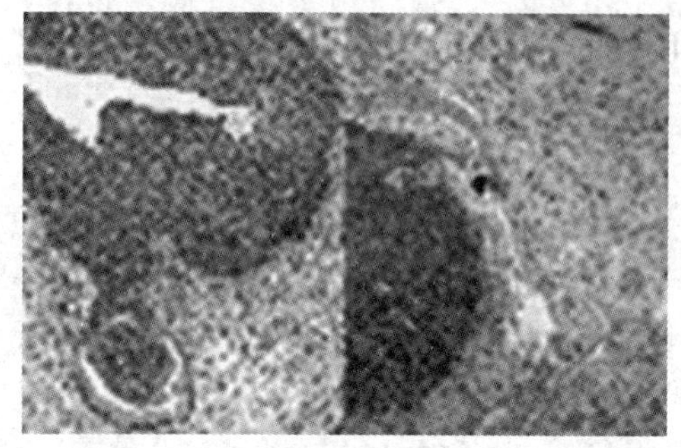

图 4－78－1

A. 宫颈癌肉瘤

B. 宫颈糜烂

C. 宫颈乳头状鳞状细胞癌

D. 宫颈浸润型鳞状细胞癌

E. 宫颈 CIN Ⅲ级，累及腺体

F. 宫颈早期浸润型鳞状细胞癌

79. 与该肿瘤发生有关的 HPV 类型有

A. HPV44　　B. HPV18

C. HPV16　　D. HPV6

E. HPV33　　F. HPV11

（80～82 共用题干）

患者，女性，60 岁。因“外阴发现赘生物 6 个月”来诊。妇科检查：左侧大阴唇外见赘生物，3cm×3cm×2cm，淡红色，似菜花样（见书末彩图）。

80. 可能的病理诊断有

A. 尖锐湿疣

B. 鳞状上皮内瘤变（VIN）

C. 鳞状细胞癌

D. 乳头状瘤

E. 疣状癌

F. 角化棘皮瘤

G. 纤维上皮性黏膜息肉

81. 提示：光镜下肿瘤组织结构及细胞形态如图 4－81－1，图 4－81－2，图 4－81－3 所示。病理诊断考虑为

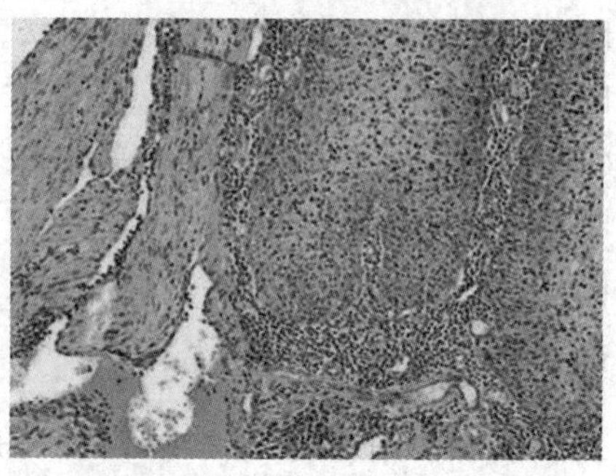

图 4－81－1

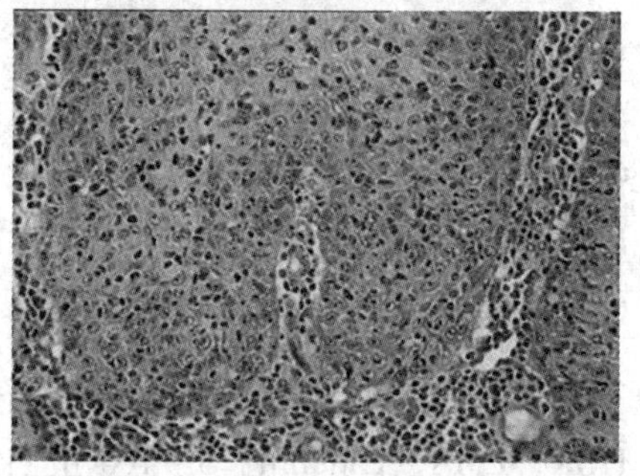

图 4－81－2

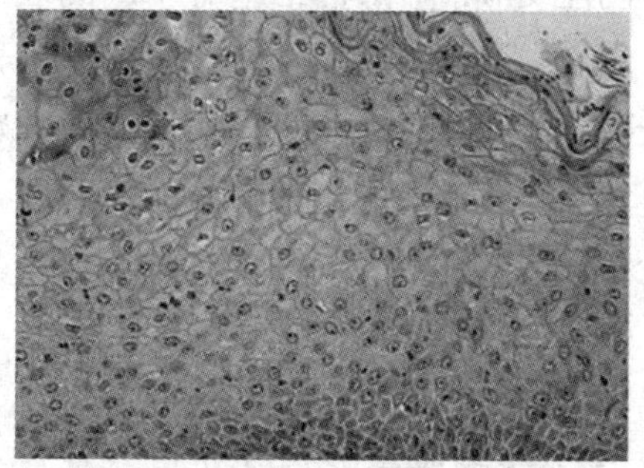

图 4－81－3

A. 纤维上皮性黏膜息肉

B. 鳞状上皮内瘤变（VIN）

C. 尖锐湿疣

D. 鳞状上皮乳头状癌

E. 乳头状瘤

F. 疣状癌

82. 提示 镜下：瘤细胞分化良好，胞质丰富、嗜酸性，核分裂象少见，间质有明显慢性炎性细胞浸润，上皮脚呈杵球形平推浸润深部组织。原位杂交检测：HPV16 型感染。该病例的病理诊断为
   A. 角化棘皮瘤
   B. 疣状癌
   C. 分化型鳞状上皮内瘤变（VIN）
   D. 鳞状上皮乳头状癌
   E. 浅表浸润鳞状细胞癌
   F. 乳头状瘤

（83～86 共用题干）

患者，女性，12 岁。因“颈右侧疼痛”来诊。查体：颈右侧及颌下区肿胀，可扪及一肿物，体积约 4cm × 5cm × 3cm，边界不清楚，有轻触痛，皮温略高。患儿无其他不适。肝不大，骨髓及外周血均未发现异常（见书末彩图）。

83. 该患儿可能发生的疾病有
   A. 急性非特异性淋巴结炎
   B. 淋巴结结核
   C. 淋巴组织肿瘤
   D. 急性粒细胞白血病
   E. 囊性水瘤
   F. 浆细胞骨髓瘤
   G. 传染性单核细胞增多症

84. 提示病变区活检组织的病理形态学改变如图 4－84－1，图 4－84－2，图 4－84－3 所示。考虑可能的疾病有

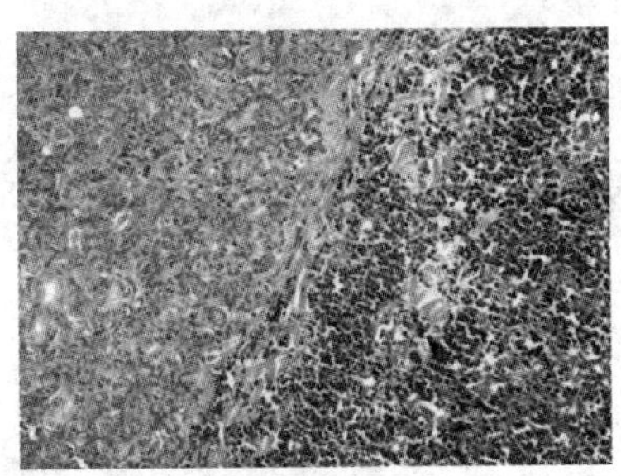
图 4－84－1

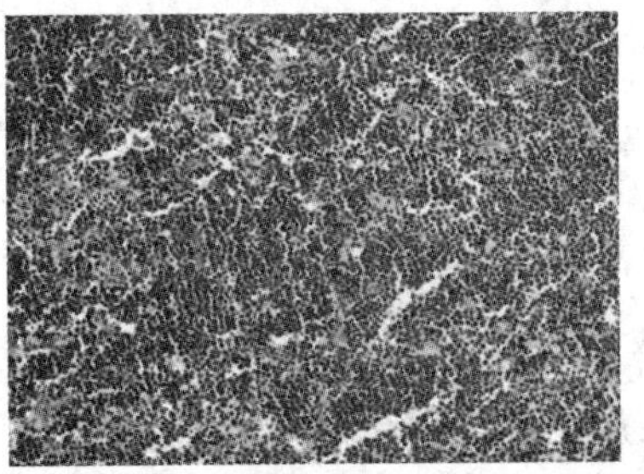
图 4－84－2

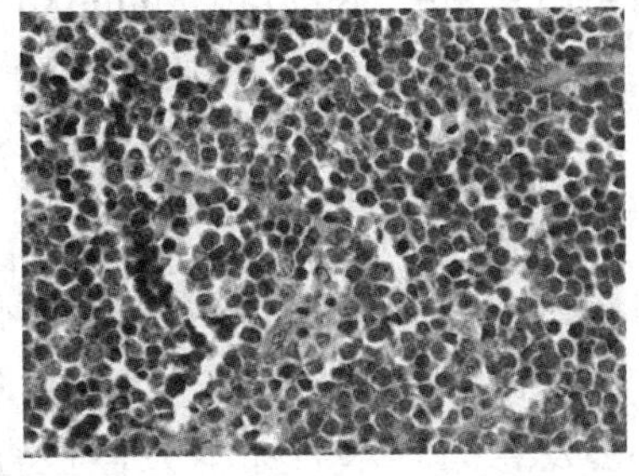
图 4－84－3

   A. 淋巴母细胞性淋巴瘤
   B. Burkitt 淋巴瘤
   C. 粒细胞肉瘤
   D. 胚胎性横纹肌肉瘤
   E. Ewing/PNET
   F. 神经母细胞瘤
   G. 间变大细胞淋巴瘤

85. 提示主要的免疫组织化学染色结果如图 4－85－1 所示。最支持的疾病诊断是

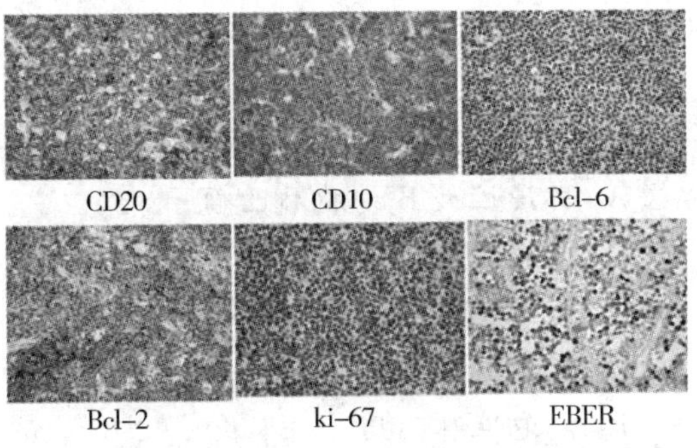

图 4－85－1

   A. 淋巴母细胞性淋巴瘤
   B. Burkitt 淋巴瘤

C. 粒细胞肉瘤
D. 胚胎性横纹肌肉瘤
E. Ewing/PNET
F. 神经母细胞瘤
G. 间变大细胞淋巴瘤

86. 疾病的特征性遗传学改变是
A. t（8；14） B. t（14；18）
C. t（11；14） D. t（11；18）
E. t（2；5） F. t（9；22）
G. t（15；17）

（87～90 共用题干）

患者，男性，65 岁。因“腹部不适 6 个月，粪隐血试验阳性 2 次”来诊。肠镜：回盲部多发息肉。术后标本大体检查：回肠末端和结肠回盲部数十个息肉状物，直径 0.2～2.0cm，部分有蒂，周围黏膜正常。

87. 可能的病变是
A. 增生性息肉病
B. Peutz－Jeghers 综合征
C. 淋巴瘤
D. 幼年性息肉病
E. 肠结核
F. Crohn 病
G. 多发性腺瘤

88. 提示光镜：息肉表面被覆肠黏膜上皮，分化成熟，肠腺体萎缩，间质内见大量淋巴样细胞浸润。病变可能是
A. 弥漫性大 B 细胞淋巴瘤
B. MALT 淋巴瘤
C. 套细胞淋巴瘤
D. Burkitt 淋巴瘤
E. 滤泡性淋巴瘤
F. T 细胞淋巴瘤
G. 霍奇金淋巴瘤

89. 提示镜下进一步观察：肿瘤细胞单一，核形轻度不规则，可见散在上皮样细胞和透明小血管，未见滤泡样结构。免疫组织化学染色：CK（－），CD20（＋），CD3（－），CD43（＋），CD5（＋），CD10（－），Bcl－6（－），Bcl－2（＋），CyclinD1（＋），Ki－67（＋）30%。病理诊断为
A. 弥漫性大 B 细胞淋巴瘤
B. MALT 淋巴瘤
C. 套细胞淋巴瘤
D. 滤泡性淋巴瘤
E. Burkitt 淋巴瘤
F. T 细胞淋巴瘤
G. 霍奇金淋巴瘤

90. 套细胞淋巴瘤的分子遗传学特征性改变是
A. t（8；14）（q24；q32）
B. t（14；18）（q32；q21）
C. t（X；18）（p11.2；q11.2）
D. t（11；14）（q13；q32）
E. t（11；18）（q23；q32）
F. t（2；8）（p12；q24）

（91～95 共用题干）

如何鉴别子宫平滑肌瘤和平滑肌肉瘤。

91. 子宫平滑肌瘤可具备下列哪些特征
A. 局部细胞异型
B. 黏液样变性
C. 可见核分裂象
D. 肿瘤性坏死
E. 细胞可呈上皮样
F. 红色变性
G. 细胞丰富

92. 下列哪些指标提示平滑肌肉瘤
A. 假包膜形成
B. 核分裂较多
C. 位于黏膜下
D. 黏液变性
E. 细胞明显异型

F. 肿瘤性坏死

93. 下列哪些指标提示为奇异性平滑肌瘤

A. 凝固性坏死

B. 年龄较大

C. 较多核分裂数

D. 细胞呈散在多形性，核分裂象少见

E. 预后差

F. 周边浸润

94. 如发现腹腔内一梭形细胞结节性肿物，以下哪些免疫组化指标有助于鉴别平滑肌瘤和胃肠道间质瘤

A. EMA　　B. Vimentin

C. GFAP　　D. CD34

E. Desmin　　F. CD117

95. 下列哪些特征符合子宫内膜间质肉瘤（与子宫平滑肌肉瘤鉴别）

A. CD10 阳性

B. 坏死明显

C. 细胞核小，圆形或卵圆形

D. 细胞浆稀少

E. 可见螺旋动脉

F. 常侵入肌层脉管

（96～97 共用题干）

患者，男性，57 岁。有咳嗽史 20 余年，曾多次住院治疗。近来咳嗽逐日加重，咳绿色黏稠痰，量多。有时因气喘不能平卧，并出现面部浮肿、尿少、食欲减退嗜睡而入院。既往有高血压史，吸烟史，但现已戒烟多年。

96. 诊断考虑的疾病包括

A. 肺气肿

B. 肺癌

C. 慢性支气管炎

D. 支气管扩张症

E. 硅肺

F. 肺石棉沉着症

G. 支气管哮喘

97. 提示：住院查体后，血嗜中性粒细胞 5000m/mm^3（参考值 4000～10000m/mm^3 =（4～10）$\times 10^9$/L），血 CO_2 结合力 49.4vol/%（参考值 50～70vol/% = 22～31mmol/L），血钾、钠及氯化物，以及血浆蛋白均接近正常，GPT1081U/L（参考值 < 30IU/L = 500mmol · s/L）。胸部 X 线拍片：双肺纹理增粗，右肺纹理紊乱，心脏向右移位，纵隔气管向右偏移，右上纵隔影增宽。心电图示心脏高度顺钟转位。此时应考虑的疾病为

A. 支气管扩张症

B. 急性重型肝炎

C. 肺心病

D. 肺癌

E. 慢性支气管炎

F. 肺气肿

（98～100 共用题干）

患者，男性，75 岁。因全心衰竭而死亡。肺组织病理报告显示：肺泡壁毛细血管扩张充血，肺泡腔内可见红细胞、水肿液及吞噬有含铁血黄素的巨噬细胞，间质伴有纤维组织增生。

98. 该患者最可能诊断为

A. 小叶性肺炎

B. 大叶性肺炎充血水肿期

C. 慢性肺淤血

D. 大叶性肺炎溶解消散期

E. 急性肺淤血

F. 间质性肺炎

99. 如果肝脏做病理切片，其可能出现的病变是

A. 肝细胞大片坏死

B. 肝小叶中央肝细胞萎缩

C. 肝内结缔组织轻度增生

D. 肝细胞脂肪变性

E. 肝窦扩张充血
F. 小叶中央静脉扩张

100. 该患者心脏几乎不会发生的病变是
A. 心脏体积增大
B. 心腔扩张
C. 心肌肥大
D. 心脏缩小
E. 心脏重量增加
F. 心脏重量减少

全真模拟试卷（五）

一、单选题：每道试题由 1 个题干和 5 个备选答案组成，题干在前，选项在后。选项 A、B、C、D、E 中只有 1 个为正确答案，其余均为干扰选项。

1. 急性右心衰竭时常引起
   A. 皮肤黏液性水肿
   B. 全身多处水肿
   C. 眼睑水肿
   D. 下垂性水肿
   E. 下肢象皮肿

2. 关于 NK/T 细胞淋巴瘤的叙述，不正确的说法是
   A. 为细胞毒性细胞来源的侵袭性肿瘤
   B. 绝大多数发生于淋巴结内
   C. 与 EB 病毒高度相关
   D. 瘤细胞常呈 CD45、CD3 及 CD56 阳性表达
   E. 放射治疗效果好，5 年存活率达 50% 以上

3. 卫氏并殖吸虫致病的主要阶段是
   A. 虫卵
   B. 虫体
   C. 毛蚴
   D. 毒素
   E. 过敏反应

4. 促进血小板凝集反应的因子主要是
   A. ADP、前列腺环素和凝血酶
   B. 胶原、ADP 和凝血酶
   C. ADP、血栓素 A_2 和凝血酶
   D. 血栓素 A_2 胶原和 ADP
   E. 前列腺环素、血栓素 A_2 和 ADP

5. 胰头癌的早期扩散方式主要是
   A. 直接蔓延到胆总管、十二指肠
   B. 种植转移到盆腔
   C. 经淋巴结转移至胰头旁及胆管淋巴结
   D. 经血行转移到肺
   E. 逆行转移到股静脉及髂静脉

6. 下列关于心肌梗死的描述哪项是错误的
   A. 梗死灶呈楔形
   B. 多为贫血性梗死
   C. 梗死灶呈灰黄色周围有充血带
   D. 相应心内膜可以附壁血栓形成
   E. 相应心外膜可有纤维蛋白渗出

7. 颅咽管瘤的组织学特征是
   A. 鳞状上皮形成巢团状结构
   B. 形成腺瘤样结构
   C. 类似表皮囊肿
   D. 与造釉细胞瘤相似
   E. 和垂体腺瘤相似，不易区别

8. 股静脉内较大的血栓完全机化需要
   A. 2 天
   B. 1 周
   C. 2 周
   D. 1 个月
   E. 2 个月

9. 患者，女性，35 岁。下腹痛就诊，发现盆腔包块，B 超见右卵巢 15cm × 14cm × 10cm 囊性肿块。手术切除见囊内含淡黄色液体，较浑浊，切面多房，直径 3 ~ 10cm。镜下见囊壁衬单层或乳头状上皮，部分区 2 ~ 3 层，细胞轻 ~ 中度异型，间质中出现肿瘤细胞（见书末彩图）。诊断为

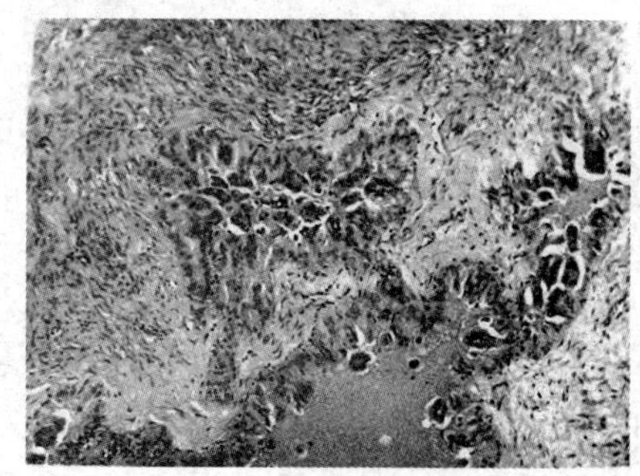

图 5－9－1

A. 浆液性囊腺瘤
B. 交界性浆液性囊腺瘤
C. 伴微浸润的浆液性交界性肿瘤
D. 浆液性囊腺癌
E. 以上都不是

10. 噬神经细胞现象是指
A. 少突胶质细胞环绕神经元
B. 神经细胞吞噬崩解的脂质
C. 胶质细胞增生取代死亡的神经元
D. 小胶质细胞、巨噬细胞包围吞噬死亡的神经元
E. 中性粒细胞吞噬死亡的神经元

11. 下列哪项不属于萎缩
A. 老年女性的子宫
B. 老年男性的睾丸
C. 青春期以后的胸腺
D. 呆小症
E. 脊髓灰质炎患儿的下肢瘦小

12. 细胞坏死时，具有标志性的改变是
A. 核溶解、胞质浓缩和胞膜破裂
B. 核碎裂、核膜破裂和核质浓缩
C. 核溶解、核质少和胞膜破裂
D. 核固缩、胞质浓缩和细胞膜皱缩
E. 核固缩、核碎裂和核溶解

13. B 细胞表面有
A. Ig　　B. Fc 受体
C. C3 受体　　D. C1q 受体
E. E 受体

14. 维生素 C 缺乏时，伤口愈合延缓是主要因为
A. 胶原纤维不能交联
B. 原胶原蛋白难以形成
C. 前胶原分子难以形成
D. 因感染，炎症反应重
E. 氧化酶不能活化

15. 关于纤维甲状腺炎的叙述，下列哪项是错误的
A. 又称慢性淋巴细胞性甲状腺炎
B. 甲状腺质地甚硬，如木样
C. 甲状腺滤泡明显萎缩
D. 甲状腺内纤维组织增生及透明变性明显
E. 临床上有甲状腺功能低下

16. 患者，男性，56 岁。临床表现为慢性进行性肾炎，出现顽固性蛋白尿，血尿和肾病综合征，肾穿刺活检标本进电镜检查，肾小球主要病变有：（1）肾小球毛细血管内皮下、基底膜内及上皮细胞下均见大量呈颗粒状及团块电子致密物沉积；（2）系膜增生和系膜插入毛细血管壁致使毛细血管基底膜呈双层化改变；（3）内皮细胞肿胀、毛细血管腔狭窄及上皮细胞足突融合。根据上述改变，可诊断为
A. 系膜增生性肾小球肾炎
B. 膜性肾小球肾炎
C. 膜增生性肾小球肾炎
D. 毛细血管内增生性肾小球肾炎
E. 硬化性肾小球肾炎

17. t（14：18）易位见于
A. 外周 T 细胞淋巴瘤
B. 套细胞淋巴瘤
C. Burkitt 淋巴瘤
D. 毛细胞白血瘤
E. 滤泡性淋巴瘤

18. 患者，男性，63 岁。下唇黏膜发生白色乳头状突起较长时间；镜下呈现鳞状上皮呈乳头状增生，伴角化过度，并有较多不全角化上皮，上皮异型性不明显，上皮脚膨大并大致以同一水平向固有膜内伸入，真皮浅层多量炎细胞浸润。此病变最可能为

A. 白斑

B. 鳞状上皮乳头状瘤

C. 鳞状细胞癌

D. 疣状癌

E. 基底细胞癌

19. 患者，女性，26 岁。脑手术后进行病检，临床诊断“松果体占位性病变”。根据 HE 切片，病理医生怀疑“松果体细胞瘤”，免疫组化结果为：SYN（+）、CGA（+）、S100（+）、NSE（+）、GFAP（+）。此时，根据 WHO 的标准，最可能的病理诊断为

A. 脑膜瘤

B. 松果体细胞瘤

C. 胶质细胞瘤

D. 松果体细胞瘤合并星形细胞瘤

E. 生殖细胞瘤

20. 下列属于异物性肉芽肿的是

A. 结核结节　　B. 伤寒小体

C. 风湿小体　　D. 硅结节

E. 树胶样肿

21. 常导致甲状腺功能亢进的甲状腺病理改变是

A. 结节性甲状腺肿

B. 毒性甲状腺肿

C. 慢性淋巴细胞性甲状腺炎

D. 慢性纤维性甲状腺炎

E. 胶样甲状腺肿

22. 血清纤维素（纤维蛋白）降解产物浓度逐渐增加提示

A. 血栓机化　　B. 血栓纤维化

C. 血栓软化　　D. 静脉石形成

E. 血栓形成

23. 镜下癌细胞的细胞核似咖啡豆样，见于

A. 颗粒细胞瘤　　B. 无性细胞瘤

C. 畸胎瘤　　D. 间质细胞瘤

E. 卵泡膜细胞瘤

24. 下列病变，不易伴有血栓形成的是

A. 动脉粥样硬化

B. 心肌梗死

C. 长期卧床的下肢

D. 血小板减少性紫癜

E. 大面积烧伤

25. 下列关于瘢痕组织特点的描述，错误的是

A. 主要成分为大量胶原纤维束

B. 纤维结缔组织发生的玻璃样变

C. 组织内血管减少

D. 纤维细胞稀少

E. 纤维细胞增多

二、多选题：每道试题由 1 个题干和 5 个备选答案组成，题干在前，选项在后。选项 A、B、C、D、E 中至少有 2 个正确答案。

26. 对于甲状腺的滤泡性腺瘤下列描述哪些是正确的

A. 胚胎性腺瘤瘤细胞小，仅形成少量不完整的滤泡

B. 胎儿型腺瘤由许多小滤泡构成，滤泡腔内多不含胶质

C. 单纯型腺瘤与正常甲状腺相似

D. 胶样腺瘤滤泡大，充满胶质，间质少

E. 嗜酸性细胞腺瘤滤泡腔内充满大量嗜酸性物质

27. 肺内的干酪样坏死灶的可能结局为
A. 溶解播散
B. 吸收消散
C. 病灶扩大
D. 纤维化、纤维包裹及钙化
E. 坏死发生液化，导致空洞形成

28. 下列哪些组织可发生化生
A. 柱状上皮组织
B. 移行上皮组织
C. 鳞状上皮组织
D. 神经组织
E. 肌肉组织

29. 慢性萎缩性胃炎的组织学变化是
A. 黏膜腺体减少
B. 黏膜上皮化生
C. 疣状增生
D. 固有层内淋巴细胞等浸润
E. 溃疡形成

30. 下列哪些组织起源的恶性肿瘤叫肉瘤
A. 滑膜 B. 间皮
C. 血管 D. 移行上皮
E. 脂肪组织

31. 属于结缔组织疾病的有
A. 风湿病 B. 克山病
C. Burger 病 D. 系统性红斑狼疮
E. 类风湿关节炎

32. HE 染色的切片中核染色不良的原因是
A. 固定不充分
B. 组织不新鲜
C. 脱蜡不干净
D. 苏木精染液配制不当或失效
E. 分化或蓝化不当

33. 硅肺的并发症有
A. 支气管扩张 B. 硅肺性空洞
C. 肺心病 D. 肺结核病
E. 肺气肿

34. 麻疹病毒性肺炎早期可见
A. 肺间质纤维化
B. 胞浆内和核内包涵体
C. 肺间质淋巴细胞浸润
D. 浆液渗出较多，肺泡透明膜形成
E. 细支气管及肺泡上皮增生，多核巨细胞形成

35. 原位杂交时优先选用 4% 多聚甲醛固定其目的是
A. 最大限度地保存细胞内的核酸水平
B. 增加组织的通透性
C. 保存组织形态结构的完好
D. 防止组织中蛋白质产生广泛交联
E. 防止 RNA 酶的溶解作用

36. 管腔标本制作常用的填充剂有哪些
A. 明胶 B. 乳胶
C. 明胶硫酸钡 D. 硅胶
E. 塑料

37. 慢性支气管炎导致阻塞性肺气肿的因素有
A. 管壁结构炎性破坏
B. 伴发细支气管周围炎
C. 腔内炎性渗出物或分泌物聚积
D. 闭塞性动脉内膜炎
E. 管壁充血水肿及炎性细胞浸润

38. 关于卵泡的卵泡膜的叙述，正确的有
A. 内层含膜细胞多
B. 外层结缔组织内含平滑肌纤维
C. 由卵泡细胞分化而成
D. 膜细胞有内分泌功能
E. 卵泡排卵后立即退化

39. 神经组织病毒感染可出现下列变化的是
A. 砂粒小体
B. 核内或胞质内包涵体
C. 小胶质细胞增生
D. 淋巴细胞血管套

E. 噬神经细胞现象

40. 哪些因素不会引起血液性缺氧
A. 一氧化碳中毒
B. 休克
C. 高铁血红蛋白形成
D. 氰化物中毒
E. 上呼吸道阻塞

41. 患者，女性，32 岁。腕部屈面皮损，为针头至高粱米粒大小扁平丘疹，紫红色，蜡样光泽，边界清楚，表面附有细小白色鳞屑。镜下见真皮内大片炎细胞浸润带，下缘界限清楚整齐，并有淋巴细胞侵入表皮层，推测该病变镜下还可见
A. 上皮角化过度
B. 固有层淋巴细胞带状浸润
C. 棘层肥厚
D. 基底细胞液化
E. 上皮角化不全

42. 肠伤寒发病第 3 周，下列实验室检查中阳性较高的是
A. 肥达反应　B. 尿细菌培养
C. 骨髓细菌培养　D. 粪便细菌培养
E. 血细菌培养

43. 慢性病毒性肝炎时汇管区改变主要包括
A. 肉芽肿形成
B. 小胆管增生
C. 淋巴细胞浸润
D. 大量中性粒细胞浸润
E. 纤维组织增生

44. 肝硬化时，与肝内广泛的纤维增生有关的是
A. 肝细胞的慢性进行性损伤
B. 肝细胞坏死后，网状支架塌陷、聚集、胶原化
C. 汇管区的胶原间质增生
D. 肝细胞坏死，炎症区的细胞因子及生长因子分泌增多
E. 贮脂细胞向肌成纤维细胞样的细胞转化

45. 支气管哮喘的发病机制有
A. 机体的特应性
B. 可分为速发型反应或迟发型变态反应
C. 多种炎症介质和细胞因子参与的反应过程
D. 气道壁的炎性增生
E. 黏膜上皮损伤

三、共用题干单选题：以叙述一个以单一病人或家庭为中心的临床情景，提出 2～6 个相互独立的问题，问题可随病情的发展逐步增加部分新信息，每个问题只有 1 个正确答案，以考查临床综合能力。答题过程是不可逆的，即进入下一问后不能再返回修改所有前面的答案。

（46～47 共用题干）

患者，男性，20 岁。短期内血压迅速升高，舒张压 >130mmHg，因急性肾功能不全死亡。尸检双肾表面光滑，可见一些微小梗死灶（见书末彩图）。

46. 肾实质镜检如图 5－46－1 所示，间质中小血管壁高度增厚，深红色，颗粒状物质沉积，该血管最可能的病变为

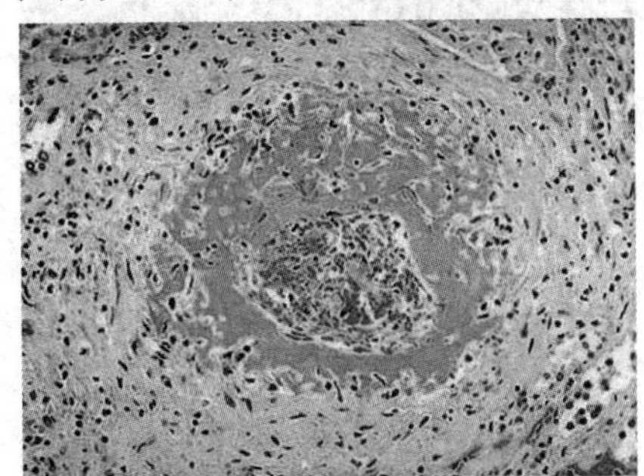

图 5－46－1

A. 玻璃样变性　B. 黏液样变性
C. 淀粉样变性　D. 凝固性坏死
E. 纤维素样坏死

47. 此病变最多见于何种疾病
A. 良性高血压
B. 急性肾小球肾炎
C. 慢性肾小球肾炎
D. 动脉粥样硬化
E. 变态反应性结缔组织病和急进性高血压

(48 ~50 共用题干)

患儿，男性，12 岁。头痛、头晕 2 年。CT 示第四脑室见一圆形肿块，平扫高密度，增强见肿块明显强化。双侧侧脑室扩张积水。切除肿块送检（见书末彩图）。

48. 术后镜检如图 5 -48 -1，图 5 -48 -2 所示：瘤细胞大小形态一致，梭形或胡萝卜形，胞浆丰富，核圆，可见血管心菊形团结构。最可能的诊断为

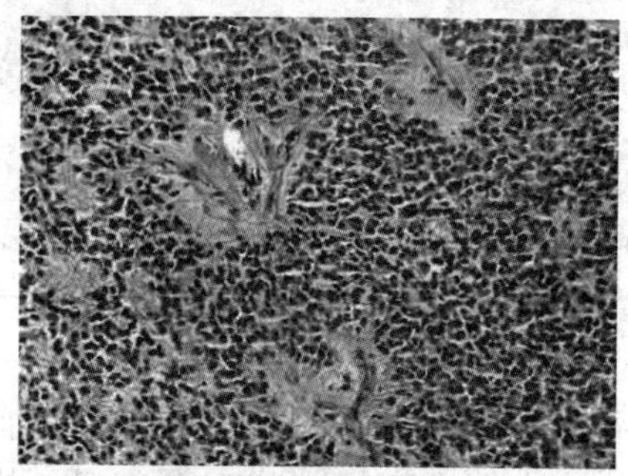

图 5 -48 -1

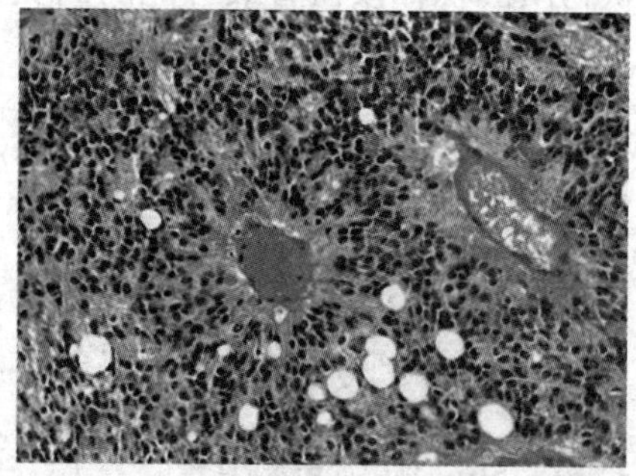

图 5 -48 -2

A. 右侧脑室髓母细胞瘤
B. 右侧脑室星形细胞瘤
C. 右侧脑室室管膜瘤
D. 右侧脑室脑血管畸形
E. 右侧脑室脑膜瘤

49. 有关该肿瘤特征叙述不正确的是
A. 来源于室管膜上皮细胞
B. 来源于原始神经上皮细胞
C. 第四脑室为最常见好发部位
D. 儿童、青年多见
E. 生长缓慢，但发生于第四脑室者预后较差

50. 按照 WHO 中胶质瘤的分级标准，通常相当于哪一级
A. Ⅰ 级
B. Ⅱ 级
C. Ⅱ ~ Ⅲ 级
D. Ⅲ 级
E. Ⅳ 级

(51 ~52 共用题干)

如图 5 -51 -1 显示的是子宫肌壁的肿瘤性病变，在其他视野的肿瘤组织中见较多螺旋小动脉呈丛状聚集（见书末彩图）。

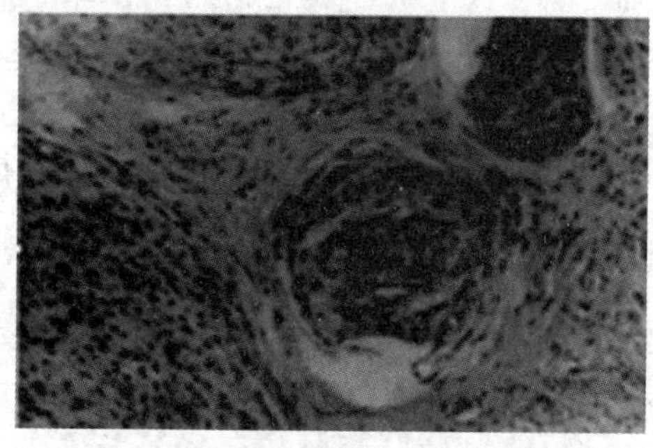

图 5 -51 -1

51. 最可能的病理诊断是
A. 子宫转移癌
B. 子宫癌肉瘤
C. 子宫平滑肌瘤
D. 低度恶性子宫内膜间质肉瘤
E. 子宫内膜癌

52. 这种病变的肉眼形态不包括
A. 肿瘤在子宫肌层内呈结节性生长
B. 肿瘤可在淋巴管腔内呈蠕虫样生长
C. 肿瘤可形成息肉样肿块突入宫腔
D. 肿瘤细胞浸润于肌纤维之间
E. 肿瘤常有骨、软骨化生及钙化

（53～54 共用题干）

患者，女性，40 岁。因“腮腺肿大 2 年”来诊。行肿瘤切除术，肿瘤 2cm × 3cm × 4cm，分叶状，有纤维包膜，质韧，切面灰白色，有光泽，部分区域可呈黏液软骨样半透明状。组织切片显示：上皮细胞多形性，呈梭形，透明、立方、鳞状等，构成不同结构，如梁状、实性片状、管状，或筛孔状，栅栏状排列。间质有黏液、玻璃样变、软骨样变。

53. 最可能的诊断是
A. 多形性低度恶性腺癌
B. 多形性腺瘤
C. 腺样囊性癌
D. 黏液表皮样癌
E. 基底细胞腺瘤

54. 诊断依据是
A. 有包膜，2 年病史
B. 栅栏状排列
C. 上皮细胞多形性和黏液软骨样间质
D. 无浸润性生长
E. 细胞缺乏异型性

（55～58 共用题干）

死者，男性，12 岁。死前气促，三凹征明显，肺部叩诊呈实音。尸检见胸腔内大量淡黄色清亮液体（见书末彩图）。

55. 巨检如图 5－55－1 所示，胸膜腔内发生了哪种炎症

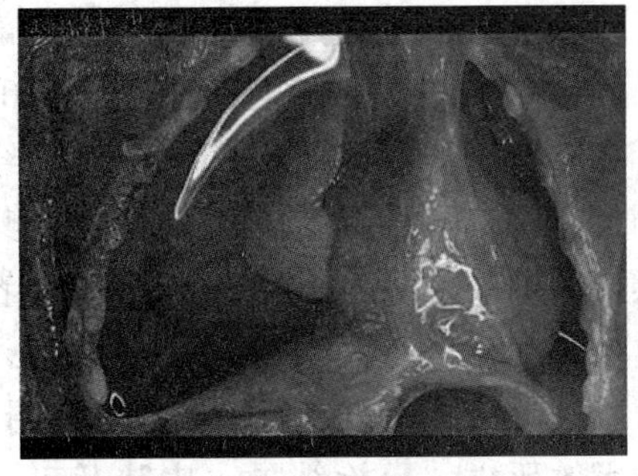

图 5－55－1

A. 浆液性炎　　B. 纤维素性炎
C. 化脓性炎　　D. 蜂窝织炎
E. 以上均不是

56. 该种炎症的常见发生部位，除了下列哪项以外
A. 胸膜　　B. 腹膜
C. 肌肉　　D. 滑膜
E. 黏膜

57. 该种炎症渗出物中主要含有哪种蛋白
A. 球蛋白　　B. 纤维蛋白
C. 补体　　D. 清蛋白
E. 以上均不是

58. 关于该种炎症，下列描述错误的是
A. 渗出物中还有少量中性粒细胞和纤维素
B. 该种炎症一般较重
C. 该种炎症渗出量过多可导致严重后果
D. 该种炎症一般较轻，易于消退
E. 在表皮内和表皮下的该种炎症可形成水疱

（59～62 共用题干）

患者，男性，33 岁。因腹胀、尿少、下肢肿胀 11 个月入院。该患者有 8 年乙型肝炎病史。查体：神清，少言，定时定向力正常，计算力差，巩膜轻度黄染，腹部高度膨隆，腹壁浅静脉怒张，移动性浊音阳性，肝掌，前胸散在蜘蛛痣，下肢水肿。

患者入院3天，排便后突然出现上腹部剧痛，面色苍白，呕出鲜红血液约800ml，脉搏134次/分，血压68/38mmHg，经过药物及三腔二囊管治疗，呕血停止，其后陆续排出柏油样便。入院10天后，患者渐渐出现躁动，伴有高声喊叫，随后陷入昏迷，各种反射迟钝甚至消失，肝臭明显，抢救无效死亡。尸检结果：皮肤及巩膜中度黄染，腹腔内有约4500ml的黄色澄清液体。肝脏重890g，表面、切面均可见直径为0.5～1.0cm的结节。镜检可见肝小叶正常结构破坏，代以假小叶，大量纤维组织增生。脾脏重860g，镜检可见脾窦高度扩张充血，内皮细胞增生，脾小结萎缩。食管下段黏膜静脉丛明显曲张。

59. 该患者应当诊断为
A. 慢性肝炎　B. 急性重型肝炎
C. 普通型肝炎　D. 亚急性重型肝炎
E. 肝硬化

60. 根据该患的病史及尸检结果，分析本病的原因是
A. 营养缺乏
B. 乙型肝炎病毒
C. 黄曲霉毒素中毒
D. 化学毒素
E. 慢性酒精中毒

61. 呕血的原因是
A. 直肠静脉丛曲张
B. 脐周静脉曲张
C. 曲张的食管下段静脉丛破裂
D. 肝硬化合并急性胰腺炎
E. 肝硬化合并胃溃疡

62. 腹水形成的机制是
A. 侧支循环形成
B. 门静脉系统流体静压升高
C. 血管壁通透性变小
D. 醛固酮分泌减少
E. 血浆胶体渗透压升高

(63～65共用题干)

患者，男性，53岁。小腿皮下巨大包块切除，术后组织送检示瘤细胞大小、形态不一，并伴有多核瘤巨细胞胞质强嗜酸性，免疫组化瘤细胞Myoglobin阳性。

63. 该患者最可能的诊断是
A. 横纹肌肉瘤　B. 纤维肉瘤
C. 横纹肌瘤　D. 平滑肌肉瘤
E. 以上均不是

64. 关于该疾病的叙述，错误的是
A. 早期易发生血道转移
B. 来源于横纹肌母细胞
C. 分化高者红染的胞质内可见纵纹和横纹
D. 大部分为低度恶性肿瘤
E. 来源于间叶组织

65. 电镜下诊断该疾病的依据主要是
A. 张力原纤维、细胞间桥粒
B. 分泌泡、微管腔
C. 胶原纤维
D. 中间丝
E. 粗细肌丝和肌节结构

四、案例分析题：每道案例分析题至少3～12问。每问的备选答案至少6个，最多12个，正确答案及错误答案的个数不定。考生每选对一个正确答案给1个得分点，选错一个扣1个得分点，直至扣至本问得分为0，即不含得负分。案例分析题的答题过程是不可逆的，即进入下一问后不能再返回修改所有前面的答案。

(66～69共用题干)

患者，男性，45岁。超声显示胰尾部可见一占位性病变，直径约3cm，病理诊断为胰岛素瘤。

66. 该疾病镜下表现有

A. 瘤细胞呈高柱状或立方形，胞浆丰富透亮；胞核大，位于底部
B. 瘤细胞呈小圆形，大小，形态较一致
C. 瘤细胞胞浆少，淡染；胞核圆形、椭圆形
D. 核分裂象多见
E. 瘤细胞排列呈岛状、腺泡状
F. 间质内有多少不等的胶原纤维分割瘤组织

67. 该患者的临床表现可有
A. 便血
B. 消瘦，食欲不振
C. 血浆胰岛素水平升高
D. 自发性低血糖症
E. 腹痛、腹泻
F. 皮肤出现瘀点、瘀斑

68. 免疫组化染色对该肿瘤组织进行分型，可出现的分型有
A. 生长抑素瘤　B. 胰高血糖素瘤
C. 胰多肽瘤　D. 生长激素瘤
E. 胃泌素瘤　F. 胰岛素瘤

69. 以下哪些情况提示恶性
A. 侵破包膜
B. 病理核分裂象多见
C. 胰周淋巴结转移
D. 灶状坏死
E. 侵犯神经、血管
F. 直径大于5cm，临床症状明显

（70～72 共用题干）

溶酶体是重要的细胞器之一，具有多种生理功能，溶酶体结构和功能障碍会导致溶酶体病。

70. 溶酶体病大致可分为
A. 由于病毒进入溶酶体内，病毒毒素所致的疾病
B. 由于溶酶体酶释放阻滞所致的疾病
C. 由于溶酶体酶释放增多所致的疾病
D. 由于溶酶体膜渗透性发生改变所致的疾病
E. 由于溶酶体酶缺乏所致的疾病
F. 由于溶酶体结构发生改变所致的疾病

71. 不是由于溶酶体酶缺乏所引起的疾病有
A. Gaucher 病
B. 痛风
C. 神经节苷脂沉积病
D. Chediak－Higashi 病
E. Ⅱ型糖原沉积病
F. 矽肺
G. Niemann－Pick 病

72. 提示：Chediak－Higashi 病（或称儿童慢性肉芽肿病）是累及中性粒细胞及其溶酶体结构和功能的常染色体隐性遗传性疾病。患儿粒细胞内可见巨大溶酶体，患儿抗感染能力很差，常早期死于化脓菌感染。其发病机制是由于
A. 无先天性吞噬过程的溶酶体酶释放
B. 中性粒细胞对趋化因子反应缓慢
C. 中性粒细胞吞噬溶酶体形成缺陷
D. 溶酶体酶的先天缺乏
E. 溶酶体延迟向吞噬体释放酶，影响杀菌功能
F. 溶酶体酶释放过快，中性粒细胞自身被溶解

（73～75 共用题干）

患者，女性，55 岁。因“全程无痛性肉眼血尿 5 天”来诊。B 型超声：膀胱内实质性团块。盆腔 CT：膀胱轮廓不光整，膀胱前壁不规则增厚，呈软组织团块影，增强后轻度强化。病理检查：肿瘤组织 3cm×2cm×1cm。显微镜：肿瘤细胞长梭

形，呈束状、旋状排列，间质富于黏液。肿瘤细胞浸润性生长，浸润至肌层，如图5－73－1所示（见书末彩图）。

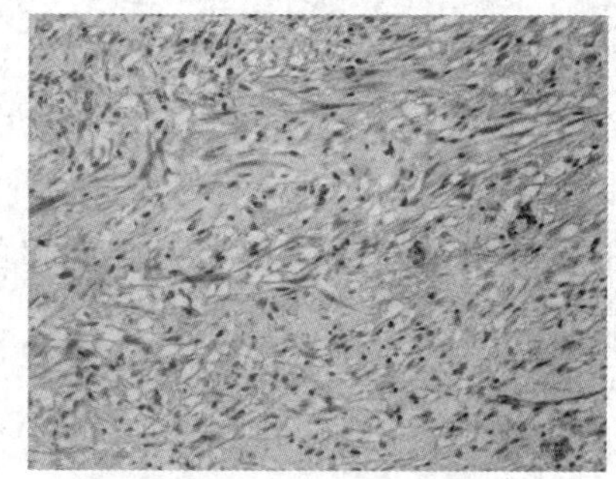

图5－73－1

73. 可能的诊断为
   A. 肉瘤样癌
   B. 平滑肌肉瘤
   C. 恶性外周神经鞘膜瘤
   D. 炎性肌成纤维细胞瘤
   E. 平滑肌瘤
   F. 血管周上皮样细胞肿瘤

74. 提示免疫组织化学染色：ALK（＋），如图5－74－1所示；其他：CK局灶（＋），Vim（＋），SMA（＋），Caldesmon（＋），Des（＋），Ki－67指数为20%，CD117（－），S－100（－），HMB－45（－）。其诊断是

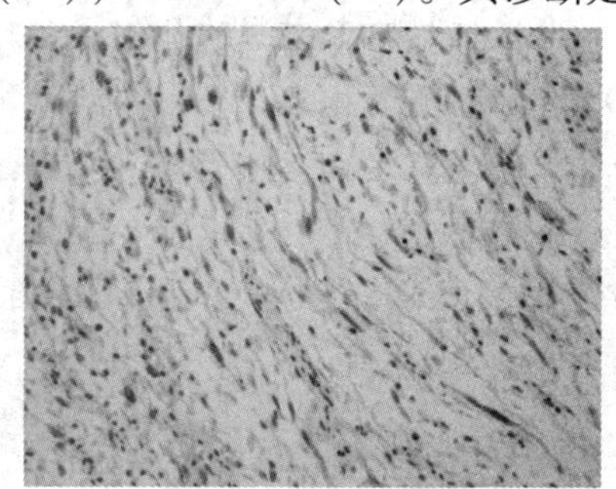

图5－74－1

   A. 肉瘤样癌
   B. 平滑肌肉瘤
   C. 恶性外周神经鞘膜瘤
   D. 炎性肌成纤维细胞瘤
   E. 平滑肌瘤
   F. 血管周上皮样细胞肿瘤

75. 关于膀胱炎性肌成纤维细胞瘤，叙述正确的有
   A. 大多预后良好，可有局部复发，但不转移
   B. 组织学构型可分为结节性筋膜炎样、纤维组织细胞瘤样和瘢痕或硬纤维瘤样
   C. 肿瘤内可有不成熟的神经节细胞样肌成纤维细胞
   D. 肿瘤常有ALK基因的易位，而常常表达ALK蛋白，但也提示有复发可能
   E. 肿瘤组织MSA/SMA、Caldesmon常常阳性
   F. 肿瘤组织desmin、myoglobin、Myo－D1常常阳性

（76～79共用题干）

患者，男性，55岁。因“腹胀、腹部不适3个月”来诊。胃镜：胃体部占位。拟行手术。病理标本大体检查：胃体部一直径约4cm结节状肿物，突出于浆膜面（见书末彩图）。

76. 可能的病理诊断是
   A. 腺瘤
   B. 胃肠道间质瘤（GIST）
   C. 脂肪瘤
   D. 平滑肌瘤
   E. 神经鞘瘤
   F. 颗粒细胞瘤
   G. 平滑肌肉瘤

77. 关于胃部胃肠道间质瘤（GIST），叙述错误的是
   A. 在消化管GIST中最常见
   B. 胰腺是最常见远处转移部位
   C. 大约30%的患者临床表现为恶性

D. 可形成溃疡并导致大出血
E. 多结节腹膜种植是恶性 GIST 的典型表现
F. 肿物可位于浆膜下、黏膜下或胃壁内

78. 提示：光镜下组织形态如图 5－78－1 所示。病理诊断考虑为

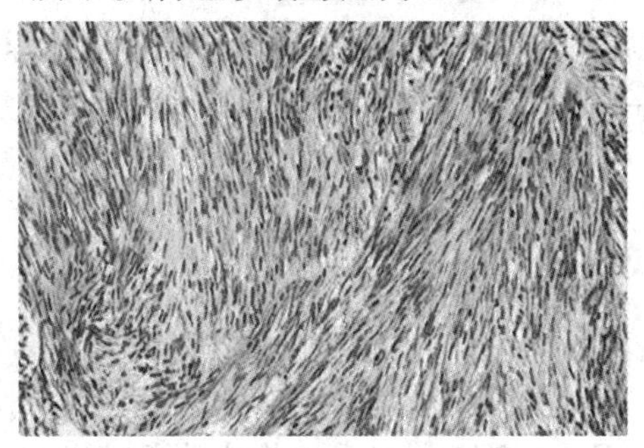

图 5－78－1

A. 平滑肌肉瘤
B. 胃肠道间质瘤（GIST）
C. 脂肪瘤
D. 平滑肌瘤
E. 神经鞘瘤
F. 颗粒细胞瘤

79. 提示：免疫组织化学染色：CD117（+），CD34（+），S－100（－），Actin（－），Desmin（－）。该病例的病理诊断为
A. 平滑肌肉瘤
B. 胃肠道间质瘤（GIST）
C. 脂肪瘤
D. 平滑肌瘤
E. 神经鞘瘤
F. 颗粒细胞瘤

（80～83 共用题干）

患者，女性，41 岁。右乳腺乳头外上方肿块，需确定肿块的性质。

80. 采集病史时应重点询问
A. 是否疼痛
B. 肿块生长速度
C. 患者有无乳腺肿瘤家族史
D. 肿块生长时间
E. 患者的经济情况
F. 既往有无相关特殊病史

81. 体格检查时应重点检查
A. 肿块活动度
B. 乳头状况
C. 乳腺皮肤
D. 是否有腹壁静脉曲张
E. 乳头有无溢液
F. 双侧乳腺是否对称
G. 同侧腋窝和锁骨上淋巴结有无肿大

82. 可定性诊断的检查包括
A. 乳腺的 X 线摄影
B. 乳腺超声检查
C. 乳腺穿刺细胞学检查
D. 乳腺核素检查
E. 心电图
F. 活体组织病理检查

83. 关于乳腺小管癌的表述，正确的有
A. 常累及单侧乳腺
B. 属于中低分化癌
C. 多发于围绝经期妇女
D. 肿瘤一般质硬，边界不清
E. 常与其他类型的浸润性癌混合
F. 又称管状癌

（84～86 共用题干）

患者，女性，50 岁。因“上腹部闷胀感”来诊。B 型超声：胆囊结石，胆囊壁轻度增厚。行腹腔镜胆囊切除术。送检标本胆囊 9cm×4cm×4cm，内见 1 个结石，充满胆囊。胆囊壁厚 0.4cm，灰白、半透明、质韧，局灶增厚达 0.8cm，质稍硬。黏膜粗糙，上皮基本脱落（见书末彩图）。

84. 可能的病理诊断是
A. 慢性结石性胆囊炎

B. 瓷化胆囊
C. 胆囊腺肌瘤
D. 囊内乳头状瘤
E. 胆囊腺癌
F. 淋巴瘤
G. 转移癌

85. 根据上述形态，对患者的处理方法有
A. 报告良性病变，建议随访患者
B. 深切全面取材
C. 对可疑区域深切
D. 进行 p53、CEA 等免疫组织化学染色
E. 联系临床，了解术中所见
F. 报告恶性，并补取切缘和断端

86. 提示 光镜下胆囊壁形态如图 5 - 86 - 1，图 5 - 86 - 2 所示。鉴别诊断应考虑

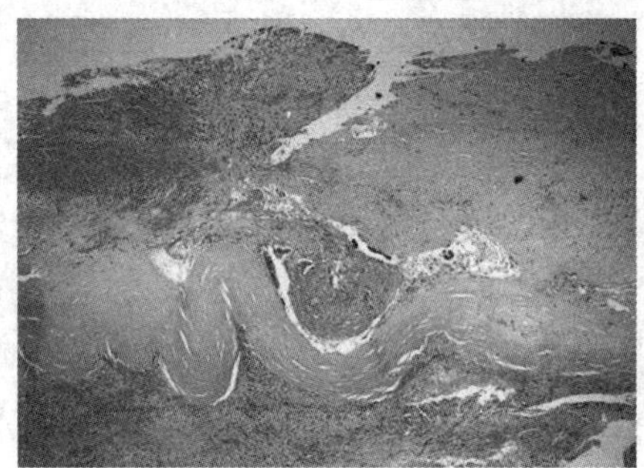

图 5 - 86 - 1

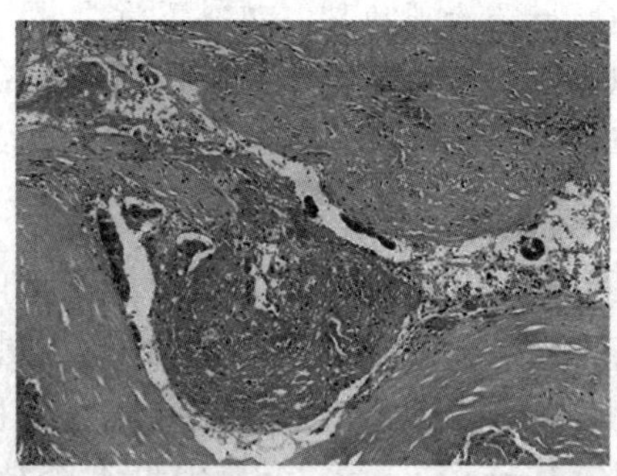

图 5 - 86 - 2

A. 瓷化胆囊伴反应性上皮增生
B. 瓷化胆囊伴上皮异型增生（BilIN）
C. 瓷化胆囊伴胆囊腺癌
D. 胆囊腺肌瘤伴反应性上皮增生
E. 胆囊腺肌瘤伴上皮异型增生（BilIN）
F. 低级别囊内乳头状肿瘤

（87 ~ 90 共用题干）

患者，男性，49 岁。因“反复双下肢水肿 1 年余，再发 1 周”来诊。患者有高血压 8 年，乙型病毒性肝炎 3 年，无糖尿病病史。BP 150/100mmHg，尿液检查 PRO（+ + +），RBC（+ +）。

87. 可能的病变是
A. 薄基底膜肾病
B. 原发性膜性肾病
C. 原发性高血压肾损害
D. 系膜增生性肾小球肾炎
E. 乙型肝炎病毒相关性肾炎
F. 新月体性肾小球肾炎
G. 狼疮性肾炎

88. 提示肾活检，光镜：肾小球毛细血管壁不规则增厚，系膜细胞和系膜基质弥漫性增生；Masson 染色：嗜复红蛋白沉积于肾小球毛细血管壁和系膜区。免疫病理：“满堂亮”，即 IgG、IgA、IgM、补体 C3、C4、C1q 和纤维蛋白均呈阳性。电镜：肾小球毛细血管壁和系膜区可见大小不一、密度不均的电子致密物沉积。可能的诊断有
A. 系膜增生性肾小球肾炎
B. 新月体性肾小球肾炎
C. IgA 肾病
D. 原发性膜性肾病
E. 乙型肝炎病毒相关性肾炎
F. 原发性高血压肾损害
G. 狼疮性肾炎

89. 提示进一步检查：患者体内抗核抗体、抗双链 DNA 抗体、抗 Sm 抗体阴性。肾组织内乙型肝炎病毒 HBsAg、HBeAg、HBcAg 阳性。病理诊断为

A. 原发性高血压肾损害
B. 系膜增生性肾小球肾炎
C. 狼疮性肾炎
D. IgA 肾病
E. 乙型肝炎病毒相关性肾炎
F. 原发性膜性肾病
G. 新月体性肾小球肾炎

90. 诊断乙型肝炎病毒有关性肾炎应满足的条件有
A. 肾组织中乙型肝炎病毒抗原阳性
B. 电镜下一定要在肾小球内发现乙型肝炎病毒样颗粒
C. 可无肾受损的临床表现
D. 肝功能异常
E. 有肾受损的临床表现
F. 血清学检查乙型肝炎病毒抗原或抗体阳性

（91～94 共用题干）

患儿，男性，12 岁。锁骨上窝淋巴结肿大半年，持续低热 1 个月，体重下降。临床外周血中镜检见淋巴母细胞，骨髓细胞中 25% 为淋巴母细胞（见书末彩图）。

91. 淋巴结活检，镜下观如图 5－91－1 所示，正确的诊断是

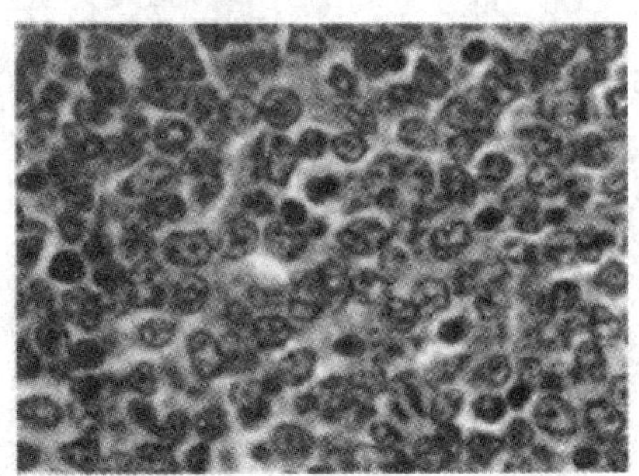

图 5－91－1

A. 淋巴母细胞性淋巴瘤
B. 套细胞淋巴瘤
C. B 小淋巴细胞性淋巴瘤
D. 非特异性外周 T 细胞性淋巴瘤
E. 急性淋巴母细胞白血病
F. 滤泡性淋巴瘤

92. 主要病变包括
A. 胞质稀少，核圆或扭曲
B. 低倍镜下，肿瘤细胞形态单一，呈弥漫性增生
C. 极易见核分裂象
D. 染色质匀细腻如粉尘样
E. 淋巴结正常结构为大小相似地肿瘤性滤泡取代
F. 淋巴母细胞稍大于小淋巴细胞

93. 结合 HE 形态特点，运用免疫组化检查可进一步确诊。该患者具有诊断意义的免疫组化标记为
A. CD3、CD8、CD4、CD19、CD5
B. CD15、CD30、CD68
C. CD3、CD19、CD20、CD22、CD79α
D. CD3、CD4、CD20、CD79α
E. MPO、sIg、TdT
F. CD3、CD4、CD5、CD38、CD138

94. 此类肿瘤恶性程度为
A. 中度恶性
B. 良性
C. 良恶性度不定
D. 低度恶性（中位存活期 4～6 年）
E. 交界性
F. 高度恶性

（95～97 共用题干）

患者，女性，22 岁。晚饭后打篮球，突感腹部疼痛，以脐周为甚。在当地诊所服镇痛药，疼痛无缓解，并出现腹胀及呕吐，发病第 3 天急诊就诊，收住普外科。

95. 最可能的诊断是
A. 急性阑尾炎
B. 卵巢扭转
C. 肠套叠
D. 肠扭转
E. 肠道或胆道蛔虫

F. 宫外孕破裂

G. 肠系膜动脉栓塞

96. 可提示脏器出血性梗死的是

A. 病灶温度降低

B. 病灶颜色苍白

C. 病灶颜色暗红

D. 血管搏动消失

E. 表面多量炎性渗出

F. 病灶不规则

G. 镜下为凝固性坏死，病灶内见多量红细胞

97. 若发现肠系膜静脉血栓形成，该血栓最可能是

A. 透明血栓　B. 球形血栓

C. 白色血栓　D. 红色血栓

E. 混合血栓　F. 层状血栓

G. 机化性血栓

（98 ~ 100 共用题干）

患者，女性，中年。低烧乏力近 1 个多月，有时咳嗽。X 线检查发现左肺上叶有一直径 2cm 的阴影，周围边缘模糊。

98. 可能的诊断有

A. 肺结核　B. 小叶性肺炎

C. 肺癌　D. 矽肺

E. 大叶性肺炎　F. 炎性假瘤

99. 如果肺穿刺组织切片查见肉芽肿结构和多核巨细胞，应诊断为

A. 矽肺结节

B. 肺结节病

C. 肺非霍奇金淋巴瘤

D. 肺结核

E. 肺霉菌感染

F. 肺肉质变

100. 能够确定诊断的方法是

A. 血沉

B. MRI 检查

C. 结核菌素试验

D. CT 检查

E. 检查血管紧张素转换酶原

F. 组织切片抗酸染色

全真模拟试卷（六）

一、单选题：每道试题由1个题干和5个备选答案组成，题干在前，选项在后。选项A、B、C、D、E中只有1个为正确答案，其余均为干扰选项。

1. 下肢静脉内血栓形成后对机体的主要影响

A. 血栓脱落后引起全身多器官的梗死

B. 血栓脱落后可造成肺动脉主干栓塞，从而引起猝死的发生

C. 堵塞血管，引起下肢梗死

D. 血栓被机化后永久堵塞下肢血管

E. 形成静脉石后造成该静脉的永久性堵塞

2. 关于动物实验，下列描述中哪项是错误的

A. 在适宜的动物身上可以复制某种疾病的动物模型

B. 动物实验的结果可以直接应用于人体

C. 可以了解疾病的病理发展过程

D. 可在一定程度上了解药物或其他因素对某种疾病的疗效和影响

E. 可利用动物研究疾病的病因、发病机制

3. 下列哪一种肿瘤多见于小脑幕下

A. 脑膜瘤　　B. 星形细胞瘤

C. 松果体细胞瘤　　D. 室管膜瘤

E. 髓母细胞瘤

4. 原位癌与浸润癌的主要区别是

A. 肿瘤大小

B. 基膜是否完整

C. 边界是否清楚

D. 有无血管浸润

E. 有无淋巴管浸润

5. 关于结核性脑膜炎的叙述，下列哪项是正确的

A. 多发生在成人

B. 病理变化以脑干最为明显

C. 脑底部有黄色、混浊、胶冻样渗出物

D. 常见大量典型结核结节形成

E. 不累及脑实质

6. 下列哪一种是良性肿瘤

A. 霍奇金病

B. 蕈样霉菌病

C. 淋巴瘤

D. 绒毛膜癌

E. 成熟性囊性畸胎瘤

7. 卵巢生殖细胞瘤中最常见的是

A. 不成熟畸胎瘤

B. 卵巢胚胎性癌

C. 无性细胞瘤

D. 成熟性囊性畸胎瘤

E. 内胚窦瘤

8. 急性感染性心内膜炎的最常见的病原体是

A. 金黄色葡萄球菌

B. 白色念珠菌

C. 肠球菌

D. 溶血性链球菌

E. 草绿色链球菌

9. 甲状腺滤泡性腺瘤和滤泡癌的鉴别诊断最重要的是

A. 滤泡大小
B. 被膜是否受侵犯
C. 是否有包膜和血管是否受侵犯
D. 淋巴结是否有转移
E. 远处器官是否有转移

10. 炎症反应的防御作用，应除外以下哪项
A. 白细胞渗出有利于清除、消灭致病因子
B. 液体的渗出可稀释毒素
C. 吞噬搬运坏死组织，有利于再生和修复
D. 细胞溶酶体成分外溢有利于炎症介质的形成
E. 纤维素的渗出有利于炎症的局限

11. 引起细胞脂肪变性的主要原因不包括
A. 贫血　B. 严重挤压
C. 感染　D. 中毒
E. 缺氧

12. 内皮细胞、纤维母细胞、淋巴细胞常见于
A. 急性炎症
B. 炎性肉芽组织
C. 伤口愈合处
D. 肉芽肿性炎
E. 化脓性炎症

13. HBsAg 形成的部位是
A. 线粒体嵴部
B. 高尔基体囊内
C. 粗面内质网内
D. 滑面内质网的管道内
E. 胞质基质中

14. 阴道镜示慢性宫颈炎的活检标本，镜检如图 6－14－1 所示（见书末彩图），该部位的鳞状上皮出现了哪种适应性改变

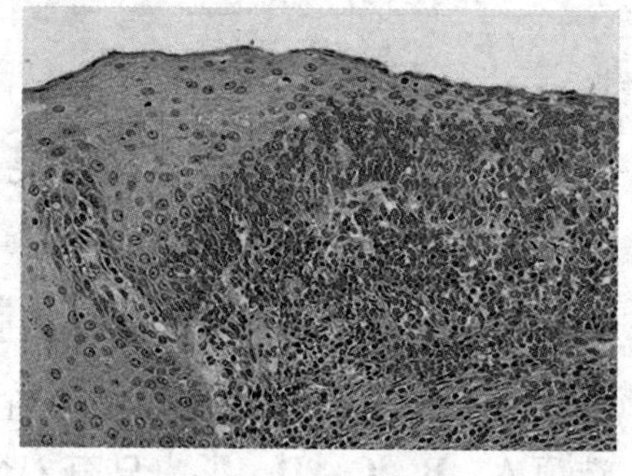

图 6－14－1

A. 萎缩　B. 肥大
C. 增生　D. 化生
E. 凋亡

15. 复合性消化性溃疡是指
A. 胃大弯和胃小弯都有溃疡
B. 胃底部和胃体部都有溃疡
C. 胃和十二指肠都有溃疡
D. 十二指肠球部和降部都有溃疡
E. 十二指肠球部前壁和后壁都有溃疡

16. 血清中 CEA 升高，提示癌肿可能是
A. 甲状腺癌　B. 鼻咽癌
C. 胃肠道腺癌　D. 肾细胞癌
E. 肝细胞癌

17. 患者，女性，64 岁。幽门处有一 3.0cm×2.5cm 慢性溃疡。溃疡处幽门壁厚 1.5cm，黏膜下层增厚特别明显。镜下瘤细胞弥漫浸润于黏膜下层及肌层，瘤细胞周围有大量淡蓝色无结构物质围绕，一些瘤细胞的核偏于细胞一侧，胞质内可见蓝色无结构物质。最可能的诊断是
A. 恶性间质肿瘤　B. 印戒细胞癌
C. 低分化腺癌　D. 管状腺癌
E. 未分化癌

18. 下列选项中，不属于横纹肌肉瘤特点的是
A. 肉眼呈鱼肉状
B. 发生于青少年

C. 易发生血行转移
D. 易复发
E. 复发于心肌

19. 下列病变中不以左心室肥大为主要表现的是
A. 高血压
B. 二尖瓣狭窄
C. 二尖瓣关闭不全
D. 主动脉瓣狭窄
E. 主动脉瓣关闭不全

20. T 细胞在下列哪个部位中完成分化并成熟
A. 骨髓
B. 黏膜相关淋巴组织
C. 胸腺
D. 脾脏
E. 淋巴结

21. 风湿病变质渗出期中结缔组织基质发生的变性是
A. 纤维素样变性
B. 玻璃样变
C. 黏液样变
D. 脂肪变
E. 细胞水肿

22. 结核球的形成是干酪样坏死物被
A. 机化　　B. 钙化
C. 包裹　　D. 吸收
E. 排出

23. 一般来说，当坏死灶较大不能溶解吸收或完全机化时，下列叙述较合适的是
A. 最易分离排除
B. 一定形成空洞
C. 长期不发生变化
D. 大多产生包裹
E. 不会形成溃疡

24. 发生淋巴结转移时，癌细胞最先出现在
A. 淋巴滤泡生发中心
B. 被膜
C. 边缘窦
D. 中央窦
E. 整个淋巴结

25. 不引起纤维素样坏死的病变是
A. 缓进性高血压
B. 胃溃疡
C. 风湿病
D. 结节性多动脉炎
E. 新月体性肾小球肾炎

二、多选题：每道试题由 1 个题干和 5 个备选答案组成，题干在前，选项在后。选项 A、B、C、D、E 中至少有 2 个正确答案。

26. 在流行病学研究中，不是分子生物学技术方法的有
A. 质粒分布分析
B. 基因组织指纹法
C. PAS 反应
D. PCR 扩增并测序
E. EnVision 法

27. 可形成附壁血栓的心脏疾病是
A. 高血压性心脏病
B. 克山病
C. 原发性心肌病
D. 风湿性心瓣膜病
E. 冠状动脉性心脏病

28. 慢性支气管炎可以引起
A. 管腔狭窄　　B. 支气管扩张症
C. 支气管哮喘　　D. 阻塞性肺气肿
E. 慢性肺心病

29. 脑软化可见于下列哪些疾病
A. 脑栓塞
B. 流行性脑脊髓膜炎

C. 脑血吸虫病
D. 流行性乙型脑炎
E. 低血压性脑病

30. 呈浸润性生长的良性肿瘤有
A. 乳头状瘤　B. 平滑肌瘤
C. 血管瘤　D. 脂肪瘤
E. 淋巴管瘤

31. 关于弥漫性毛细血管内增生性肾小球肾炎的叙述，正确的是
A. 可发展为新月体性肾小球肾炎
B. 一般来说成人所患链球菌感染后肾小球肾炎的预后较好
C. 可发展为慢性硬化性肾小球肾炎
D. 预后与病因有关
E. 预后与年龄有关

32. 透明血栓可出现于
A. 微动脉　B. 毛细血管
C. 微静脉　D. 小动脉
E. 小静脉

33. 关于疾病，下列哪些描述是正确的
A. 患病机体出现形态结构变化
B. 患病机体出现代谢和功能变化
C. 机体出现生理反应
D. 是一个病变过程
E. 是各种致病因素的作用

34. 肾母细胞瘤形态特点是
A. 肿瘤体积大
B. 有完整包膜，分界清楚
C. 切面灰白，灰红
D. 可含骨、软骨
E. 细胞成分复杂

35. 亚急性感染心内膜炎在临床上可表现
A. 血培养阳性　B. 眼底出血
C. 贫血　D. 偏瘫
E. 瓣膜病

36. 下列哪些化脓性炎会发生积脓
A. 输卵管炎
B. 化脓性尿道炎
C. 胸膜炎
D. 化脓性支气管炎
E. 化脓性脑膜炎

37. 肉芽组织中的巨噬细胞能分泌哪些生长因子
A. PDGF　B. bFGF
C. TGF－β　D. IL－1
E. TNF

38. 毒性甲状腺肿与下列哪些因素有关
A. 多种抗甲状腺抗体
B. 甲状腺刺激免疫球蛋白
C. 遗传因素
D. T细胞功能有基因缺陷
E. 甲状腺生长刺激免疫球蛋白

39. 电镜下新月体性肾小球肾炎的肾小球常见病理变化有
A. 毛细血管基膜呈“虫蚀状”
B. 毛细血管基膜不规则增厚
C. 毛细血管基膜部分变薄、裂孔
D. 毛细血管基膜内、膜下电子致密物沉积
E. 毛细血管基底膜断裂

40. 慢性阻塞性肺病包括
A. 大叶性肺炎　B. 肺气肿
C. 慢性支气管炎　D. 小叶性肺炎
E. 支气管哮喘

41. 固缩性坏死的特点有
A. 常形成大片细胞的同时坏死
B. 可以发生在生理过程中
C. 发生机制是由遗传因素决定的
D. 可以发生在病理过程中
E. 肿瘤细胞可能发生固缩性坏死

42. 下列选项中关于慢性纤维空洞型肺结核的病变特点，叙述正确的是

A. 可导致肺组织的广泛纤维化
B. 在肺内形成一个或多个薄壁空洞
C. 病变局限于同侧肺组织
D. 空洞内细菌经支气管播散可形成干酪样肺炎
E. 洞壁内层为结核性肉芽肿

43. 关于血管肉瘤，描述正确的是
A. 肿瘤境界清楚，无明显浸润性生长
B. 分化好的血管肉瘤细胞异型性不明显
C. 血管肉瘤是低度恶性肿瘤
D. 高分化血管肉瘤多见于老年男性的头颈部及女性乳腺
E. 血管分支相互吻合形成特征性的窦隙状、隧道状结构

44. Aschoff 细胞的形态特点有
A. 细胞体积大，核大
B. 染色质集中于中央
C. 核的横切面似枭眼状，纵切面呈毛虫状
D. 胞质丰富，略嗜碱性，核膜清晰
E. 似心肌细胞

45. 霍奇金淋巴瘤的肿瘤细胞包括
A. 镜影细胞　B. 陷窝细胞
C. 爆米花细胞　D. 霍奇金细胞
E. 星型细胞

三、共用题干单选题：以叙述一个以单一病人或家庭为中心的临床情景，提出 2～6 个相互独立的问题，问题可随病情的发展逐步增加部分新信息，每个问题只有 1 个正确答案，以考查临床综合能力。答题过程是不可逆的，即进入下一问后不能再返回修改所有前面的答案。

（46～48 共用题干）

患者，女性，40 岁。头痛 2 个月，加重 3 天。CT 提示右额叶占位。手术切除病灶后送检（见书末彩图）。

46. 镜检如图 6－46－1，图 6－46－2，图 6－46－3 所示：瘤细胞密集，异型性明显，可见怪异的多核瘤巨细胞。出血坏死及血管反应明显。正确的诊断为

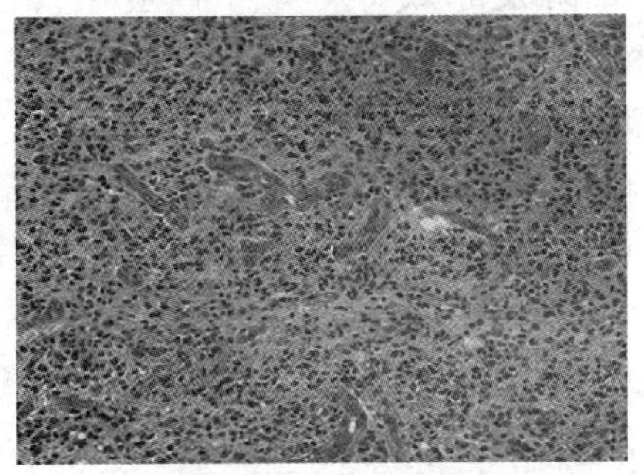
图 6－46－1

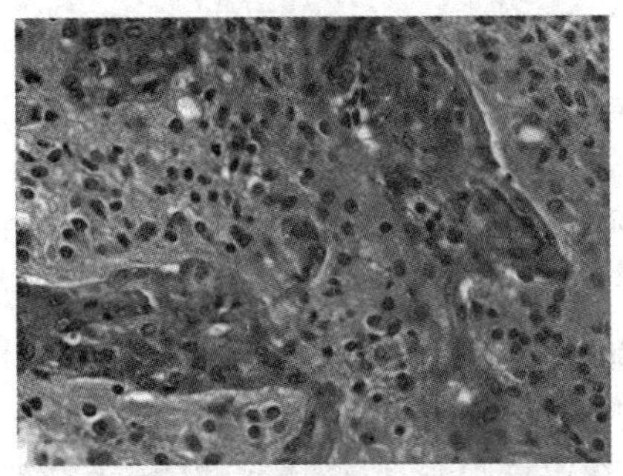
图 6－46－2

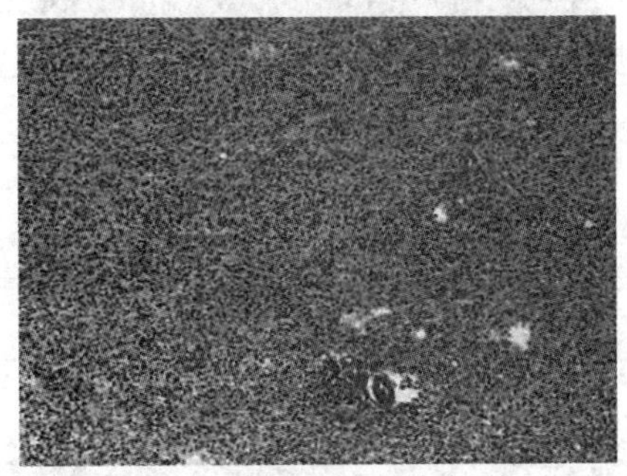
图 6－46－3

A. 右额叶间变性星形细胞瘤
B. 右额叶胶质母细胞瘤
C. 右额叶脑膜瘤
D. 右额叶室管膜瘤
E. 右额叶转移癌

47. 按照 WHO 中胶质瘤的分级标准，应属于哪一级

A. Ⅰ级　　B. Ⅱ级
C. Ⅱ~Ⅲ级　　D. Ⅲ级
E. Ⅳ级

48. 有关该肿瘤的叙述不正确的是
A. 好发于额叶、颞叶白质等处，小脑、脊髓罕见
B. 属高度恶性肿瘤
C. 大体常呈多彩状
D. PTAH 染色常阴性，免疫组化检查 GFAP 均呈阳性
E. 病变发展迅速，患者多在 2 年内死亡

（49~51 共用题干）

患者，男性，40 岁。右颈部包块逐渐增大 2 年，近来感呼吸，吞咽困难，行颈部包块切除术（见书末彩图）。

49. 巨检甲状腺组织不整形，切面呈多结节状，灰黄色，部分半透明胶样如图 6-49-1，镜检如图 6-49-2，请作出相应的诊断

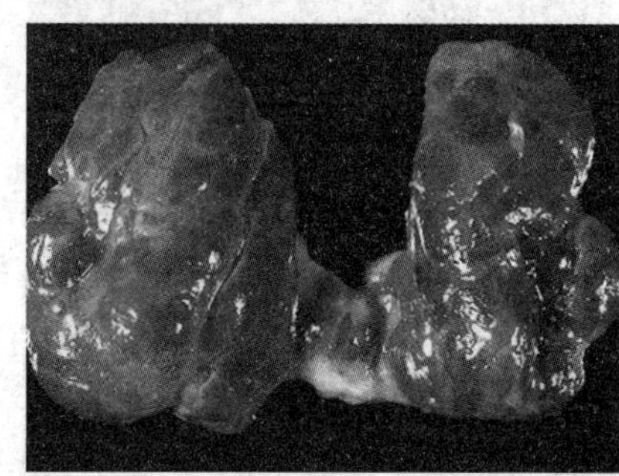
图 6-49-1

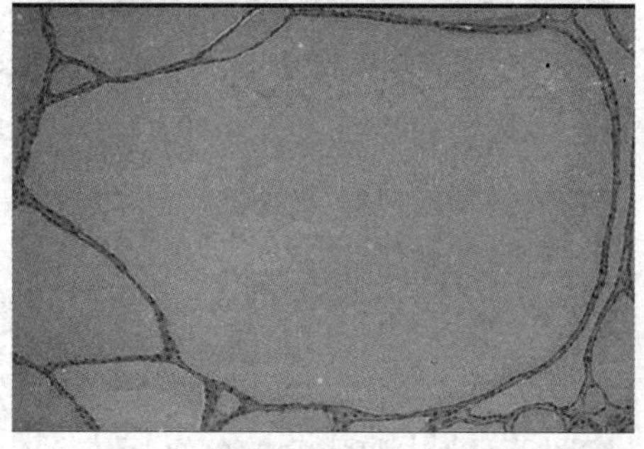
图 6-49-2

A. 亚急性甲状腺炎
B. 慢性淋巴细胞性甲状腺炎
C. 纤维性甲状腺炎
D. 结节性甲状腺肿
E. 毒性甲状腺肿

50. 与本病发生相关的因素不包括
A. 缺碘
B. 致甲状腺肿因子
C. 高碘
D. 遗传因素
E. 自身免疫性疾病

51. 本病的基本病变特点不包括哪一点
A. 可分为三个时期：增生期，胶质贮积期，结节期
B. 可形成大小不等结节，但无完整包膜
C. 部分滤泡上皮增生复旧明显，胶质贮积
D. 部分滤泡破坏，上皮细胞嗜酸性变，间质中淋巴滤泡形成
E. 部分区可有出血，囊性变

（52~53 共用题干）

患者，女性，28 岁。卵巢囊肿切除送检。巨检肿块囊实性，大小 15cm×13cm×7cm，切开内含大量毛发、油脂、并可见实性质硬区（见书末彩图）。

52. 镜检如图 6-52-1 所示，正确的诊断为

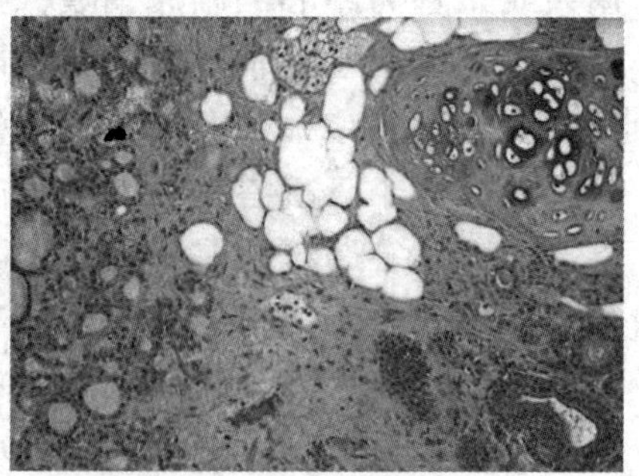
图 6-52-1

A. 卵巢黏液性囊腺瘤
B. 卵巢副中肾管囊肿
C. 卵巢恶性畸胎瘤
D. 卵巢成熟型囊性畸胎瘤
E. 卵巢浆液性囊腺瘤

53. 有关该病特征的描述，下列错误的是
A. 属于良性肿瘤
B. 仅见于女性患者
C. 少数可能恶变为鳞状细胞癌
D. 多含有两个以上胚层的各种组织成分
E. 多见于卵巢和睾丸

（54～56 共用题干）

患者，男性，58 岁。因阵发性头晕，视物模糊，血压升高入院，CT 示左侧肾上腺肿物（见书末彩图）。

54. 行手术切除，巨检如图 6－54－1：肿瘤直径 3cm，包膜完整，切面灰红色，部分区可见出血，镜下如图 6－54－2，图 6－54－3 所示，可见以下哪项病变

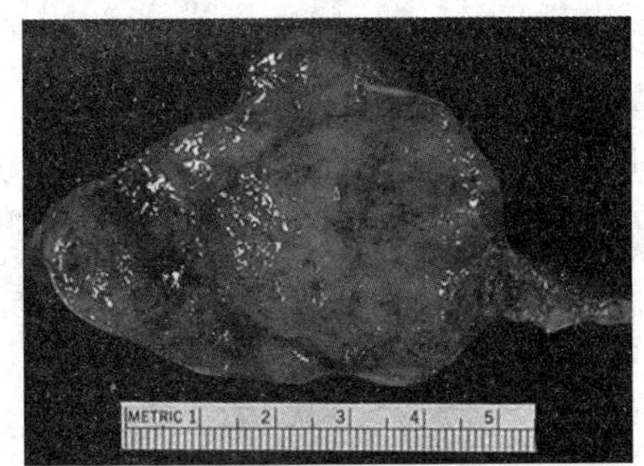

图 6－54－1

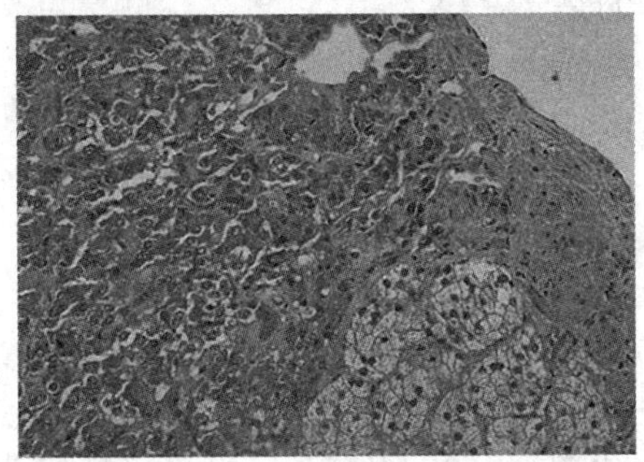
图 6－54－2

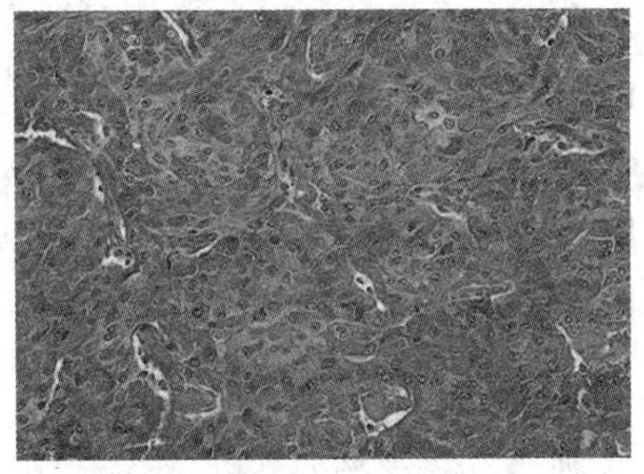
图 6－54－3

A. 细胞核仁明显，核异型性多见，核分裂象多见
B. 瘤细胞多边形，胞界不清
C. 经福尔马林固定后，胞浆呈嗜酸性
D. 可见肿瘤侵包膜及血管现象
E. 可见肿瘤侵入肾上腺周围脂肪组织

55. 正确的诊断是
A. 肾上腺嗜铬细胞瘤
B. 肾上腺恶性嗜铬细胞瘤
C. 肾上腺皮质腺瘤
D. 肾上腺皮质癌
E. 肾上腺转移癌

56. 肾上腺良性嗜铬细胞瘤和恶性嗜铬细胞瘤的鉴别，正确的是
A. 肿瘤侵入血管为恶性
B. 肿瘤细胞出现异型、怪异核为恶性
C. 肿瘤侵破包膜为恶性
D. 瘤组织侵入肾上腺脂肪组织为恶性
E. 有恶性高血压表现者为恶性

（57～60 共用题干）

患者，女性，40 岁。下腹部发现囊性肿块，无任何症状。手术所见为双侧性囊性肿块，囊壁较薄，有清亮液体流出。镜下囊壁衬以单层立方上皮，胞质嗜酸性，有纤毛，间质可见沙砾体。局部细胞二层，细胞体积较大，核大小形态不一。

57. 最可能的诊断是

A. 卵巢黏液性囊腺瘤
B. 卵巢囊性水瘤
C. 卵巢囊肿
D. 卵巢囊性腺纤维瘤
E. 卵巢浆液性囊腺瘤

58. 下列有关该病的叙述，错误的是
A. 常有乳头形成
B. 与雌激素分泌有关
C. 易恶变
D. 被覆上皮在不同病例或囊肿不同部位可不一致
E. 常为单囊

59. 下列有关该病的描述正确的是
A. 间质出现砂砾体，是一种预后不良的表现
B. 发病年龄多为30岁~50岁，5%可发生于双侧
C. 酸性黏多糖染色呈阳性反应
D. 不出现交界性病变
E. 囊壁外表面若乳头纤细，质脆，可直接向腹腔扩散

60. 此病免疫组化染色错误的是
A. CEA（+）
B. keratin（+）
C. Vimentin（+）
D. EMA（+）
E. CA125（+）

（61~63共用题干）

患者，女性，38岁。发现左乳包块1个月余。无疼痛不适，无粘连增大，与月经有关。手术切除包块送检（见书末彩图）。

61. 显微镜下观如图6-61-1，图6-61-2所示，应诊断为

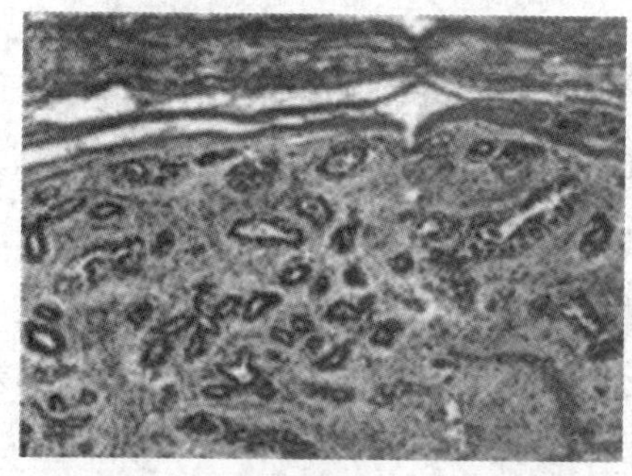

图6-61-1

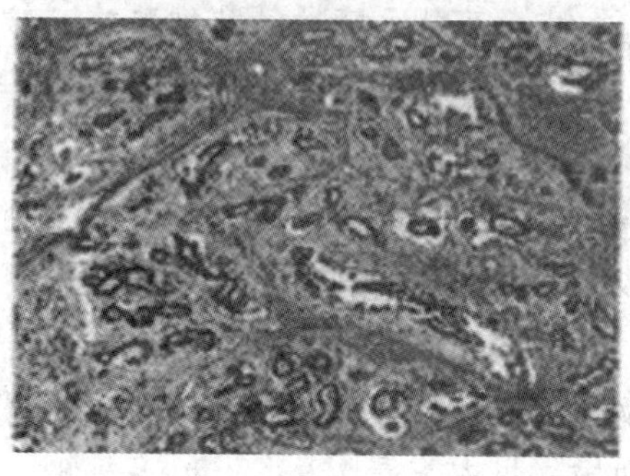

图6-61-2

A. 小叶原位癌　B. 乳腺纤维腺瘤
C. 浸润性导管癌　D. 粉刺癌
E. 小管原位癌

62. 此病的特点为
A. 分叶状外观
B. 肿瘤实质无腺腔形成
C. 由腺上皮与纤维组织共同构成肿瘤实质
D. 易发生恶变
E. 包膜不完整，切除后易复发

63. 下列选项中，不属于该病镜下特征的是
A. 间质纤维增生
B. 导管内出血坏死明显
C. 上皮异型增生
D. 导管扩张伴小囊肿形成
E. 导管内上皮增生伴乳头形成

（64~65共用题干）

患者，女性，18岁。患有急性肾小球肾炎，少尿，面部水肿，下肢凹陷性水肿。

64. 该患者水肿的主要原因为
A. 肾小球滤过率明显降低
B. 肾小球毛细血管壁通透性升高
C. 抗利尿激素增加
D. 醛固酮增加
E. 血浆胶体渗透压下降

65. 急性肾炎性水肿通常先出现在
A. 腹部　B. 足部
C. 身体下垂部位　D. 肾
E. 眼睑部

四、案例分析题：每道案例分析题至少 3～12 问。每问的备选答案至少 6 个，最多 12 个，正确答案及错误答案的个数不定。考生每选对一个正确答案给 1 个得分点，选错一个扣 1 个得分点，直至扣至本问得分为 0，即不含得负分。案例分析题的答题过程是不可逆的，即进入下一问后不能再返回修改所有前面的答案。

（66～68 共用题干）

正确的电镜病理诊断除病理医生的诊断水平外，很重要的条件之一是高质量的超薄切片。

66. 完成较为理想的超薄切片制作涉及的重要步骤有
A. 切片无污染
B. 切片有足够的反差，因此铅染时间越长越好
C. 组织固定要非常及时
D. 超薄切片的厚度与组织病理切片厚度相同
E. 组织固定要彻底，因此要有足够长的时间，锇酸固定一般需 24 小时以上
F. 超薄切片要求平展

67. 用于常规超薄切片染色的试剂有
A. 硝酸铅　B. 磷钨酸
C. 枸橼酸铅　D. 醋酸铀
E. 戊二醛　F. 聚乙烯亚胺染液

68. 超薄切片的污染直接影响对细胞超微结构的观察，引起污染的原因有
A. 染色液未过滤，产生颗粒沉积
B. 染色时接触到空气中的 CO_2
C. 切片不平展，皱折处易沉积染液
D. 染液 pH 值不合适
E. 染色时环境中灰尘多
F. 切片过大易于空气中的灰尘接触

（69～71 共用题干）

患者，女性，40 岁。B 型超声发现左侧卵巢有一直径 3cm 的囊肿。

69. 病理诊断可能是
A. 滤泡囊肿
B. 卵泡膜细胞瘤
C. 子宫内膜异位囊肿
D. Brenner 瘤
E. 黄体囊肿
F. 浆液性囊腺瘤
G. 结核

70. 如果囊肿恶变，通常形成
A. 胚胎性癌　B. 移行细胞癌
C. 黏液性腺癌　D. 绒毛膜癌
E. 透明细胞腺癌　F. 印戒细胞癌
G. 卵黄囊瘤

71. 提示 患者痛经，囊肿表面呈蓝色，内壁粗糙、黄褐色，内含浓稠巧克力样物。最可能的诊断是
A. 滤泡囊肿
B. 卵泡膜细胞瘤
C. 子宫内膜异位囊肿
D. Brenner 瘤
E. 黄体囊肿
F. 浆液性囊腺瘤
G. 结核

(72～74 共用题干)

患者，男性，42 岁。因“睾丸无痛性肿大3 个月余”来诊。镜下：肿瘤间质可见肉芽肿和淋巴细胞浸润。

72. 患者的诊断最有可能是
   A. 胚胎性癌
   B. 精母细胞性精原细胞瘤
   C. 精原细胞瘤
   D. 卵黄囊瘤
   E. 多胚瘤
   F. 绒毛膜癌
   G. 畸胎瘤
   H. 混合型生殖细胞肿瘤

73. 具有诊断价值的免疫组织化学检查是
   A. CEA　B. AFP
   C. HCG　D. HPL
   E. PLAP　F. CD30
   G. CD117　H. EMA

74. 形态学上需要与之鉴别的肿瘤有
   A. Leydig 细胞瘤　B. 淋巴瘤
   C. Sertoli 细胞瘤　D. 视网膜胚基瘤
   E. 粒细胞肉瘤　F. 颗粒细胞瘤

(75～77 共用题干)

患儿，男性，9 岁。因右侧大腿肿胀，伴发热，病情进展甚快而入院。8 天前突感右侧大腿肿胀，疼痛，伴有发热。继之，背部出现同样病灶，局部红肿。4 天前，曾一度昏睡。查体：全身皮肤出现多数红斑及大片瘀点，背部有一红肿病灶，右侧大腿红肿，有明显压痛。听诊：两肺可闻及湿性啰音。入院第 4 天，患儿突感剧烈腹痛，呼吸困难，接着心跳呼吸停止而死亡。

75. 诊断考虑的疾病有
   A. 右侧大腿软组织肉瘤，伴肺转移
   B. 右侧大腿感染，并发败血症
   C. 急性冠心病猝死
   D. 右侧大腿感染，并发脓血症
   E. 支气管肺炎
   F. 下腔静脉血栓脱落，导致急性肺动脉栓塞

76. 提示：尸检结果：右侧大腿皮肤发红，局部肿胀，切开，皮下、筋膜、肌肉充血，有脓液溢出。背部病灶切开，亦见充血及脓液溢出。两肺塌陷，各叶可见多数黄豆大、灰红色或灰黄色小病灶。胸膜有纤维素性渗出物。空肠肠壁见小脓肿。可以确诊的病变有
   A. 纤维素性化脓性胸膜炎
   B. 两侧自发性气胸
   C. 右侧大腿深部脓肿
   D. 背部脓肿
   E. 支气管肺炎
   F. 小肠脓肿
   G. 两肺多发性脓肿

77. 结合临床表现和上述尸检结果进行分析，在发病机制上正确的有
   A. 本例是右侧大腿深部脓肿所致的脓血症
   B. 由于肺脓肿破裂，导致自发性气胸
   C. 本例是右侧大腿深部脓肿所致的败血症
   D. 小肠脓肿为原发灶，化脓菌侵入血流，引起右大腿、背部及肺的转移性脓肿
   E. 肺脓肿破裂，导致纤维素性化脓性胸膜炎
   F. 大腿深部脓肿，造成机体抵抗力降低，以致并发支气管肺炎

(78～81 共用题干)

患者，男性，51 岁。头痛 1 年，逐渐加重 2 个月，突然死亡。尸检肉眼所见：左侧大脑额叶明显膨大，界限不清，切面：该处脑实质内见一灰红色肿物，与周围组

织界限不清，有较多小出血灶。左侧脑室受压，脑干受压后移。镜下：肿瘤细胞较密集，多较大，胞浆丰富、嗜酸性，核圆、偏于一侧，也可见少数梭形细胞。

78. 该患者左侧大脑额叶肿物的病理诊断最可能是
 A. 肥胖型星形细胞瘤
 B. 室管膜细胞瘤
 C. 神经鞘瘤
 D. 脑膜瘤
 E. 少突胶质细胞瘤
 F. 髓母细胞瘤

79. 该患者突然死亡的可能原因包括
 A. 脑内感染
 B. 部分小脑被推向枕骨大孔形成脑疝而压迫脑干
 C. 由于其他脏器的致死性疾病
 D. 脑梗死
 E. 肿瘤所致颅内压力增高，脑干受压后移，使呼吸心跳中枢受压
 F. 脑出血

80. 肥胖型星形细胞瘤和巨细胞型胶质母细胞瘤的鉴别诊断要点，在于后者
 A. 瘤细胞间见大量胶质纤维
 B. 瘤细胞及胞核更巨大，怪异且不规则
 C. 发病年龄较小
 D. 核染色质颗粒粗大见包涵体样胞浆陷入核内
 E. 瘤细胞间缺少纤细胶质纤维
 F. 主要见于大脑半球以外的部位

81. 关于肥胖型星形细胞瘤临床，病理特征的表述，正确的包括
 A. 多呈浸润性生长
 B. 易于演变为高级别胶质瘤
 C. 好发于大脑半球、基底节、小脑
 D. 发生于小脑者常累及小脑扁桃体
 E. 切除后易复发
 F. 常侵犯包膜

（82～84 共用题干）

患儿，男性，出生10天。因“脐部有分泌物5天”来诊。查体：脐部可见黏膜中央部有一窦孔，有分泌物。血常规：WBC 15×10^9/L，淋巴细胞0.6，中性粒细胞0.4。

82. 可能的诊断是
 A. 细菌性肠炎　B. 脐肠瘘
 C. 脐尿瘘　D. 脐部黏膜息肉
 E. 败血症　F. 溃疡性结肠炎

83. 手术可见脐部及回肠有一通道，约5cm，光镜下，黏膜均为肠黏膜，部分肠黏膜可见淋巴细胞浸润，最有可能的诊断是
 A. 细菌性肠炎　B. 脐尿瘘
 C. 脐囊肿　D. 肠溃疡
 E. 脐肠瘘　F. 脐尿管囊肿

84. 此类先天性疾病最可能的致病因素是
 A. 脐导管未闭　B. 脐尿管剩件
 C. 卵黄囊剩件　D. 中肾管剩件
 E. 副中肾管剩件　F. 甲状舌管剩件

（85～87 共用题干）

患者，男性，58岁。因“自觉咽部不适”来诊。查体：右侧扁桃体Ⅱ度肿大，同侧颈部可扪及1个肿大的淋巴结，直径约2cm，活动，无触痛（见书末彩图）。

85. 考虑的诊断有
 A. 癌
 B. 结核
 C. 淋巴组织肿瘤
 D. 息肉
 E. 甲舌囊肿
 F. 慢性扁桃体炎急性发作

86. 提示临床怀疑肿瘤，并行活检。大体

检查：不规则组织1块，直径约0.4cm。镜检如下图6－86－1，图6－86－2所示。病理诊断考虑为

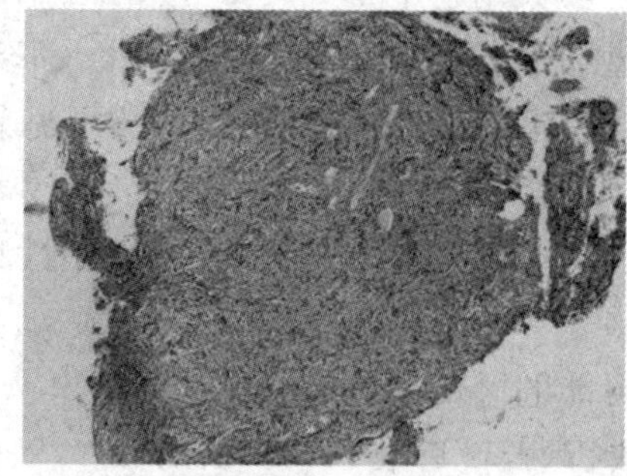

图6－86－1

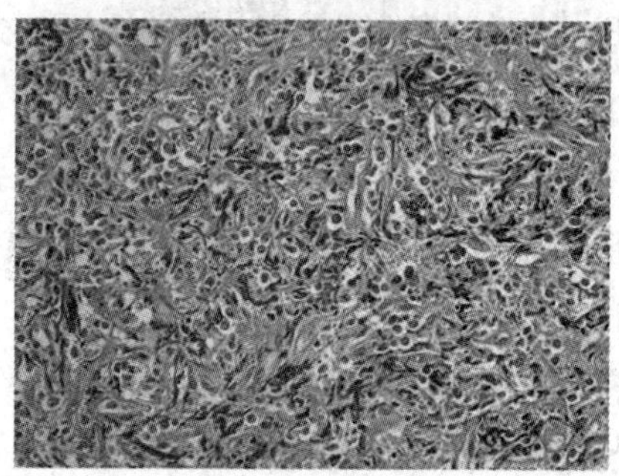

图6－86－2

A. 黑色素瘤
B. 非霍奇金淋巴瘤
C. 滤泡树突状细胞肉瘤
D. 慢性扁桃体炎急性发作
E. 低分化癌
F. 血管肉瘤

87. 提示免疫组织化学染色：PCK（－），HMB－45（－），S－100（－），CD79a（＋），CD3（－），CD10（＋），BCL－6（＋），MUM1（－），CD30部分（＋），Ki－67 50%。该结果支持的疾病诊断是
A. 间变大细胞淋巴瘤
B. 髓外浆细胞瘤
C. 弥漫大B细胞淋巴瘤
D. 低分化鳞状细胞癌
E. 粒细胞肉瘤
F. 恶性黑色素瘤

（88～90共用题干）

患者，女性，40岁。外阴见一疣状肿物体积2.5cm×2cm×1.5cm，切面肿物基部与间质分解清楚，镜下见鳞状上皮呈乳头状生长，有角化不全，乳头无纤维血管束，底部钉突整齐向间质呈推移式浸润。

88. 该患者应诊断为
A. 尖锐湿疣
B. CNⅢ级累及腺体
C. 鳞状细胞癌
D. 基底细胞癌
E. 疣状癌
F. 淋巴上皮瘤样癌

89. 鳞状细胞癌与疣状癌的鉴别要点为
A. 鳞状上皮呈乳头状生长
B. 细胞学的非典型性
C. 含有挖空细胞
D. 乳头无纤维血管轴心
E. 浸润性生长方式不同
F. 均无挖空细胞

90. 关于疣状癌叙述正确的是
A. 手术时要进行腹股沟淋巴结切除
B. 可以局部浸润
C. 从不发生转移
D. 发生淋巴结转移
E. 局部扩散范围可以非常广泛
F. 呈推移式浸润生长

（91～94共用题干）

患者，女性，31岁。因“间断肉眼血尿1年，再发2天”来诊。

91. 可能的病理诊断是
A. 系膜增生性肾小球肾炎
B. 薄基底膜肾病
C. IgA肾病
D. 过敏性紫癜性肾炎
E. 脂蛋白肾病

F. 原发性膜性肾病

G. 局灶性节段性肾小球硬化（FSGS）

92. 提示 肾活检，光镜：系膜增生性病变。病理诊断考虑为

A. 系膜增生性肾小球肾炎

B. 薄基底膜肾病

C. IgA 肾病

D. 过敏性紫癜性肾炎

E. 原发性膜性肾病

F. 局灶性节段性肾小球硬化（FSGS）

93. 免疫病理：肾小球系膜区有高强度、团块状 IgA 沉积。病理诊断考虑为

A. 系膜增生性肾小球肾炎

B. 薄基底膜肾病

C. IgA 肾病

D. 过敏性紫癜性肾炎

E. 原发性膜性肾病

F. 局灶性节段性肾小球硬化（FSGS）

94. 经仔细询问病史和体格检查，无皮肤、胃肠道等过敏表现。该病例的病理诊断为

A. 系膜增生性肾小球肾炎

B. 薄基底膜肾病

C. IgA 肾病

D. 过敏性紫癜性肾炎

E. 原发性膜性肾病

F. 局灶性节段性肾小球硬化（FSGS）

（95～97 共用题干）

患者，男性，57 岁。因右侧肢体瘫痪，颅内多发占位性病变收入院治疗。患者于 20 天前突感腹痛，2 天后出现不完全性运动性失语，继而出现完全性运动性失语。一周后出现右侧上肢及下肢瘫痪。此后病情进展，加重，出现神志不清，大、小便失禁。

95. 诊断考虑哪些疾病

A. 主动脉瓣血栓脱落所致的脑栓塞

B. 脑囊尾蚴

C. 细菌性脑脓肿

D. 左侧颞叶肿瘤

E. 左侧内囊出血

F. 阿米巴性脑脓肿

G. 感染性心内膜炎血栓脱落所致的脑栓塞

96. 提示：入院后，给予抗感染等治疗，病情不见缓解。之后出现全身黄疸，逐渐加重，并出现腹水，经抢救无效死亡。尸检结果：胰体部有一肿块，4.5cm × 3cm × 2.5cm；肝脏见多个结节病灶；胃大弯、肝门、右侧支气管旁淋巴结，以及小肠壁、大网膜均有肿瘤组织；门静脉及主动脉瓣血栓形成。尸检表明本例患有

A. 多结节性肝细胞癌

B. 小肠癌转移至胰和肝脏

C. 肝细胞癌引起黄疸

D. 胰腺癌导致阻塞性黄疸

E. 肝脏转移性癌

F. 胰腺癌

97. 提示：镜检显示，肝、胰、淋巴结及小肠壁均为低分化腺癌。本例疾病过程的正确表述有

A. 胰腺癌细胞侵入小静脉，经门静脉转移至肝脏

B. 主动脉瓣血栓形成导致脑栓塞和梗死

C. 门静脉血栓形成导致脑栓塞和梗死

D. 小肠腺癌转移至肝、胰、淋巴结

E. 胰腺癌细胞经淋巴道转移至肝、小肠和胃、肝门及支气管旁淋巴结

F. 多结节性肝癌转移至胰、淋巴结及小肠

G. 门静脉及主动脉瓣血栓形成是由于胰蛋白酶和胰腺癌坏死所产生的毒

性物质损伤血管内皮细胞；久病卧床，血流缓慢：血液凝固性升高。

（98～100 共用题干）

患者，男性，40 岁。Burkitt 淋巴瘤患者，进行腮腺肿块活检（见书末彩图）。

98. 镜检结果如图 6－98－1 所示，对该镜检结果叙述正确的是

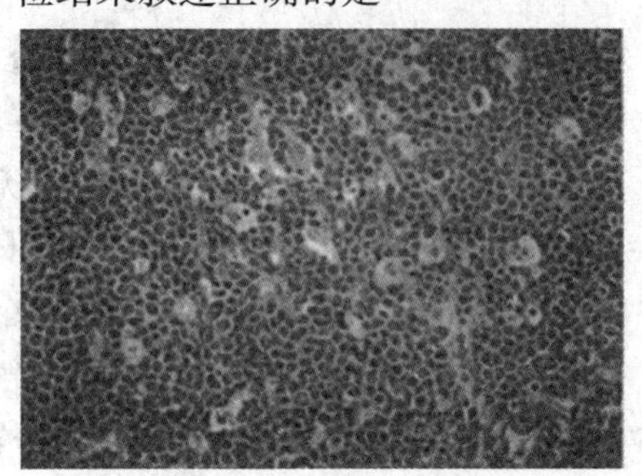

图 6－98－1

A. 可以形成大量滤泡样结构
B. 瘤细胞见散在巨噬细胞吞噬核碎片，形成“满天星”图像
C. 肿瘤细胞异型，中等大胞核，染色质颗粒粗大
D. 可见核分裂象
E. 肿瘤由弥漫增生的中等大小淋巴样细胞构成
F. 常见玻璃样变的血管

99. 下列可能与该肿瘤感染有关的病原微生物是

A. 黄曲霉菌　B. HPV16/18 型
C. HPV6/11 型　D. EBV
E. HBV　F. HAV

100. 该肿瘤发生了下列哪种分子遗传学改变

A. t（8；14）　B. t（16；12）
C. t（12；16）　D. t（14；18）
E. t（4；18）　F. t（15；17）

彩 图

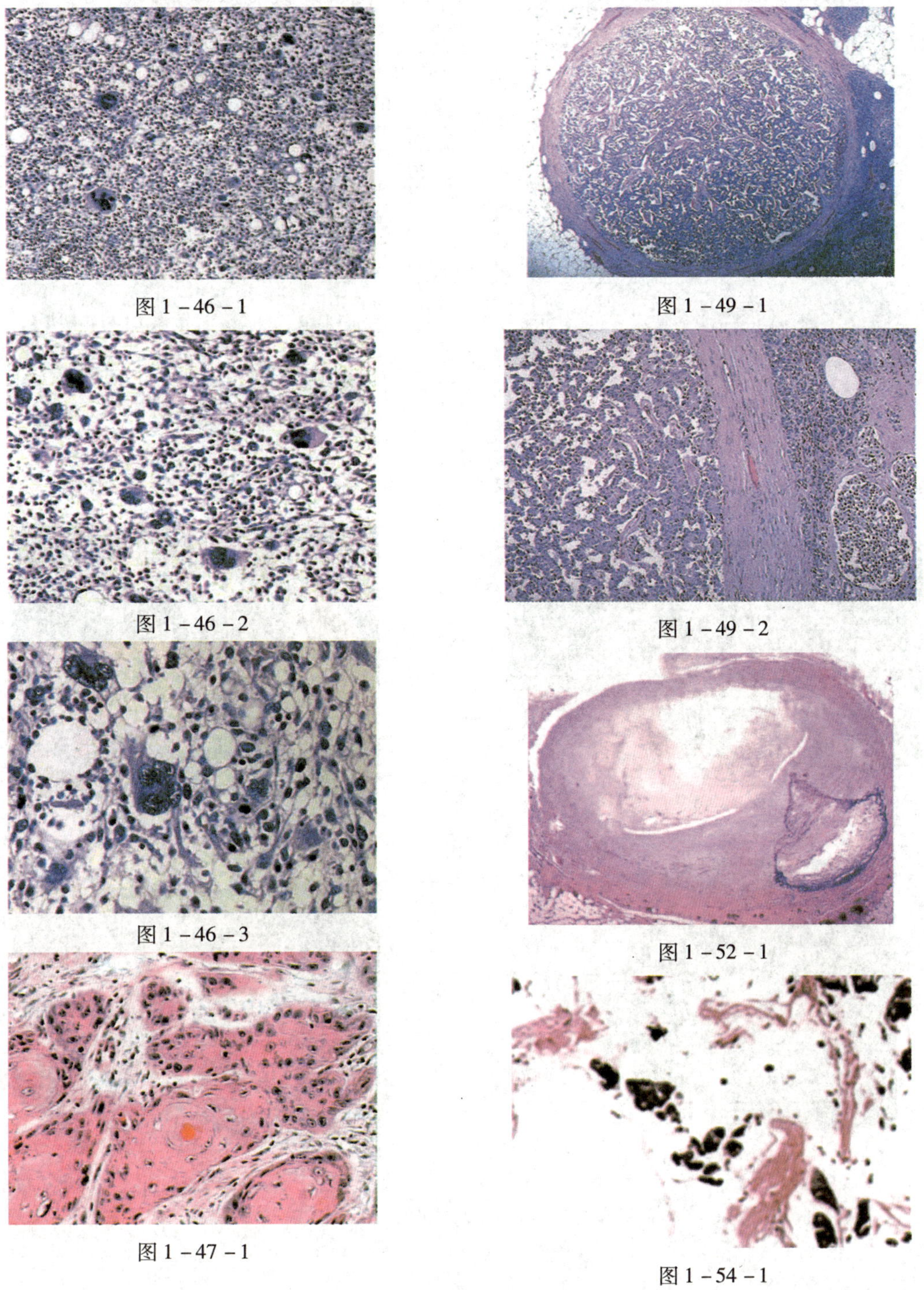

图 1－46－1

图 1－46－2

图 1－46－3

图 1－47－1

图 1－49－1

图 1－49－2

图 1－52－1

图 1－54－1

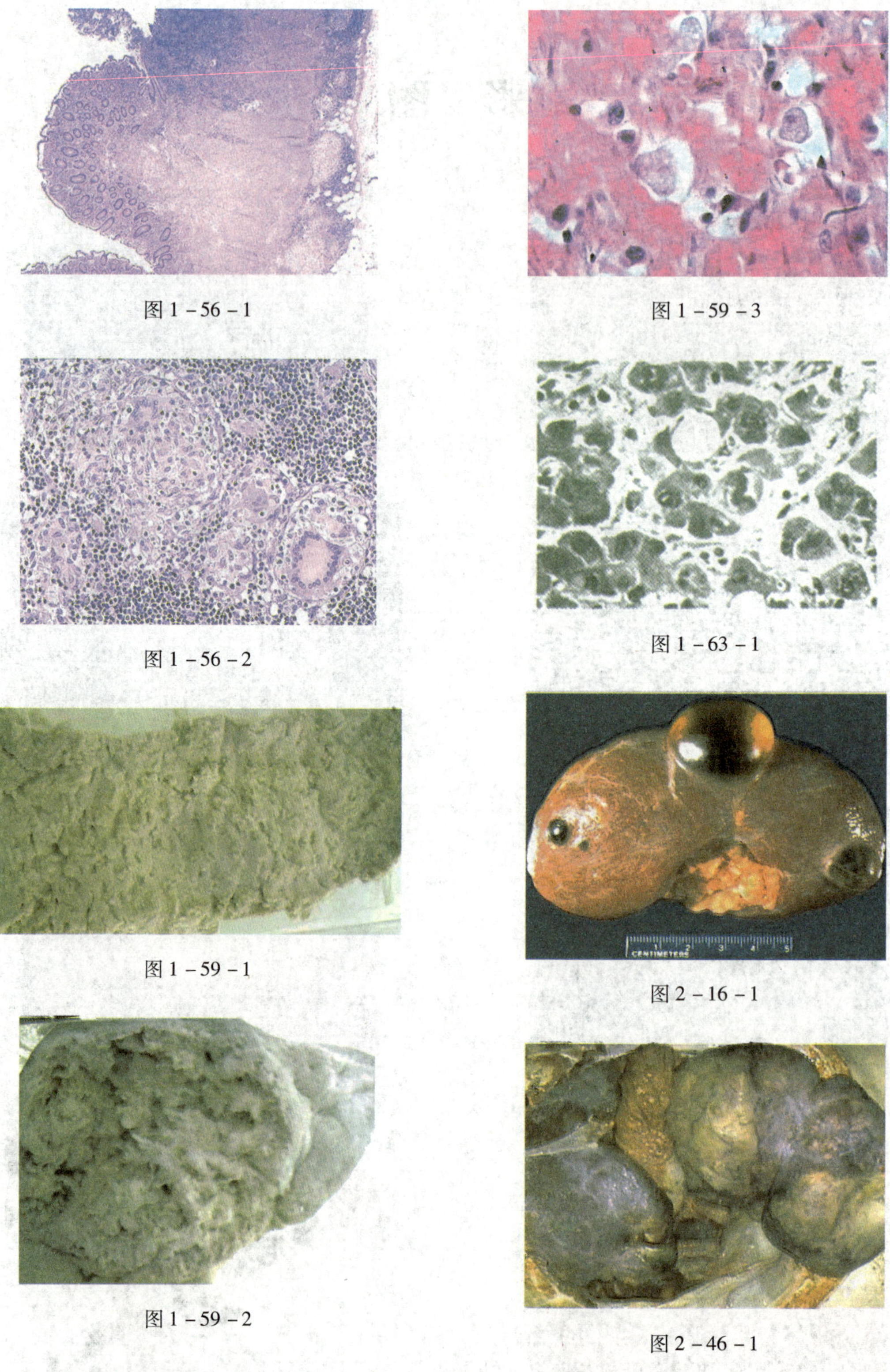

图 1－56－1

图 1－59－3

图 1－56－2

图 1－63－1

图 1－59－1

图 2－16－1

图 1－59－2

图 2－46－1

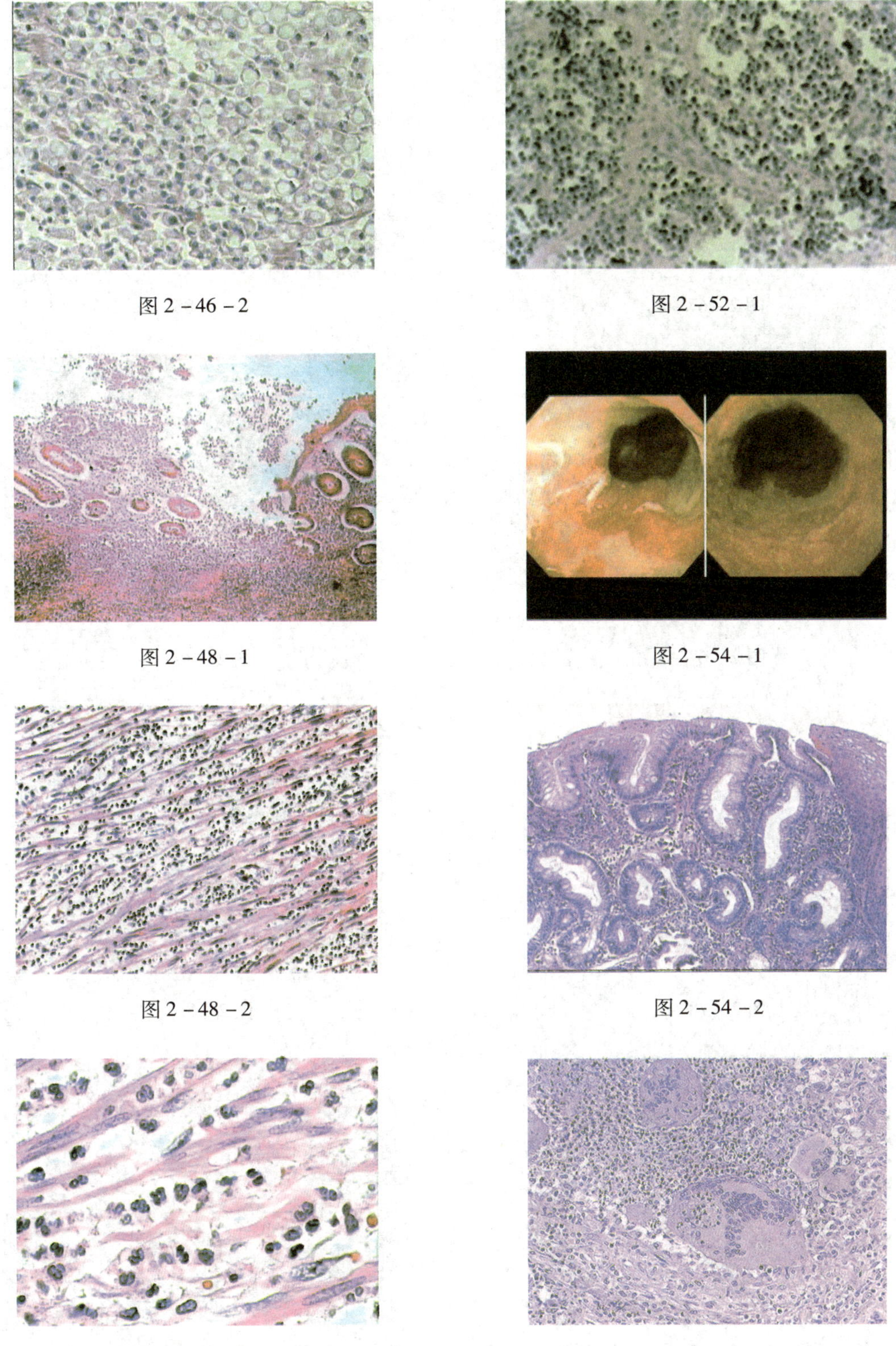

图 2－46－2

图 2－52－1

图 2－48－1

图 2－54－1

图 2－48－2

图 2－54－2

图 2－48－3

图 2－56－1

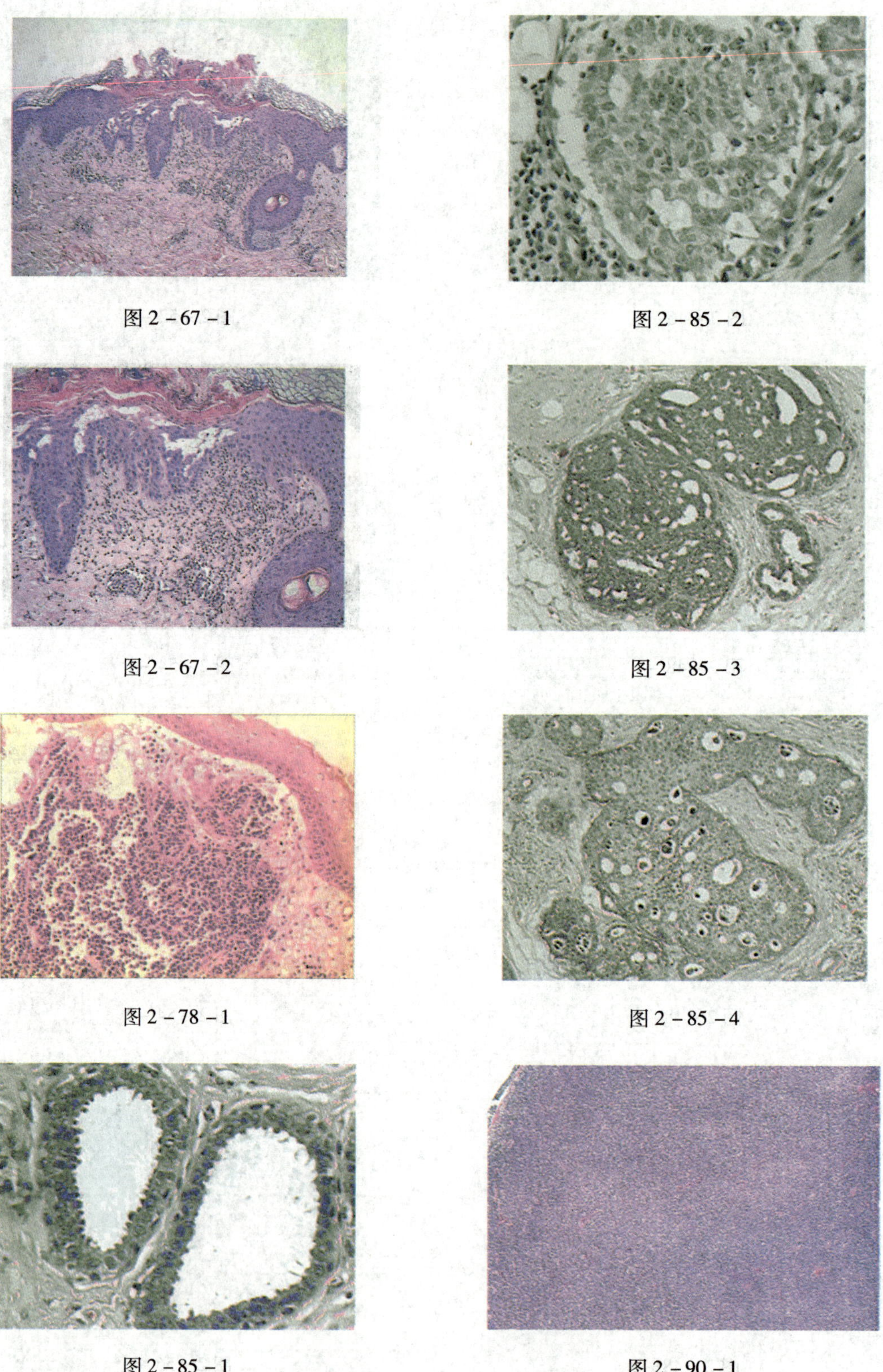

图 2-67-1

图 2-85-2

图 2-67-2

图 2-85-3

图 2-78-1

图 2-85-4

图 2-85-1

图 2-90-1

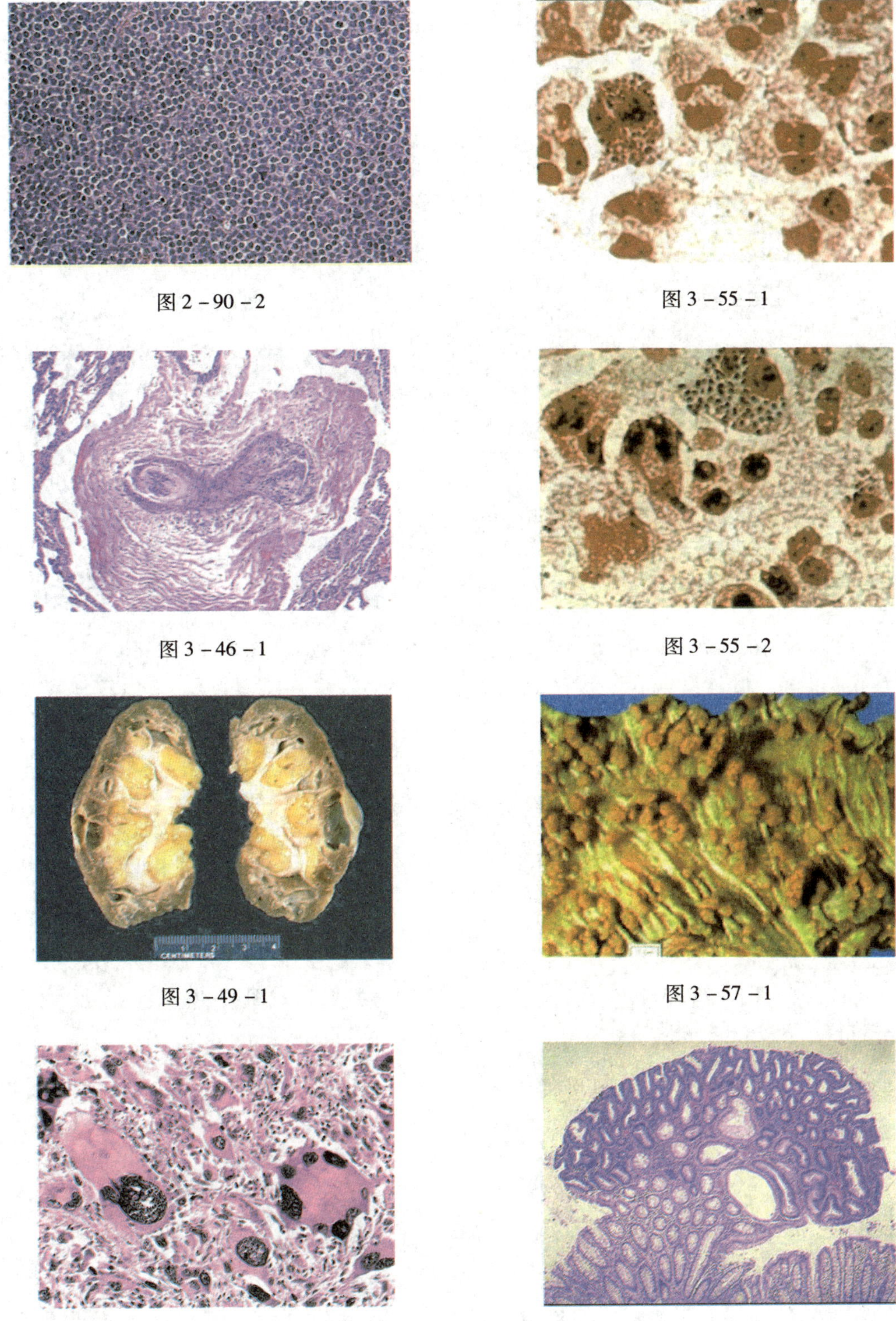

图 2 - 90 - 2

图 3 - 46 - 1

图 3 - 49 - 1

图 3 - 53 - 1

图 3 - 55 - 1

图 3 - 55 - 2

图 3 - 57 - 1

图 3 - 57 - 2

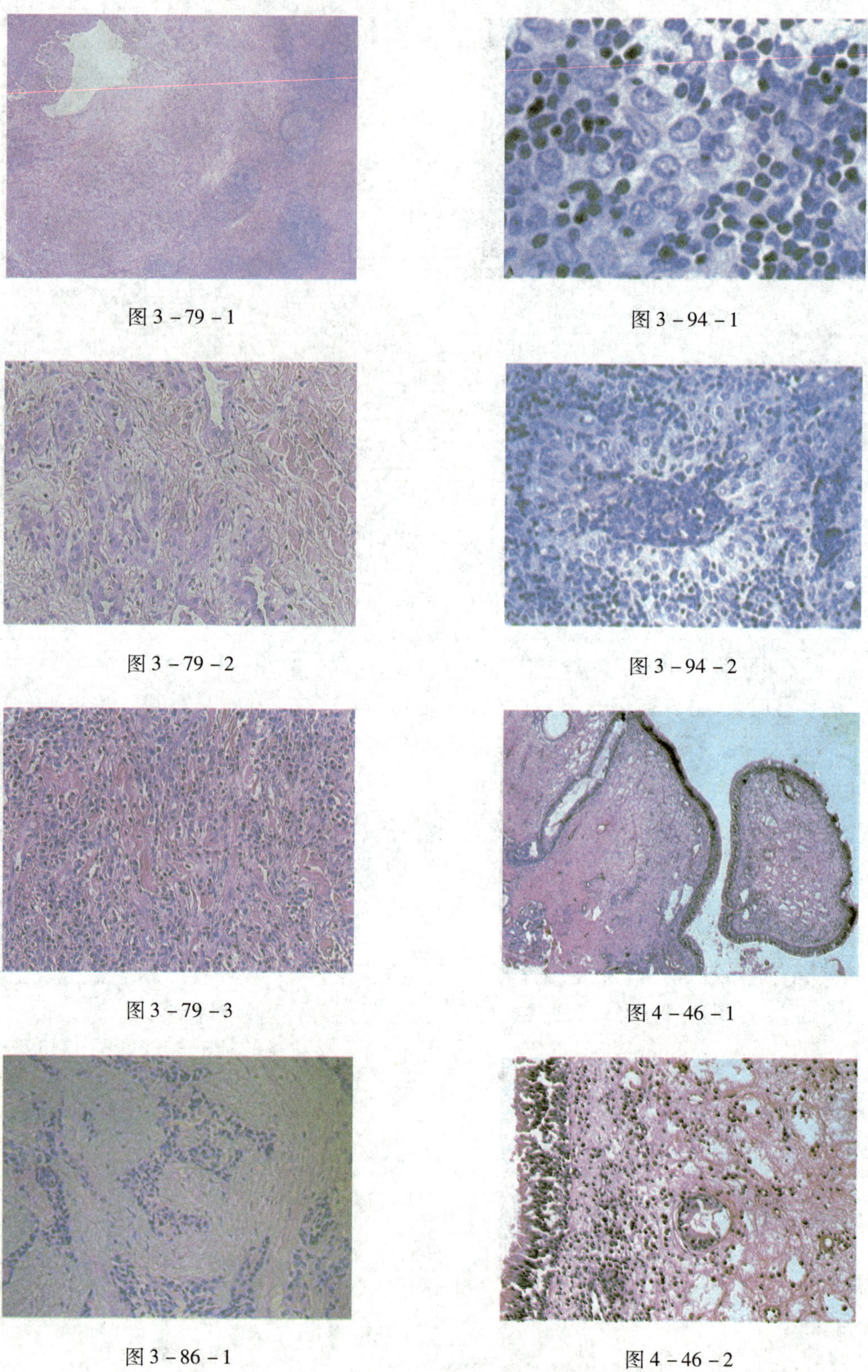

图 3－79－1

图 3－94－1

图 3－79－2

图 3－94－2

图 3－79－3

图 4－46－1

图 3－86－1

图 4－46－2

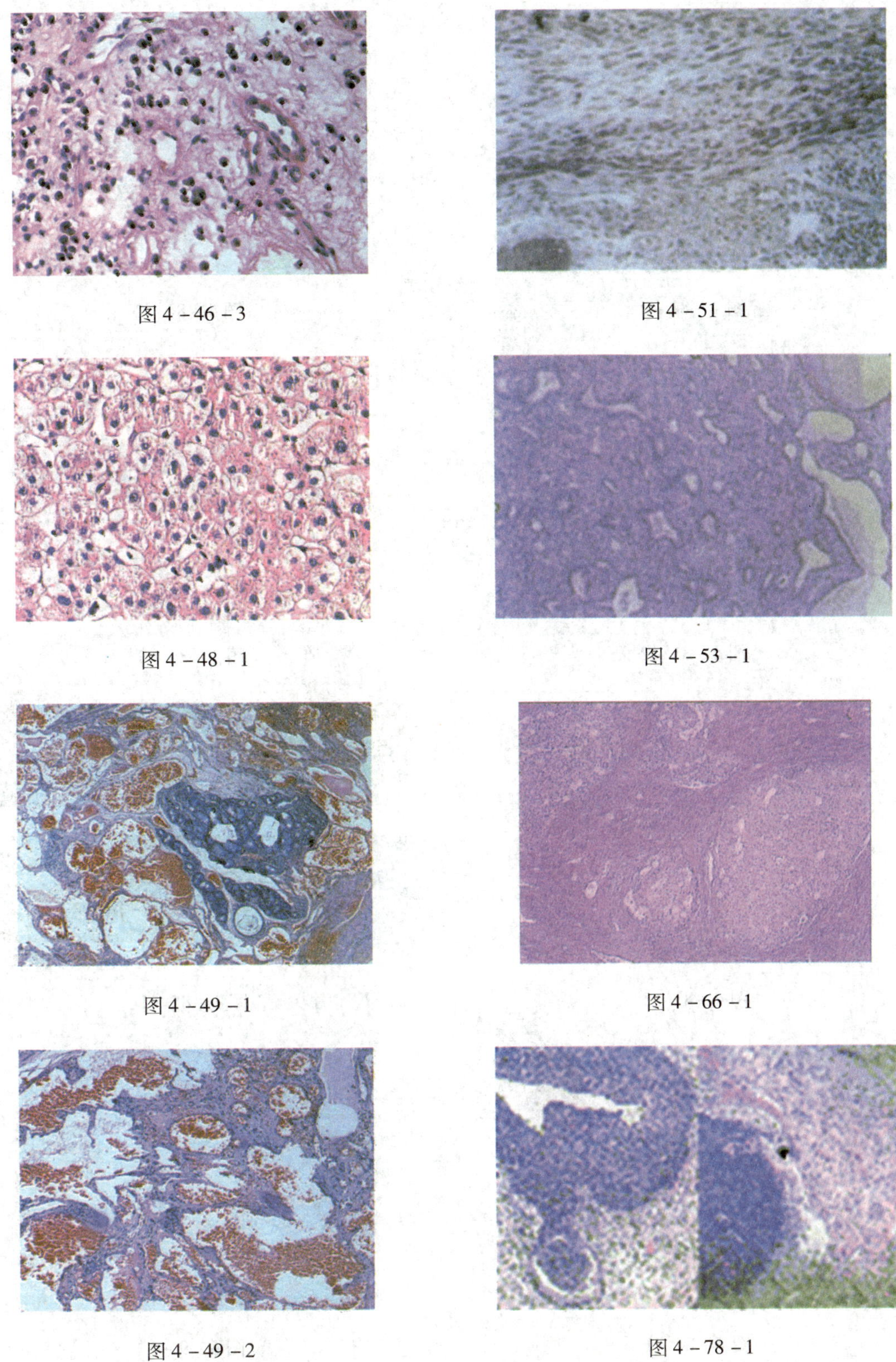

图 4－46－3

图 4－51－1

图 4－48－1

图 4－53－1

图 4－49－1

图 4－66－1

图 4－49－2

图 4－78－1

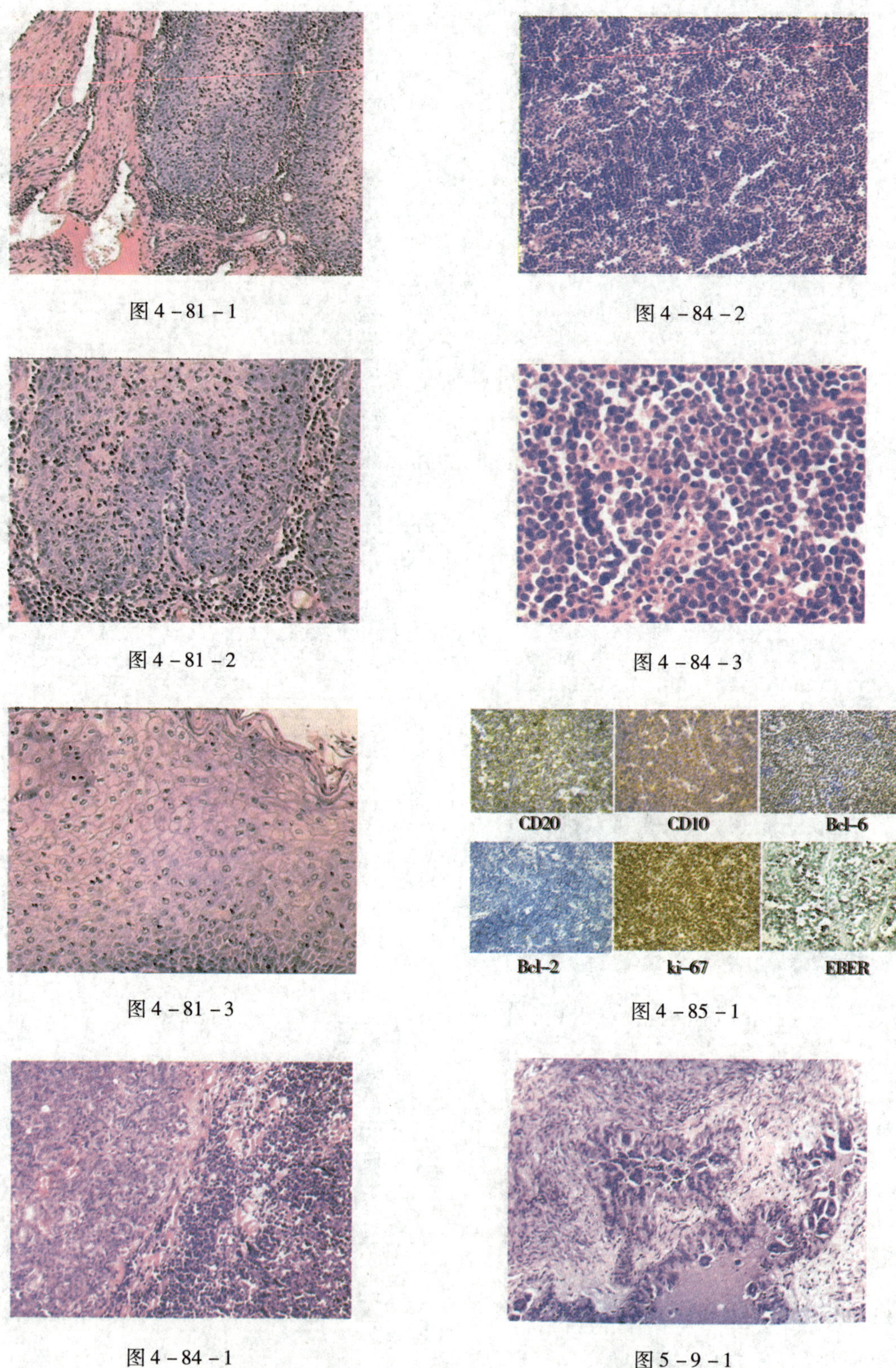

图 4－81－1

图 4－81－2

图 4－81－3

图 4－84－1

图 4－84－2

图 4－84－3

图 4－85－1

图 5－9－1

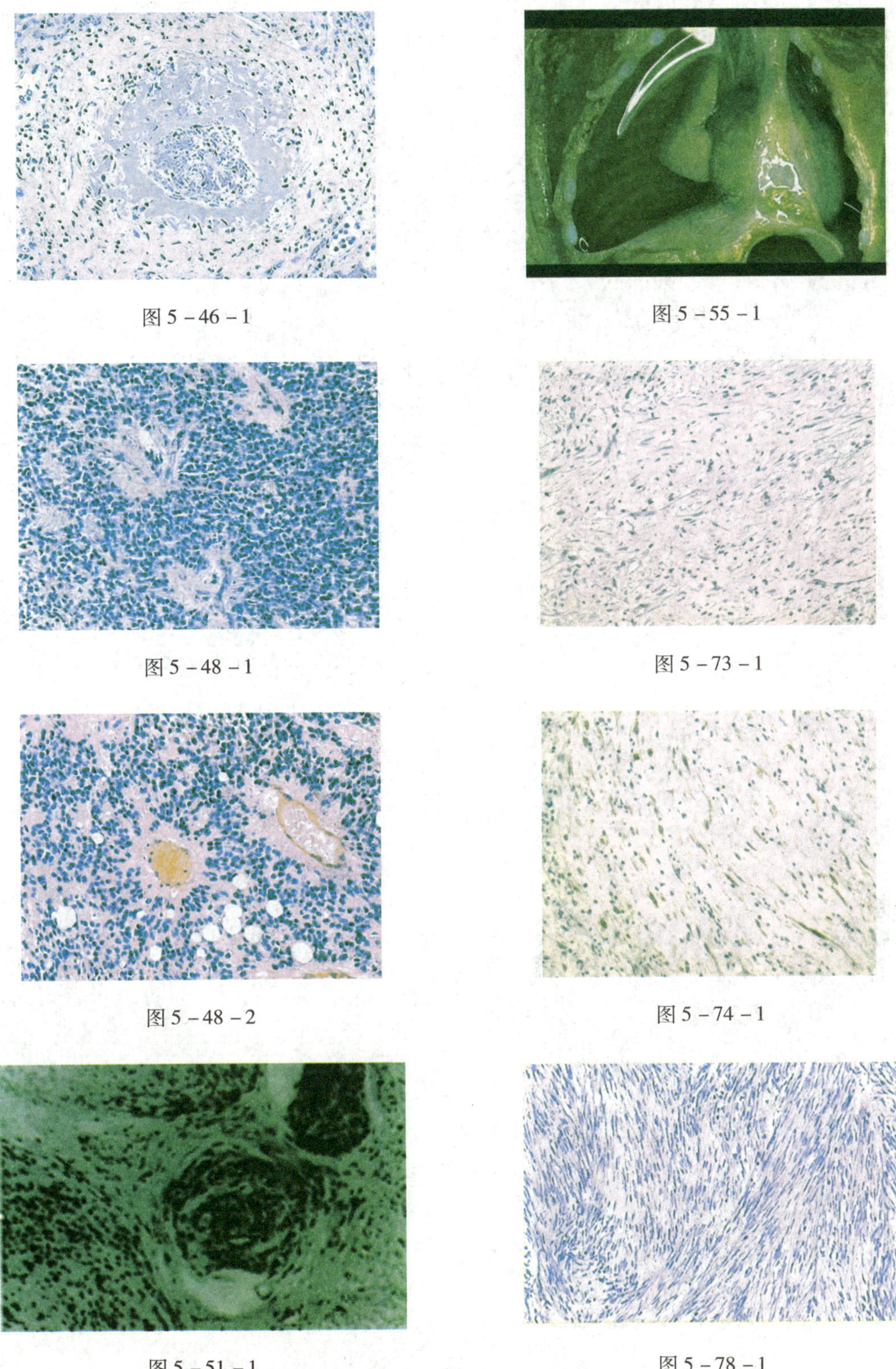

图 5－46－1

图 5－48－1

图 5－48－2

图 5－51－1

图 5－55－1

图 5－73－1

图 5－74－1

图 5－78－1

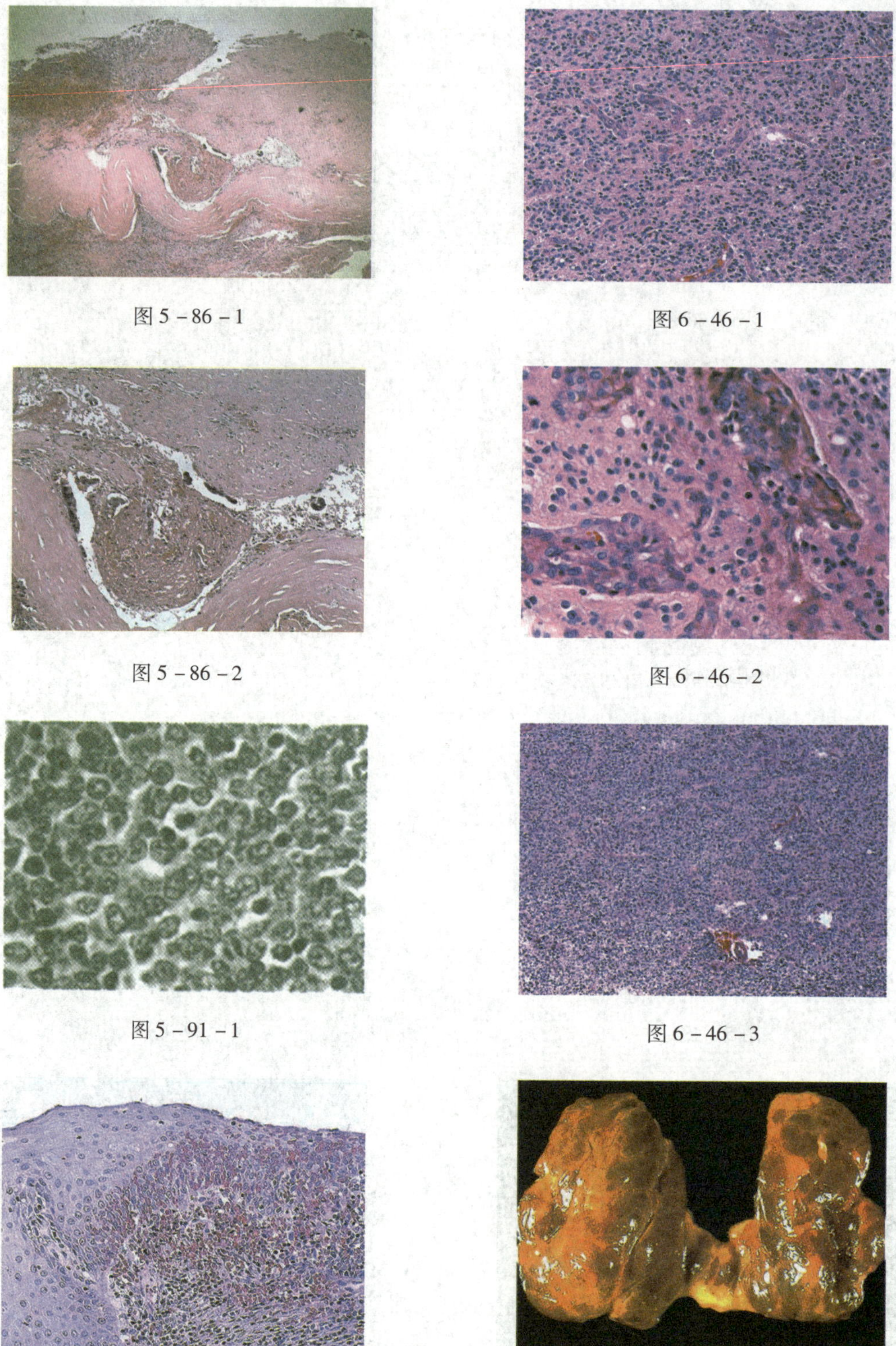

图 5-86-1

图 6-46-1

图 5-86-2

图 6-46-2

图 5-91-1

图 6-46-3

图 6-14-1

图 6-49-1

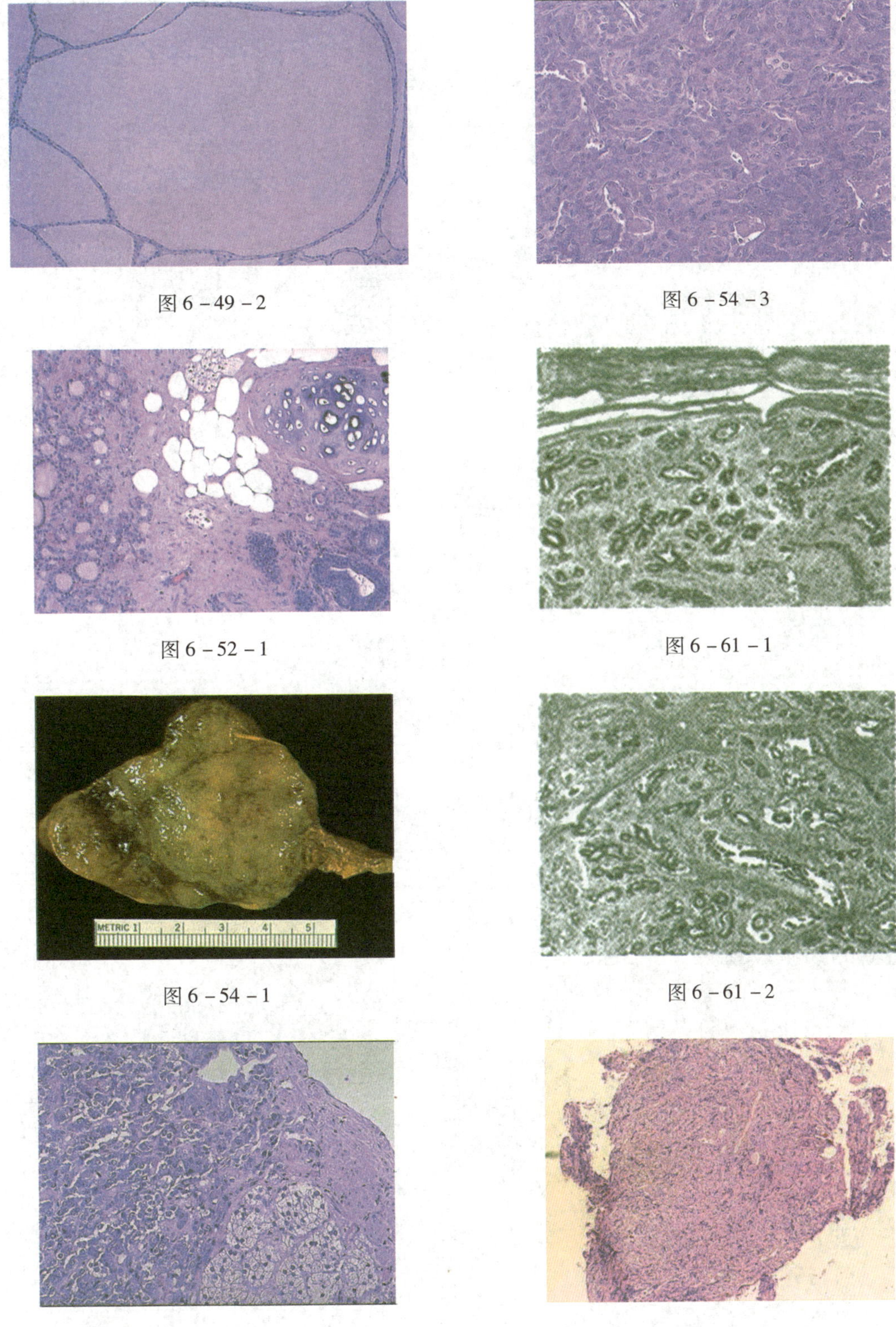

图 6－49－2

图 6－52－1

图 6－54－1

图 6－54－2

图 6－54－3

图 6－61－1

图 6－61－2

图 6－86－1

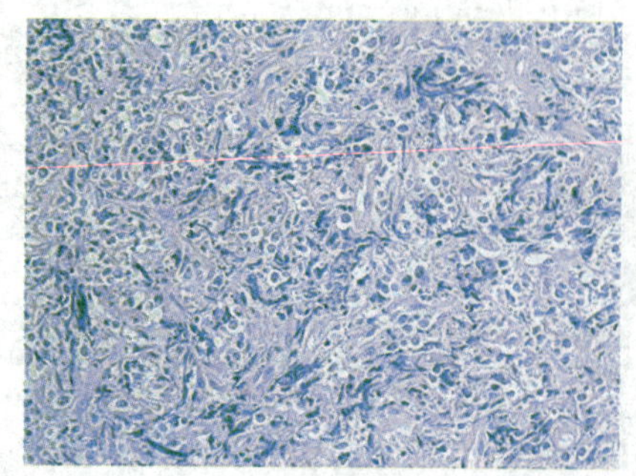

图 6 - 86 - 2

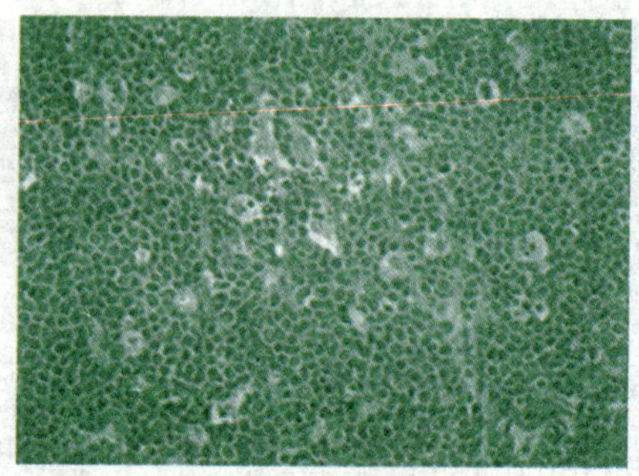

图 6 - 98 - 1

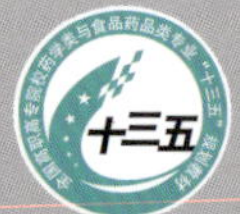

全国高职高专院校药学类与食品药品类专业“十三五”规划教材

药店经营与管理

第2版

（供药学类及药品经营与管理、药品服务与管理专业用）

主　编　梁春贤　俞双燕

副主编　殷作群　袁志学
段文海

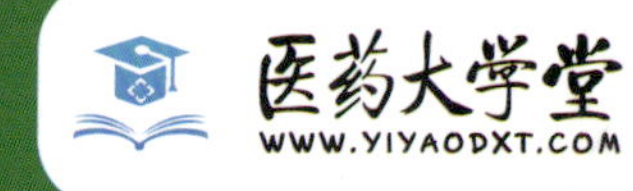

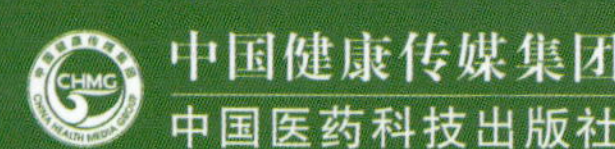

高级卫生专业技术资格考试用书

病理学全真模拟试卷与解析

（副主任医师/主任医师）

答案解析

英腾教育高级职称教研组　编写

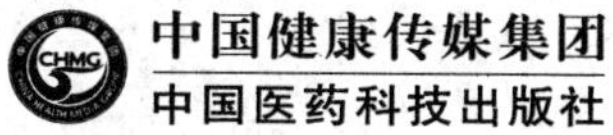

内容提要

根据人力资源和社会保障部、卫健委《关于深化卫生事业单位人事制度改革的实施意见》和《加强卫生专业技术职务评聘工作的通知》，高级卫生专业技术资格采取考试和评审结合的办法取得。本书是“高级卫生专业技术资格考试用书”系列之一，紧扣高级卫生专业技术资格考试前沿与新版考纲，包括两个分册：“全真模拟试卷”包含题型说明与6套高度仿真模拟试卷，其所设题目数量、题型比例分配、难易程度、考核知识点构架均严格模拟真题；“答案解析”为6套模拟试卷的全解析版，有助于考生及时检验复习效果，有的放矢地归纳、梳理并记忆考试重点、难点与易错点，主要适用于参加卫生专业技术资格高级职称考试（副高、正高）评审申报人员在最后阶段冲刺备考，高分通过考核。

图书在版编目（CIP）数据

病理学全真模拟试卷与解析/英腾教育高级职称教研组编写．—北京：中国医药科技出版社，2023.1

高级卫生专业技术资格考试用书

ISBN 978－7－5214－3507－8

Ⅰ.①病…　Ⅱ.①英…　Ⅲ.①病理学－资格考试－题解　Ⅳ.①R36－44

中国版本图书馆 CIP 数据核字（2022）第 212192 号

美术编辑　陈君杞

责任编辑　高一鹭　刘孟瑞

版式设计　友全图文

出版　**中国健康传媒集团**｜中国医药科技出版社

地址　北京市海淀区文慧园北路甲 22 号

邮编　100082

电话　发行：010－62227427　邮购：010－62236938

网址　www.cmstp.com

规格　787×1092 mm 1/16

印张　10

字数　214 千字

版次　2023 年 1 月第 1 版

印次　2023 年 1 月第 1 次印刷

印刷　北京紫瑞利印刷有限公司

经销　全国各地新华书店

书号　ISBN 978－7－5214－3507－8

定价　48.00 元

获取新书信息、投稿、为图书纠错，请扫码联系我们。

目录

全真模拟试卷（一）答案解析

一、单选题

1. E 动脉粥样硬化是高血压造成的后果，而不是高血压发病原因。

2. C 低分化鳞癌恶性度最高，只对放疗敏感。

3. C 实质细胞增生见于炎症刺激或肿瘤等因素，淤血不会造成实质细胞增生。

4. B 变态反应和寄生虫感染中多见嗜酸性粒细胞浸润，伤寒杆菌感染中多见单核细胞，乙脑病毒感染、溶血性链球菌感染、葡萄球菌感染多见中性粒细胞。

5. D 脾脏的组织结构致密，侧支循环不充分，因此脾动脉分支完全阻塞时脾脏是贫血性梗死。

6. D APUD瘤指具有神经内分泌特征的肿瘤，肺小细胞癌、甲状腺髓样癌、类癌和嗜铬细胞瘤均具有神经内分泌特征，均表达NSE、CgA等神经内分泌标记，而肺腺癌属于腺上皮恶性肿瘤，不是神经内分泌肿瘤。

7. B 小叶性肺炎属于化脓性炎症。

8. A 麻疹病毒与麻风病有关，疱疹病毒与单纯性疱疹等病毒感染有关，腺病毒与呼吸道或胃肠道等感染有关，HTLV－1与T淋巴细胞白血病有关，只有EB病毒与Burkitt淋巴瘤有关。

9. C 系统性红斑狼疮属于自身免疫性疾病，当血清学检测自身抗体可以提示已经引起组织病理严重损害。

10. E 胃溃疡病的并发症按发病率由高到低的顺序是：①出血：溃疡底部血管破裂可引起呕血和黑便；②穿孔：引起急性弥漫性腹膜炎；③幽门狭窄：瘢痕收缩引起幽门狭窄，患者出现呕吐；④癌变。

11. C 病毒性肝炎的基本病理变化包括：①肝细胞变性，有细胞水肿、脂肪变性和嗜酸性变；②肝细胞坏死，有溶解坏死、点状坏死、碎屑样坏死、桥接坏死；③淋巴细胞和单核细胞浸润；④肝细胞再生，Kupffer细胞增生、肥大；⑤间质反应性增生和小胆管增生。

12. B 胃窦泛指幽门部，是指胃角与幽门的区域，是胃溃疡和胃癌的好发部位。

13. A 肺结核瘤大体有包膜，中心为干酪样坏死物，外有纤维组织包绕的球形结节，干酪样坏死切面呈淡黄色豆渣样，该患者肺部肿块手术切除标本，肉眼观察肿块3cm，有包膜，实性，质软，切面呈淡黄色豆渣样。因此该患者诊断为肺结核瘤。

14. B 高分化鳞状细胞癌和角化性棘皮瘤的区别主要是前者有皮下组织深层浸润，而后者病变仅局限于表皮，未突破基底膜。

15. D 原发性和继发性肺结核除通过上述淋巴道和支气管播散外，也可通过血行播散引起粟粒性结核和肺外结核病。肺内原发病灶、再感染灶或肺门干酪样坏死灶，以及肺外结核病灶内的结核杆菌侵入血流或经淋巴管由胸导管入血，均可引起血源播散性结核病。结核杆菌在短时间内一次或反复多次大量侵入肺静脉分支，经左心至大循环，播散到全身各器官如肺、肝、脾和脑膜等处，可引起急性全身粟粒性结核病；如急性期不能及时控制而病程迁延3周以上，或结核杆菌在较长时期内每次以少量反复多次不规则进入血液，则形成慢性粟粒性结核病。

16. A 毛霉菌病由毛霉菌引起，只有在宿主免疫耐受、抵抗力降低时才致病，因此本病几乎全为继发性。多继发于糖尿病基础上，毛霉菌病常见的三个原发部位是鼻窦、肺和胃肠道。常浸润血管，通过血行广泛播散至其他器官，毛霉菌菌丝粗大，呈直角分支，HE染色切片即可辨别。

17. D 渗出液的特点是细胞数量多、蛋白含量高、比重大、外观混浊、静置后可自凝，其发生原因多与炎症有关。

18. D 良性肿瘤不转移，手术切除后很少复发，恶性肿瘤常有转移，手术切除等治疗后较多复发。

19. E 癌组织先在肝内直接蔓延，易在肝内沿门静脉分支播散、转移，使肝内出现多处转移结节。肝外转移通过淋巴道，可转移至肝门淋巴结、上腹部淋巴结和腹膜后淋巴结。晚期通过肝静脉转移至肺、肾上腺、脑及肾等处。侵入肝表面的癌细胞脱落后可形成种植性转移。

20. E 流行性乙型脑炎的病变以大脑皮质、基底核和视丘最为严重，小脑皮质、丘脑和脑桥次之，脊髓病变最轻。

21. B 胶原纤维具有很强的韧性，因此抗拉强度主要取决于胶原纤维的含量和排列形态。

22. C Kupffer细胞为巨噬细胞，是主要的慢性炎症细胞。可出现于病毒性肝炎，不出现于门脉性肝硬化。

23. D 显微镜下观察到肺小动脉和毛细血管内有羊水的成分是诊断羊水栓塞的依据。

24. B 小叶原位癌的病变特点：癌细胞为实体排列，体积较导管内癌细胞小，大小形状基本一致，核为圆形或者卵圆形，很少有核分裂象。增生的癌细胞未超过基底膜。癌细胞通常无坏死，也无间质的纤维组织增生和炎症反应。

25. E 我国流行的血吸虫病为由日本血吸虫感染所致。寄生于钉螺体内的血吸虫尾蚴释放入水后，钻入人体皮肤或黏膜并变为童虫。

二、多选题

26. BD 卵巢雌激素是调节子宫内膜和乳腺分泌状态的激素，雌激素分泌过多而孕酮相对缺乏，造成子宫内膜持续增生，即子宫内膜增生症，而乳腺会造成纤维囊性变。女阴营养不良又叫外阴白斑，是指外阴局部神经与血管营养障碍引起的组织变性和色素改变的疾病，与雌激素无关。子宫宫颈上皮不典型增生与HPV感染有关，而与雌激素无关。宫颈息肉的产生基本都是由于长期炎症的刺激，同样与雌激素无关。

27. ABC Goodpasture综合征又叫肺出血－肾炎综合征，从字面可以大体理解为肺出血和肾炎的一些表现，肾炎的表现主要是肾小球毛细血管袢纤维蛋白样坏死，新月体的形成以及基底膜断裂，肾小球系膜细胞增生，而不是毛细血管内皮细胞增生。同时有中性粒细胞的浸润，无嗜酸粒细胞浸润。

28. BDE 引起炎性渗出的化学介质主要包括：血管活性胺、花生四烯酸代谢物、白细胞产物、细胞因子、血小板激活因子、一氧化氮和神经肽。其中前列腺素属于花生四烯酸代谢物，活性氧代谢产物属于白细胞产物。

29. ACDE 肾细胞癌多位于肾两极，界限清晰，切面多彩状，细胞血管丰富，因此易早期血道转移，形态最常见的是透明细胞型，可也有乳头状和管状。

30. ABCD 恶性肿瘤与良性肿瘤的区别：前者生长速度快、可见病理性核分裂像、浸润性生长、细胞具有明显异型性，年龄不是两者区分的条件。

31. BCDE 细胞周期（cell cycle）由间期（interphase）和分裂期（mitoticphase，M期）构成。间期又可分为G_1期（DNA合成前期）、S期（DNA合成期）和G_2期（分裂前期）。

32. ABCDE 平凹型、平一楔形和双凹型主要用于正常组织标本取材使用，薄型切片刀用于切术中冰冻组织，一次性刀片主要用于传染性标本，以上均是病理组织切片常用刀片，只是用处不同。

33. ABCDE 干型结核型腹膜炎时肠粘连伴有坏死，大网膜收缩，因此触摸会有柔韧感。肺结核常见于右肺上叶上部和下叶上部，因为右侧支气管高于左侧，且通气更好。成年人免疫力较强，因此好发继发性肺结核。而肾结核多单侧，且男性多于女性。儿童免疫力低下，因此好发结核型脑膜炎。

34. ABE 脂肪变性就是细胞内脂肪细胞的异常蓄积，发生于心脏会形成“虎斑心”。因肝脏是脂质代谢的主要场所，也是脂肪变性最常见的器官。肾脂肪变性主要发生于肾小管上皮，因其原尿脂蛋白增高和肾小管上皮重吸收脂蛋白增多造成脂肪变性。脾脏和肺脏基本不发生或很少发生脂肪变性。

35. ABE 风湿性心内膜炎主要位于瓣膜闭锁缘，成分主要是血小板，因此是白色血栓，易机化，黏附性强，不易脱落，如果不彻底治疗，反复发作，因其不易脱落所以会导致瓣膜增厚，导致变形。

36. ABCE 白血病的分类主要根据发病疾患及病程长短分为急性和慢性；根据血内白血病细胞的多少诊断为白血病；根据幼稚细胞分化的高低诊断白血病的分化程度；根据白细胞的类型分为粒系、髓系及巨核系。但是淋巴结受累的情况不是白血病分类的依据。

37. BDE 大咯血是由于严重二尖瓣狭窄，左心房压力突然增高，肺静脉压增高，支气管静脉破裂出血所致，可为二尖瓣狭窄首发症状，多见于二尖瓣狭窄早期。二尖瓣狭窄特征性的杂音为心尖区舒张中晚期低调的隆隆样杂音，呈递增型，局限，左侧卧位明显，运动或用力呼气可使其增强，常伴舒张期震颤，房颤时杂音可不典型。心影显示左心房增大，后前位胸片上右心房边缘的后方有一密度增高影（双心房影），左心缘变直。

38. ABCDE 扩张型心肌病是一种进行性心脏增大、心脏扩张和收缩能力下降的疾病，主要表现为心内膜下纤维化，心腔明显扩张，进而心脏重量增加。因心腔的增大输出的血量的堆积，造成附壁血栓形成，但是一般瓣膜无器质性改变。

39. ABDE 吞噬溶酶体的细菌可被依赖氧的机制和不依赖氧的机制杀伤和降解，但通常达不到将全部病原菌杀灭的程度。IgG的Fc段、C3b和凝集素等调理素，可以通过包裹微生物而增强白细胞吞噬功能，即调理素化；活性氧（H_2O_2）不足以杀灭细菌，中性粒细胞胞质内的髓过氧化物酶（MPO）可催化H_2O_2和Cl^-产生次氯酸，次氯酸（即活性氧代谢产物）是强氧化剂和杀菌因子；对微生物的杀伤还可以通过不依赖氧的机制，如细菌通透性蛋白（使细菌外膜通透性增加）、溶菌酶（水解细菌糖肽外衣）、阳离子蛋白、乳铁蛋白（具有细胞毒性）均有杀菌作用；氧代谢产物（如次氯酸）可以通过损伤病原微生物细胞膜及DNA参与病原微生物的杀伤。

40. DE 主动脉粥样硬化病变好发于主动脉的后壁及其分支开口处，以腹主动脉病变最为严重，其后依次为胸主动脉、主动脉弓和升主动脉。冠状动脉粥样硬化根据病变检出率和统计结果，以左冠状动脉前降支为最高，其余依次为右主干、左主干或左旋支、后降支。肾动脉粥样硬化可引起 AS 性固缩肾。四肢动脉粥样硬化以下肢动脉为重，常发生在髂动脉、股动脉及前后胫动脉。

41. ABE HPV 感染可能是宫颈鳞状细胞癌发病的主要因素。EBV 与鼻咽鳞状细胞癌关系密切。HBV 和 HCV 与肝细胞癌关系密切。

42. ABC 恶性高血压特征性的病理变化是坏死性细动脉炎和增生性小动脉硬化，主要累及肾的入球动脉，动脉内膜和中膜发生纤维素样坏死。上述病变亦可发生于脑和视网膜。

43. ABDE 约 30% 的艾滋病患者可伴发卡波西肉瘤，本例男性艾滋病患者，肿物伴有皮损，应考虑发生了卡波西肉瘤。卡波西肉瘤是一种局部浸润性血管内皮肿瘤，常见于下肢皮肤，可伴溃疡形成，结节期的卡波西肉瘤于镜下可见肿物由增生的梭形细胞组成，梭形细胞和血管间可见裂隙样腔隙，梭形细胞内外可见 PAS 阳性的嗜伊红色透明小体。多数病例肿瘤细胞无明显的异型性，核分裂象不多见，为低度恶性，高度恶性少见。

44. ACD 纤维蛋白（原）降解产物（FDP）有明显的抗凝作用，如 X、Y、D 片段可妨碍纤维蛋白单体聚合。Y、E 片段有抗凝血酶作用，多数碎片可与血小板膜结合，降低血小板黏附、聚集、释放等功能。

45. BCD HAV、HEV 一般不引起病毒携带者状态，也不会导致慢性肝炎的发生。

三、共用题干单选题

46. C 皮肤的恶性纤维组织细胞瘤，瘤细胞体积奇形怪状，大小不一，核浆比增大和分裂象多见。

47. E 皮肤鳞状细胞癌，正常的鳞状上皮结构消失，肿瘤细胞呈巢团状排列，高分化者会出现角化珠。

48. C 肿瘤组织结构和细胞形态与相应的正常组织有不同程度的差异，称为肿瘤的异型性。

49. C 1. 胰岛素瘤临床特点：①高胰岛素血症、低血糖；②患者发作时出现恍惚、意识障碍甚至昏迷，进食或注射葡萄糖可缓解；③空腹血糖一般低于 50m/dl。2. 肉眼圆形或椭圆形，境界清楚，薄膜完整或不完整，色浅灰红或暗红，质软，均质，可继发纤维组织增生、钙化、淀粉或黏液样变性和囊性变。光镜下，瘤细胞排列形式多样，有的呈岛片状排列（似巨大的胰岛）或团块状，有的呈脑回状、梁状、索带状、腺泡和腺管状或呈菊形团样结构，还可呈实性、弥漫、不规则排列及各种结构混合或单独排列。期间为毛细血管，可见多少不等的胶原纤维分割瘤组织。3. 胰腺内分泌肿瘤的良恶性仅从组织、细胞形态学上很难区别，主要取决于有无侵袭周围组织、器官或（和）发生转移。

50. B ①常见于 20 ~ 50 岁成人；②胰岛素瘤中胰岛素染色阳性；③大多数肿瘤最大径 1 ~ 2cm；④瘤细胞形似胰岛细胞，呈小圆形、短梭形，染色质细颗粒状，可见小核仁，核分裂象少见，偶见巨核细胞。

51. E 光镜下，瘤细胞排列形式多样，有的呈岛片状排列（似巨大的胰岛）或团块状，有的呈脑回状、梁状、索带状、腺泡和腺管状或呈菊形团样结构，还可呈实性、弥漫、不规则排列及各种结构混合或单独排列。期间为毛细血管，可见多少不等的胶原纤维分割瘤组织。

52. E 冠状动脉内可见蓝色颗粒状物

质沉积，提示为病理性钙化，病理性钙化的概念即为软组织内出现固态性钙盐沉积。

53. D 病理性钙化分为营养不良性钙化和转移性钙化，营养不良性钙化主要发生于局部组织变性坏死基础上。

54. B 乳腺黏液癌多见于老年妇女，镜下呈现大量细胞外黏液，癌细胞漂浮于黏液中。

55. E 乳腺黏液癌有大量肉眼可见的细胞外黏液，产生黏液的细胞小、大小均匀，排列成簇状漂浮在黏液中。

56. B 患者病变发生在回盲部，并且肠管黏膜面可见鹅卵石样改变，多个纵行性裂隙存在。考虑克罗恩病，克罗恩的病理表现包括：肠黏膜鹅卵石样病变，裂性样溃疡，从肠道黏膜层深达肠道肌层，透壁炎症，非干酪样肉芽肿。

57. C 克罗恩病的炎症是透壁炎症，而不是表浅黏膜慢性炎。

58. E 克罗恩病常见并发症包括：①肠梗阻：由于肠管狭窄或肠袢粘连造成，一般为不完全性肠梗阻；②肠瘘：约10%的患者可因溃疡慢性穿孔而形成多种内瘘、肠－皮肤瘘和肛门瘘；③吸收不良：因肠黏膜广泛炎症和溃疡，造成营养素的吸收不良；④Crohn病与肿瘤的发生有一定的相关性，Crohn病患者肠癌的发生率可高达正常人群的6～20倍。

59. D 根据“男性，长期发热，腹痛腹泻伴肝区疼痛，肝肿大”结合“肝切面见一巨大脓肿，内含棕褐色果酱样液体”考虑为阿米巴肝脓肿，阿米巴肝脓肿时肝组织发生液化性坏死（果酱样），患者全结肠遍布溃疡，肠阿米巴时，肠黏膜坏死脱落，因此，几乎无完整黏膜。

60. B 阿米巴病基本病变为阿米巴原虫溶组织作用所致的组织液化性坏死，并非慢性肉芽肿性炎。

61. D 基因组DNA断裂时，暴露的3′－OH可以在末端脱氧核苷酸转移酶的催化下加上荧光素标记的dUTP，从而可以通过荧光显微镜或流式细胞仪进行检测，这就是TUNEL法检测细胞凋亡的原理。在原位检测细胞凋亡中敏感度很高。

62. A 体内细胞凋亡过程发展非常迅速，细胞常在数小时内完成凋亡并降解，凋亡细胞仅出现数分钟就消失，典型形态学特征是细胞体积缩小，胞质浓缩，有凋亡小体存在。

63. B 玻璃样变性是指细胞内或间质中出现半透明状蛋白质蓄积，细胞内玻璃样变性常见于酒精性肝病患者的肝细胞。本例患者有长期酗酒史，镜下于肝细胞质内、核旁见均质嗜酸性包涵体（蓄积蛋白质的镜下形态），即发生了肝细胞内玻璃样变性。

64. B 玻璃样变性是指细胞内或间质中出现半透明状蛋白质蓄积，或称透明变。

65. E 酒精性肝病时，肝细胞胞质中细胞中间丝前角蛋白变性，形成Mallory小体。

66. BDF 患者外伤伤口大，炎症反应大，愈合时间长属于二期愈合。二期愈合是不完全再生，进行纤维性修复。

67. CDF 影响创伤愈合的因素：①全身因素：年龄、营养；②局部因素：感染与异物、局部血液循环、神经支配、电离辐射。患者中年人，不存在年龄问题，外伤伤口深，有异物和脓性渗出物，感染严重。

68. D 伤口收缩是由伤口边缘新生的肌成纤维细胞的牵拉作用引起的，而与胶原无关。因为伤口收缩的时间正好是肌成纤维细胞增生的时间。

69. A 患者第一次愈合后，跛行，X线片复查：发现两断端股骨呈60°角愈合，说明是畸形愈合。

70. F 第一次愈合的问题主要是两断端股骨呈 60°角愈合，是断端复位和固定不佳的问题。

71. ABCDEF 第二次愈合患者进行了再次手术，钢板固定，抗感染，加强营养和锻炼。

72. ABCDEF 脑膜瘤，胶质瘤，脑脓肿，脑结核，寄生虫病，转移癌都可出现头痛、呕吐，都属于脑内占位性病灶。

73. ABCDEF 脑膜瘤的主要诊断方法是 CT，胶质瘤的主要诊断方式是快速病理诊断，脑脓肿的主要诊断方法是血清学检查，脑结核的主要诊断方法是 CT，PPD 可用于结核的诊断，寄生虫病的主要检查方法是病原学诊断，B 超，CT 等。

74. BD 脑寄生虫病和脑结核都可引起肉芽肿性炎症。脑膜瘤、脑胶质瘤、脑转移癌、脑脓肿无肉芽肿性炎症。脑膜瘤多见于中老年人，儿童少见，内皮型，纤维型，过渡型，砂粒体型，血管瘤型，微囊型，分泌型，化生型，富于淋巴浆细胞型。脑转移癌多见老年人。

75. B 脑血吸虫病的常见症状有假结核结节。脑膜瘤、脑胶质瘤、脑结核病、脑转移癌、脑脓肿无假结核结节。

76. B 做冰冻切片前，技术员通常应该将冰冻机温度调至 –25℃左右，方便临床提交申请单后，冰冻机可以正常运转，方便直接冰冻，节约大量时间。

77. F OCT 是一种粘合剂，冰冻切片时放在底座上面，将取材的组织放入其中，起到支持硬化作用，方便快速切片及保障组织平整。

78. ABDFG 造成术中冰冻切片出现皱褶的因素有很多，切片厚度过厚导致切片刀无法切平引起皱褶出现；组织块方向调节不准确也会造成皱褶出现；刀刃距离是评价能否切到组织的条件，不会造成皱褶出现；温度过高，组织不能完全冻结，是切片时最易导致皱褶出现的原因；切片的速度与皱褶出现无关；刀的角度有倾斜常导致皱褶出现；防卷板是冰冻机上防止皱褶出现的组件。

79. ABF 细小组织无法做快速切片，由于快速切片需要深修切片，细小组织很容易切光，无法留作常规组织切片，因此不能作为快速切片。脂肪组织含有大量脂肪酸，无法做快速切片成片。骨组织需要脱钙，切片刀无法切动，因此不能作为快速切片。

80. ABCDEF 冰冻切片主要用于 HE 染色后诊断，还可用于免疫组化和一些特殊染色的切片，包括：神经组织髓鞘染色、原位杂交、脂肪染色、酶的组织化学、HE 染色和免疫组化。

81. BCDEF 冰冻切片是快速诊断最常用的方法，是给临床提供初步诊断的重要手段，提供良恶性诊断，方便临床做初步的手术方案。然而冰冻切片的弊端在于：①容易出现切片不全或不能切片的情况；②易发生“结晶水”现象；③组织块易脱落；④已固定组织不能作冰冻切片；⑤切片易皱缩、卷缩或脱落；⑥适用范围比较局限。

82. B 做完冰冻切片后需要保持切片机恒定温度，调节至 –10℃，以保证切片机随时处于待命状态，应对随时有冰冻切片的需要。

83. AB 患者口腔出颊部疣状增生物，说明是肿瘤，表面破溃说明恶性肿瘤概率大，由于发生在颊部，突出的肿物，因此考虑为癌可能性大，颊部好发鳞状细胞癌，一般突出颊黏膜表面，伴有破溃，有长期吸烟史。

84. C 唇部属于黏膜组织，由于长期与外界刺激，表皮增生易恶变，最常见的肿瘤是鳞状细胞癌，且常伴有破溃。

85. EF 颊癌和唇癌均属于上皮源性恶性肿瘤，多为鳞状细胞癌，常好发在口腔中，吸烟是诱导鳞状细胞癌发生的重要致癌因素。

86. BEF 口腔鳞癌好发于老年男性，一般单发，部分多发，呈结节状突出表面，表面常伴有破溃，患者一般有长期吸烟史。

87. ABDEF 口腔鳞状细胞癌是老年人口腔常见的恶性肿瘤，其好发部位包括：颊部的颊癌、牙龈部龈癌、舌部舌癌、唇癌和软腭部腭癌。

88. ABCDEF 鳞状细胞癌是好发于表皮和黏膜的恶性肿瘤，口腔中最为常见，好发部位包括：口底、舌部、颊部、唇部、齿部和腭部。

89. ADE 颊黏膜癌主要是鳞状细胞癌，其癌前病变是黏膜白斑，表面多伴有溃疡及破溃，主要好发于第三臼齿对应部位。

90. BEF 牙龈瘤因慢性炎症和长期机械性刺激引起的牙龈组织增生，属于瘤样病变，属于炎性增生性病变，与内分泌有关，可以在任何年龄发病。

91. ACF 牙龈瘤属于慢性炎症刺激和长期机械性刺激引起的炎性增生性病变，大小如豌豆到核桃大，大部分无蒂，少部分含有蒂，表面常有糜烂伴溃疡。

92. A 患者为年轻男性，左下肢肌肉麻痹、体积缩小，为肌肉萎缩的症状。萎缩是已正常发育的细胞、组织、器官的缩小。

93. ABCF 萎缩器官均匀性缩小重量减轻，萎缩细胞体积变小，胞质内可有脂褐素沉着，肌肉萎缩后，间质中的脂肪细胞会堆积，造成间质中脂肪组织增多。

94. ABC 萎缩器官均匀性缩小重量减轻，萎缩细胞体积变小，因此患者会患侧肢体变细，肌肉体积缩小，重量减轻。

95. D 该患者有蔬菜温室火炉添煤经历，因此为 CO 中毒，CO 中毒使血液携氧能力下降，或血管阻塞使血液供应量下降，均可导致细胞和组织内氧气及营养供给减少，引起细胞和组织结构破坏及功能丧失，导致昏倒和神志不清。

96. B 由于心肺功能衰竭使动脉血氧合不足，HbCO 无携氧能力，导致细胞和组织内氧气及营养供给减少，导致缺氧的产生。

97. ACDF CO 中毒和亚硝酸盐中毒均是由于氧解离曲线左移，氧合 Hb 减少，但是动脉血氧分压正常等原因引起组织缺氧，均可导致呼吸困难，前者有明显发绀，呼吸兴奋剂疗效佳，而后者无明显发绀，呼吸兴奋剂疗效不好。

98. AC 女童受凉后咳嗽发热，病理气管和左、右主支气管壁弥漫性炎细胞浸润，以中性粒细胞为主。大量中性粒细胞说明患者是急性支气管炎；管腔内有大量脓细胞和渗出物，其周围肺泡腔内充满纤维素、水肿液和大量变性、坏死的中性粒细胞，部分区域病灶相互融合成片。说明患者发生了小叶融合型肺炎，小叶性肺炎多发生以细支气管为中心的浆液性化脓性病灶，常见于老年体弱者和小儿，融合性小叶性肺炎可继发心力衰竭和呼吸衰竭。

99. AC 病例尸检时肝、脾和肾脏肿大。显微镜：肝、脾淤血明显和肾脏明显淤血。说明右心衰竭时体循环淤血，有效循环血容量减少，右心排血量也会减少。

100. E 结合患者病史及尸检结果，该儿童由于发生了小叶融合型肺炎并发了急性右心衰竭体循环淤血而最终死亡。

全真模拟试卷（二）答案解析

一、单选题

1. E 死后的凝血块主要由凝血酶原造成，与血管壁只是简单附着，很容易剥离，不易剥离的是血栓。

2. A 休克的原因是缺氧造成，而透明血栓发生于微循环小血管内，缺氧是其产生的主要原因，因此可以在组织能见到透明血栓。

3. E 急性胰腺炎时水肿型病变多在胰尾，而出血性多见于胰头。

4. A 凝固性坏死好发于肝脏，胰、脑、脊髓和脂肪好发液化性坏死。

5. D 透明标本因其性质特殊，只能封存于玻璃容器。如果放在其他容器中，当需要去取出的时候找出透明标本会非常困难，因玻璃容易可以外观下即可清晰看清透明标本所在部位，方便取材。

6. B 浸润型肺结核是临床上最常见的活动性、继发性肺结核。多由局灶性肺结核发展而来。X线示锁骨下边缘模糊的云絮状阴影。病变以渗出为主，中央有干酪样坏死，病灶周围有炎症包绕。

7. D 组胺具有强烈的舒张血管的作用，并能使毛细血管和微静脉的通透性增加，因此组织损伤血管通透性升高的速发反应主要与组胺有关。

8. E 结核杆菌可以破坏并释放磷脂，磷脂能够促进单核细胞增生，使巨噬细胞转变为类上皮细胞。

9. D 鳞癌不仅可以发生于原有扁平上皮覆盖的部位，还能发生于鳞化的部位。鳞癌不仅有外生性生长，经常有向下浸润性生长。癌细胞的排列不会保留原有扁平上皮特征。不仅有淋巴道转移，多为直接蔓延，少部分血道转移。癌珠的形成是鳞癌的特异性表现。

10. A 病理形态学创始人是意大利的Morgagni。

11. D 肥大是细胞的增大，而非细胞增生。

12. A 脂肪变指其他细胞经过各种因素的刺激而转变为脂肪细胞，跟长期摄入脂肪无关。

13. B 风湿性心内膜炎的赘生物多为白色血栓组成，而白色血栓的成分是纤维素和血小板。

14. B 肺炎支原体会造成间质性肺炎，而肺炎链球菌感染引起大叶性肺炎，属于纤维性肺炎，溶血性链球菌、肺炎克雷伯菌和金黄色葡萄球菌引起的是化脓性肺炎。

15. D 类风湿性关节炎可以导致关节畸形，而风湿性关节炎不会导致关节畸形。

16. C 肾囊肿多在肾脏表面形成囊性肿块，内含清亮液体，由于组织挤压引起周边肾组织肾实质萎缩。因此该死者诊断为肾囊肿。

17. B 慢性肝淤血时，肝小叶中央区因严重淤血呈暗红色，两个或多个肝小叶中央淤血区可相连，而肝小叶周边部肝细胞则因脂肪变性呈黄色，致使在肝的切面上出现红（淤血区）、黄（肝脂肪变区）相间的状似槟榔切面的条纹，称为槟榔肝。

18. B 弥漫性大B细胞淋巴瘤是B细胞性非霍奇金淋巴瘤最常见类型，好发于中老年人。瘤细胞大，弥漫分布，B细胞标记 CD20 弥漫阳性。

19. C 溃疡性结肠炎又称非特异性溃疡性结肠炎，病因未明。属于癌前病变，可以进展为结肠癌。病变常从直肠开始，常由远及近逐渐蔓延，可累及整个结肠。肠黏膜呈现充血、水肿、出血点、多发性糜烂和大小不等的溃疡；黏膜腺体内杯状细胞数目减少，形成腺窝溃疡和腺窝脓肿；无结节性肉芽肿形成。

20. E 髓样癌属于神经内分泌肿瘤，起源于神经内分泌细胞，属于低分化腺癌，恶性度高，癌细胞巢大而多，核分裂象多见。

21. A 淀粉样变是细胞间质内淀粉样蛋白质和黏多糖复合物蓄积，因具有淀粉染色特征而得名。

22. E 浆液性炎以浆液渗出为特征，常发生于黏膜、浆膜、皮肤和疏松结缔组织等，可引起炎性水肿（如毒蛇咬伤）、皮肤水疱（如皮肤烧伤）、体腔积液（如结核性胸膜炎）、关节腔积液（如风湿性关节炎）和黏膜的浆液性炎（如浆液性卡他性炎）。

23. D 二尖瓣关闭不全 X 线显示，左心室肥大，呈“球形心”。

24. B 慢性肺源性心脏病以右心室病变为主，心室壁肥厚，心室腔扩张，心尖钝圆，由右心室构成。

25. B 血栓是发生在活体的心血管腔内的病变，可以因软化而脱落，与血管壁分离，但不会发生排出。

二、多选题

26. ABDE 纤维结缔组织玻璃样变：见于生理性和病理性结缔组织增生，为纤维组织老化的表现。其特点是胶原蛋白交联、变性、融合，胶原纤维增粗变宽，其间少有血管和纤维细胞。肉眼呈灰白色，质韧、半透明。见于萎缩的子宫和乳腺间质、瘢痕组织、动脉粥样硬化纤维斑块及各种坏死组织的机化等。

27. BDE 组织细胞的再生能力取决于生物类别和细胞的成熟度，在低等动物中高于高等动物，幼稚细胞的再生能力强于高分化组织，因为幼稚细胞有很强的分化能力。另外易受损的组织具有很强的再生能力，便于组织性修复。

28. ABCE 甲状腺髓样癌来源于 C 细胞，是常染色体显性遗传病，C 细胞产生降钙素，因此髓样癌分泌降钙素，形态多样，细胞具有多形性，间质淀粉样变性，属于神经内分泌肿瘤，因此有神经内分泌颗粒。

29. ACE AIDS 主要传播途径分为：血液传播、垂直传播、性传播。因此输血、注射和器官移植均属于血液传播，而拥抱、握手、共浴、共厕均不会传播。

30. BDE 慢性酒精中毒就是酒精的长期刺激，肝损伤主要表现为脂肪肝、酒精性肝炎以及酒精性肝硬化，而槟榔肝主要是心源性肝硬化，而跟酒精中毒无关，酒精中毒会造成肝大，而非肝萎缩。

31. ABCDE 肉芽组织镜下可见大量新生的毛细血管，这些毛细血管垂直于创面，而毛细血管互相平行，有的新生毛细血管腔还未张开，血管内皮细胞肿大，突出血管腔内表面；血管之间可见多量的成纤维细胞；在间质内可见不等量的炎症细胞（如中性粒细胞、巨噬细胞、浆细胞、单核细胞和淋巴细胞及少量的嗜酸粒细胞），没有神经纤维和神经细胞；肉芽组织表面可有渗出物和坏死，而肉芽组织深部（或底部）有时可见成熟的纤维组织细胞或瘢痕组织。

32. CD 风湿病的急性期，又叫风湿热。主要表现为关节炎、皮下结节、环形红斑、抗“O”阳性，而动脉炎和缩窄性心包炎属于风湿性心脏病的临床表现。

33. ACE 变异型的 R – S 细胞包括：H 细胞（陷窝细胞）、霍奇金细胞和爆米花细胞（又叫 L/P 细胞），而镜影细胞属于经典型 R – S 细胞，泡沫细胞是组织细胞，不属于 R – S 细胞。

34. ABCDE 阿米巴病急性期，阿米巴具有溶解组织作用，并且会在肠壁间穿行，造成肠壁针头大小点状坏死，形成底小口大的烧瓶状溃疡，但是溃疡间的黏膜正常，穿行较深时会造成肠壁穿孔，阿米巴滋养体大量繁殖，向周边蔓延组织大片坏死，形成黄棕色黏液脓性物质，患者排除的粪便变成“果酱样”。

35. ABD 小叶性肺炎是以肺小叶为单位的急性化脓性炎，因此会造成肺脓肿，支气管扩张，如果治疗不及时，会造成细菌血道播散，严重者会引起心衰。肺心病一般是慢性肺炎长期刺激的最终结果，小叶性肺炎属于短期疾病，故一般不会有肺心病的发生。小叶性肺炎始于支气管向周围肺泡蔓延，因此不会造成纤维素性胸膜炎。

36. ACDE ①结核病，结核结节具有诊断价值，由上皮样细胞、朗格汉斯巨细胞、淋巴细胞、纤维母细胞构成；②伤寒以巨噬细胞增生为特点的急性增生性炎；③梅毒，又称树胶样肿，中央为凝固性坏死，坏死灶周围肉芽组织中富含淋巴细胞和浆细胞，上皮样细胞和朗格汉斯巨细胞较少，且必有闭塞性小动脉内膜炎和动脉周围炎；④麻风，结核瘤型病变类似结核结节，极少有干酪样坏死，瘤型麻风病变由多量泡沫样细胞组成的肉芽肿构成，夹杂少量淋巴细胞；⑤异物肉芽肿，肉芽肿主要细胞成分是上皮样细胞和多核巨细胞，多核巨细胞由上皮样细胞融合而来，细胞核排列于细胞周边称 Langhans 巨细胞。

37. ABDE 白细胞游出是在趋化因子的作用下以阿米巴运动的方式从内皮细胞连接处逸出到达炎性病灶，是一个主动过程。而红细胞是由于血管扩张或血管高通透性漏出的，是一个被动过程，并非游出。

38. BDE IL – 7 是由骨髓基质细胞分泌的糖蛋白，分泌分子量为 25KD，IL – 7 的靶细胞是淋巴细胞，IL – 7 还能增强巨噬细胞的细胞毒活性，诱导单核细胞分泌细胞因子，实现激活单核细胞的效果。内毒素具有释放白细胞介素的作用，IL – 7 属于白细胞介素，因此内毒素具有激活单核细胞的功能。纤维粘连蛋白具有影响细胞的黏附、迁移、肿瘤转移、胚胎发育、生长和分化的作用，在肿瘤中可以使单核细胞激活达到免疫功能的效果。C3a 和 C5a 及阳离子蛋白均无激活单核细胞的功能。

39. ABE 甲状腺腺瘤是甲状腺滤泡上皮发生的一种常见良性肿瘤。肉眼观，多为单发，圆或类圆形，有完整的包膜，常压迫周围组织，直径一般 3 ~ 5cm。甲状腺腺瘤和结节性甲状腺肿的诊断及鉴别要点：1. 前者一般单发，有完整包膜；后者常为多发结节、无包膜；2. 前者滤泡及滤泡上皮细胞大小较一致；后者滤泡大小不一致，一般比正常的大；3. 前者周围甲状腺有压迫现象，周围和邻近处甲状腺组织均正常；后者周围甲状腺组织无压迫现象，邻近的甲状腺内与结节内有相似病变。

40. BDE 宫颈癌的发生主要与病毒感染有关，绒毛膜上皮癌是滋养层细胞来源的恶性肿瘤。

41. ABCDE 骨肉瘤是最常见的骨恶性肿瘤，好发于四肢长骨干骺端，镜下可见肿瘤细胞异型性明显，梭形或多边形，大小不一，部分可见粗大核仁，常见核分裂；肿瘤细胞可直接形成肿瘤性骨及骨样组织，肿瘤性骨质为同质性淡红染物质，呈网状、飘带状或花边状结构。

42. ABCD 甲状腺乳头状癌镜下：乳头分支多，乳头有纤维血管轴心（真乳头），间质内常见呈同心圆的钙化小体，即砂粒体；癌细胞核染色质少，常呈透明或毛玻璃样，无核仁，核型不规则，常见核沟和核内假包涵体。

43. ACDE 慢性咽炎可分为：①慢性单纯性咽炎：咽部黏膜充血、腺体增生，分泌增多伴淋巴细胞和浆细胞浸润；②慢性肥厚性咽炎：黏膜增厚，淋巴组织及纤维结缔组织明显增生，常于咽后壁形成颗粒状隆起；③慢性萎缩性咽炎：多由慢性萎缩性鼻炎蔓延而来，主要表现为黏膜和腺体的萎缩。

44. BCD 流行性脑脊髓膜炎是由脑膜炎奈瑟菌引起的急性化脓性脑膜炎，病原菌主要经咳嗽、打喷嚏借飞沫由呼吸道直接传播。毛霉菌病由毛霉菌引起，常见原发部位为鼻窦、肺和胃肠道，人主要通过呼吸道吸入大量含毛霉菌孢子的尘埃而受染。结核是由结核杆菌引起的一种慢性肉芽肿性炎症，主要为空气传播。

45. ABCD 十二指肠溃疡患者半夜出现疼痛与夜间迷走神经兴奋性增高刺激胃酸分泌增多有关；溃疡病患者出现周期性上腹痛是由于胃酸刺激局部神经末梢，也与胃壁平滑肌痉挛有关；反酸嗳气与胃幽门括约肌痉挛、胃的逆蠕动有关，也与早期幽门狭窄导致胃内容物排空受阻，滞留在胃内的食物发酵有关。

三、共用题干单选题

46. B 胃印戒细胞癌癌细胞脱落种植在卵巢，形成 Krukenberg 瘤。肉眼形态为双侧卵巢受累增大，镜下见富于黏液的印戒状细胞弥漫浸润。

47. C 该肿瘤源发于胃，属于恶性，常累及双侧卵巢。

48. D 中性粒细胞见于急性炎症反应，急性阑尾炎时，阑尾壁各层会出现大量中性粒细胞浸润。

49. B 中性粒细胞常见于急性炎症，具有趋化，吞噬，杀菌作用。

50. E 脓细胞指脓液中变性、坏死的中性粒细胞。

51. A 阑尾各层大量中性粒细胞浸润，考虑为急性化脓性阑尾炎，而坏疽性阑尾炎往往可见管壁坏死。

52. A 腺泡状横纹肌肉瘤由原始间叶组织和分化程度较低的横纹肌细胞构成，并形成腺泡状结构。好发于青少年，10～20 岁最常见。

53. E CD34 为血管源性标记物。

54. D Barrett 食管是指食管下段的复层鳞状上皮被单层柱状上皮所替代。内镜检查可见胃食管交界处近端灰白色食管鳞状上皮处出现橘红色柱状上皮区域，柱状上皮区呈天鹅绒外观，表现为环形袖套状、岛状以及指状或舌状突起。

55. D Barrett 食管是食管下段（自门齿状线 3cm 以上或门齿距食管黏膜取材处 37cm 以内）的复层鳞状上皮被单层柱状上皮所替代，也即食管黏膜鳞状上皮的胃腺上皮或肠腺上皮化生。晚期可因局部纤维化引起食管狭窄；属于癌前病变，易恶变为腺癌而不是鳞状细胞癌。

56. D 亚急性甲状腺炎多发生于中青年女性，临床症状可有咽喉痛、吞咽痛、发热、压迫症状等；肉眼观：腺体肿大约为正常的 2 倍，甲状腺呈不均匀结节状，切面病变呈灰白或淡黄色，可见坏死或瘢痕，常与周围组织粘连；镜下：病变范围大小不一，可见明显的炎症和伴多核巨细胞的肉芽肿，特征是围绕滤泡，多核巨细胞吞噬类胶质，晚期纤维化明显。该患者临床症状、病理检查结果等情况均符合亚急性甲状腺炎的诊断。

57. D 亚急性甲状腺炎又称肉芽肿性甲状腺炎，肉眼观，甲状腺呈不均匀结节状，轻至中度增大，质实，橡皮样。切面病变呈灰白或淡黄色，可见坏死或瘢痕，常与周围组织有粘连。光镜下，病变呈灶性分布，早期部分滤泡被破坏，单核细胞浸润吞噬胶质碎屑，胶质外溢；单核细胞、上皮样细胞及多核巨细胞构成的肉芽肿替代破坏的滤泡，引起类似结核结节的肉芽肿；滤泡间有多量的中性粒细胞及不等量的嗜酸性粒细胞、淋巴细胞、单核细胞和浆细胞浸润；晚期大量滤泡毁灭，纤维组织增生；可形成微小脓肿，伴异物巨细胞反应，但无干酪样坏死。

58. E 代谢性肝病是一种遗传学疾病，是先天基因缺陷导致的肝脏受损和肝硬化，表现为肝肿大，主要见于小儿，与病毒无关，肝炎病毒检测多为阴性。

59. E 由于该患者有明确肝脏肿大表现，因此确诊首选肝穿刺光镜下检查及电镜下辅助手段，因为病理诊断是诊断的金标准，基本大部分占位性病变均可明确。

60. B 嗜酸性胃炎临床症状多为反酸、嗳气、腹胀等表现，胃镜下可见胃窦黏膜粗糙及糜烂，镜下可见黏膜炎细胞浸润，其中炎细胞主要是嗜酸性粒细胞为主，少量淋巴细胞及浆细胞。

61. D 嗜酸性粒细胞是白细胞的组成成分，来源于骨髓的造血干细胞，具有杀伤细菌、寄生虫的能力，主要见于过敏性炎症或寄生虫感染。

62. A 嗜酸性胃炎镜下可见大量嗜酸性粒细胞，累及胃壁全层，临床表现为腹胀、反酸、嗳气等，属于慢性胃炎的一种。该患者腹胀、反酸和嗳气 6 个月，胃镜检查示胃窦部黏膜稍粗糙，诊断为嗜酸性胃炎。

63. E 患者青年男性（骨肉瘤好发于青少年），左股疼痛进行性加重伴局部肿胀（骨肉瘤主要症状为持续性局部疼痛，可伴有局部肿块），X 线示左股骨下段（骨肉瘤于股骨远端、胫骨近段）骨质破坏，可见 Codman 三角和日光放射状阴影（骨肉瘤典型影像学表现）。病理检查，大体：肿瘤呈浸润性生长，破坏骨皮质和骨髓腔，代之以灰红色肉样组织，出血坏死明显；镜下：肿瘤细胞异型性明显，梭形或多角形，核大深染，核分裂象多见，直接形成肿瘤性骨样组织（诊断骨肉瘤最重要的组织学依据）。本例符合骨肉瘤诊断。

64. D 骨肉瘤恶性程度很高，生长迅速，当肿瘤侵犯骨外膜累及神经时，局部呈持续性疼痛。

65. B 骨肉瘤恶性程度很高，生长迅速，发现时常已有血行转移，骨肉瘤肺转移率极高。患者术后 4 个月出现胸痛、咳嗽、咯血的原因就是发生肺转移。

66. ACDF 患儿查体面部、胸部及躯干见对称性密集的角化性小丘疹，表面被覆油腻性痂。病毒疣主要好发于颜面部手背的一种正常肤色的浅褐色的扁平的丘疹。毛囊角化病多儿童期发病。皮损好发于富于皮脂腺区域（脂溢区），主要见于面部、胸部及躯干，少数见于四肢，早期密集的毛囊角化性小丘疹，粟粒大，皮色或灰棕色。汗孔角化病（porokeratosis）为常染色体显性遗传的一种皮肤病。男性多见。常发生于暴露皮区，如面部和四肢伸面等部位。开始为表皮角化丘疹，以后向四周扩张，形成中央表皮轻度萎缩凹陷，而周边具有角化物小沟的堤状突起的病变。脂溢性角化病主要发生于躯干，可以单发或多发。表现为略隆起的棕色、褐色或黑色丘疹。

67. C 毛囊角化病本病特征性病理改变为：特殊形态的角化不良，形成圆体和谷粒；基底层上棘层松解，形成基底层上裂隙和隐窝；被覆有单层基底细胞的乳头，向上不规则增生，进入隐窝和裂隙内；可有乳头瘤样增生、棘层肥厚和角化过度，真皮呈慢性炎症性浸润。

68. F 毛囊角化病多为常染色体显性遗传疾病。

69. BCEF 化感瘤多见于肢端，不会发生在颈部，首先应该排除。错构瘤多见于肺组织，不会发生在颈部。甲状腺位于颈部，甲状腺异位是异位到颈部以外的部位，因此可以排除。异位胸腺瘤极少发生在颈部，因此可以排除。而颈部肿物常见于涎腺肿瘤、淋巴瘤、淋巴结结核和转移的鼻咽癌。

70. BCDEF 霍奇金淋巴瘤具有特异性的霍奇金细胞及其变异型，典型的双核RS细胞，变异型包括："爆米花"细胞、多核RS细胞、陷窝细胞和单核RS细胞。

71. F 结节硬化型经典型霍奇金淋巴瘤（NSCHL）：这一亚型占CHL的40%～70%，多见于青年妇女，发病高峰年龄在15～34岁。好发于颈部、锁骨上和纵隔淋巴结。组织学特征：肿瘤细胞为陷窝细胞；粗大的胶原纤维束分隔淋巴结为大小不等的结节，嗜酸性粒细胞和中性粒细胞常较多。

72. AFG 非霍奇金淋巴瘤无霍奇金的典型表现，包括：单核样B细胞增生、血管壁玻璃样变性、免疫母细胞增生、树突细胞增生和结节样硬化，而非典型霍奇金淋巴瘤可以有淋巴细胞单一性弥漫性增生，例如弥漫性大B细胞淋巴瘤；淋巴窦消失，例如滤泡型淋巴瘤；淋巴结结构破坏，例如间变大细胞淋巴瘤。

73. DF 滤泡性淋巴瘤好发于中老年，主要由中心细胞和中心母细胞以不同比例组成。肿瘤细胞呈结节状生长，可见大小不一的滤泡结构。

74. CG 滤泡性淋巴瘤肿瘤细胞具有正常生发中心细胞的免疫表型，表达CD19、CD20、CD10、Bcl－6和单克隆性表面Ig。80%～90%的低级别FL之瘤细胞表达Bcl－2，在高级别FL，仅有约50%的病例表达Bcl－2，而正常滤泡生发中心B细胞不表达Bcl－2，故Bcl－2也是区别反应性增生的滤泡和FL的肿瘤性滤泡的一个十分有用的癌基因蛋白。

75. CDG 套细胞淋巴瘤肿瘤细胞表达B细胞抗原CD19和CD20，表达Bcl－2和CD43，多数病例弱表达CD5，表达cyclin D1，为细胞核强阳性，而基本不表达CD23，CD10，Bcl－6和MUM1。普通型MCL的Ki－67指数低，而母细胞型MCL的Ki－67指数可与LBL相当。

76. E 患者查体发现右锁骨淋巴结肿大，而食管静脉曲张破裂出血突出的症状是呕血，往往是突然发作，血色新鲜涌吐而出，甚至呈喷射状。因而在急性上消化道出血中，如患者突然出现休克者，临床上往往多见于门静脉高压所致的食管静脉曲张出血。如患者曾有肝炎、血吸虫病或慢性酒精中毒病史，体格检查见蜘蛛痣、腹壁静脉怒张、脾肿大甚或腹水，而肝功能检验有异常，则往往提示是肝硬化并门静脉高压。

77. BCDFG 做内镜检查发现肿物位于食管远端黏膜下，表面可见灶状糜烂和表浅溃疡，应考虑诊断是内分泌肿瘤，平滑肌肿瘤，胃肠间质瘤，神经鞘瘤，淋巴瘤。

78. ACG 淋巴瘤骨髓涂片HL罕见骨髓受累。NHL侵犯骨髓，骨髓涂片可见淋巴瘤细胞，细胞体积较大，染色质丰富，灰蓝色，形态明显异常，可见“拖尾现象”；淋巴瘤细胞≥20%为淋巴瘤白血病；骨髓活检可见淋巴瘤细胞聚集浸润。部分患者骨髓涂片可见噬血细胞增多及噬血现象，多见于T细胞NHL。恶性黑色素瘤组织病理：黑素细胞异常增生，在表皮内或表皮-真皮界处形成一些细胞巢。这些细胞巢大小不一，并可互相融合。巢内黑素细胞的大小与形状，以及核的形状存在着不同程度的变异。有丝分裂（包括异常的有丝分裂）较良性色素痣更为常见，肿瘤细胞胞质中有色素颗粒。在侵袭性恶性黑素瘤中，肿瘤细胞向真皮或皮下组织浸润生长。免疫组织化学染色：肿瘤细胞S100阳性、HMB45阳性及MelanA阳性。

79. B 高倍镜下：肿瘤细胞小，细胞核深染，圆形或椭圆形，细胞质极少，核分裂象多见，可见坏死灶，该肿瘤为小细胞癌。

80. ABCDEF 患者体检时发现左肺下叶，胸膜下有肿物，光镜下发现肿瘤组织界限清楚，可见薄壁血窦样血管，瘤细胞呈圆形或卵圆形，胞质丰富且透明，部分细胞胞质嗜酸性，因此考虑的诊断为肺透明细胞瘤、鳞癌透明细胞亚型、腺癌透明细胞亚型、转移性肾透明细胞癌、类癌、肺硬化性血管瘤。

81. ABCDEF 有肾癌病史、临床检查发现肾区有占位性病变，瘤细胞CD10（+）、瘤细胞CK（+）、瘤细胞vimentin（+）、瘤细胞HMB-45（-）都可以诊断为肾透明细胞癌肺转移。

82. E 类癌镜下改变显示神经内分泌分化的特征性生长方式，包括器官样、小梁状、岛状、栅栏状、带状或菊形团状排列。瘤细胞具有一致的细胞学特点：嗜酸性颗粒状胞浆，核染色质呈粗颗粒状、胡椒与盐样，核仁不明显。典型类癌核分裂象少于2个/10HPF，为高分化神经内分泌肿瘤（低级别）；不典型类癌核分裂象为2~10个/10HPF并伴有小灶状坏死，为中分化神经内分泌肿瘤（中级别）。免疫组化：CK和神经内分泌标记，如嗜铬粒蛋白、突触素强阳性、CD56、CD57阳性，CD99在多数类癌中表达，在肺类癌中TTF-1灶状弱表达，而肺外类癌TTF-1不表达。患者瘤细胞核染色质呈细颗粒状，核仁不明显，核分裂少于2个/10HPF，缺少坏死。免疫组织化学染色：CK（+）、CD56（+）、CgA（+），最可能的诊断为类癌。

83. B 鳞癌透明细胞亚型表达p63/CK5/6与CK7，不表达TTF-1，根据免疫组织化学染色，最可能的诊断为鳞癌透明细胞亚型。

84. ABCD 肺透明细胞瘤免疫组化肿瘤细胞缺少不典型性，瘤细胞HMB-45（+），S-100可能局部阳性，CK（-）。

85. ACF 钙化是乳腺癌常见的影像学表现之一。某些特异形态的钙化是乳癌的危险因素。成簇样微小钙化常是早期乳腺癌唯一的钼靶平片征象。根据微小钙化形态、大小、数量和密集度等表现可反映病变性质和范围。微小钙化点可位于肿块内或周围，总数目6~15枚，密度不均，大小不等。该病的可能病理改变有柱状细胞病变、普通型导管上皮增生、导管原位癌。

86. ABCDEFG 为完善诊断可考虑的免疫组织化学检查是CK5/6、Ki-67、HER2、ER、PR、p63、SMA。

87. D 乳腺导管上皮发生癌变而未侵破基底膜向间质浸润者，称为导管原位癌或导管内癌。根据提示，可得知此病例最重要的诊断是导管原位癌。

88. BCDE 患者男，B超检查颈部、腋下、腹股沟区以及腹腔内多发性低密度结节影，脾轻度肿大，实验室检查白细胞增多，可能诊断为急性前淋巴细胞白血病、套细胞淋巴瘤、慢性淋巴细胞白血病、脾边缘区淋巴瘤。

89. ABCDF 需要进行的实验室检查是骨髓穿刺细胞学、淋巴结活检、外周血流式细胞术、骨髓流式细胞术、骨髓活检。

90. D 慢性淋巴细胞白血病/小淋巴细胞性淋巴瘤，瘤细胞表达 B 细胞抗原，如 CD19 和 CD20，表达 CD23 和 CD5，不表达 CD10 和 CD79a。瘤细胞还低水平表达表面 Ig（多为 IgM 和 IgD），以及 κ 或 λ 轻链。

91. F 胆囊取材常规在胆囊体、胆囊底、胆囊颈分别各取一块组织，如果病变严重需要多取材。

92. D 腺性胆囊炎胆囊黏膜上皮伴肠上皮化生，肌层可见胆囊固有腺体，全层纤维组织增生及淋巴细胞、浆细胞浸润，无中性粒细胞及出血，与题干组织学镜下表现一致，因此考虑为腺性胆囊炎。

93. A 腺性胆囊炎是慢性胆囊炎的特殊类型，在慢性胆囊炎病变基础上可见胆囊壁内 R－A 窦腺体穿插其中。

94. A R－A 窦又叫罗－阿氏窦，是指在胆囊壁肌层内见到正常胆囊黏膜腺体穿插于肌层中，常见于慢性胆囊炎。

95. F 草莓胆囊是由于肉眼似草莓呈黄色线状条纹而得名，主要由于胆囊黏膜胆固醇沉积所致，是慢性胆囊炎的特殊类型。

96. F 草莓胆囊是慢性胆囊炎的特殊类型，镜下可见黏膜皱褶增大，由于胆固醇沉着，因此表面衬覆大量泡沫细胞。

97. ACE 胆固醇息肉是慢性胆囊炎常见并发症，由于胆固醇过度沉积引起息肉隆起，大体直径多不超过 1cm，表面呈分叶状或桑葚状，一般无蒂，由于含有泡沫细胞，因此呈黄色。

98. E 胆囊胆固醇息肉镜下黏膜慢性炎细胞浸润及水肿，固有层可见大量泡沫样组织细胞，是胆固醇息肉的诊断标准。

99. B 胆囊癌好发于 50 岁以上女性。60% 位于胆囊底部，30% 居胆囊体部，10% 在胆囊颈部。

100. E 胆囊癌的组织学类型分为①腺癌（占绝大多数，半数为高分化，包括乳头状腺癌和黏液腺癌）；②鳞癌（占 10% ~15%）；③腺鳞癌（少见）；④其他少见类型。其中预后最好的是腺癌的特殊类型乳头状腺癌。

全真模拟试卷（三）答案解析

一、单选题

1. D 在一个世纪之后的19世纪中叶，随着显微镜的发明和使用，人们可以应用光学显微镜来研究正常和病变细胞的形态变化。于是，德国病理学家Virchow（1821～1902）创立了细胞病理学（cytopathology），其巨著在1858年出版，直到今天其理论和技术仍在对医学科学的发展产生影响。

2. C 组织冷冻保存的温度－80℃以下。在这个温度下组织和细胞不会变性和坏死。

3. C 引起炎症疼痛的介质是前列腺素和缓激肽。

4. B 胆汁是伤寒杆菌的最喜欢的营养物质，因此伤寒杆菌最易停留在胆囊。

5. A 脂褐素是细胞自噬溶酶体内未被消化的细胞器碎片残体，镜下为黄褐色微细颗粒状，其成分是磷脂和蛋白质的混合物。正常时，附睾管上皮细胞、睾丸间质细胞和神经节细胞胞质内可含有少量脂褐素。在老年人和营养耗竭性病人，萎缩的心肌细胞及肝细胞核周围出现大量脂褐素，是细胞曾受到自由基脂质过氧化损伤的标志。

6. C 女性生殖系统结核最多见于输卵管，多有血道或淋巴道转移至此。

7. C Wilms瘤细胞多小而圆，胞质少，不是透明细胞。

8. B 前列腺癌晚期主要是骨转移，而非侵犯直肠。

9. B 老年人最常萎缩的部位是脑和心脏。

10. C 两端开放的通道性坏死称之为瘘管，一端开放的称之为窦道，糜烂是浅层黏膜的缺损，空洞是结核机化后的结果，溃疡是深层黏膜的缺损。

11. B 肝脏是血液代谢最主要的器官，因此化学毒性代谢产物均会经过肝脏代谢，造成肝损伤。

12. C 细胞坏死的标志是核固缩、核碎裂和核溶解。

13. E 筛状软化灶是流行性乙型脑炎的特点，而流行性脑脊髓炎没有这个特点。

14. A 纤维素样坏死主要发生在纤维结缔组织和血管壁，心肌细胞不会发生纤维素样坏死。

15. B 潜水作业、沉箱作业、特殊的高空飞行等，如未遵守减压规定，可出现氮气泡压迫或血管栓塞症状，致减压病。

16. B 肉芽组织的结局是被机化由新生肉芽组织取代坏死物或其他异物的过程，终将形成瘢痕组织。

17. B 肾小球硬化时肾小球系膜基质增生，基膜弥漫性均质增厚，其中肾小球系膜细胞产生大量细胞外基质，导致肾小球硬化。

18. D 淋巴上皮样细胞淋巴瘤又名Lennert淋巴瘤，是一种T细胞淋巴瘤，主要侵犯淋巴结。

19. C 大脑中动脉分支供血中断所致的脑缺血性液化性坏死，也称脑软化。多见于颞叶、内囊、尾状核、豆状核和丘脑等处。

20. E 急性白血病在儿童及35岁以下成人多发。

21. D 涎腺混合瘤又称多形性腺瘤，生长缓慢，切除不易完全，易复发，肿瘤可恶变。如肿瘤突然加速生长、固定、伴有面神经瘫痪或伴有持续性疼痛症状时应考虑恶变。镜下当瘤细胞侵入周围正常组织时应考虑恶性变。肿瘤切面出血是瘤体的继发性病变，不能作为诊断恶性的依据。

22. B 粒细胞性白血病时髓系原始细胞浸润骨髓外组织，形成瘤样肿块，称为粒细胞肉瘤。肿块出现部位常为扁骨的骨膜下（颜面骨、椎骨、肋骨、盆骨等）皮肤、淋巴结等。

23. A 据 B 超及病理结果，该患者存在多个癌结节且合并肝硬化，认为其分型为结节型肝癌。

24. B HBV 在感染的肝细胞表面可分泌大量 HbsAg，使机体免疫系统，尤其是 $CD8^+$T 细胞识别并杀伤感染细胞，导致肝细胞坏死和凋亡。

25. D 肾小球肾炎是循环免疫复合物或原位免疫复合物沉积于肾小球，激活炎症介质，导致非化脓性过敏性炎症；属于增生性炎。

二、多选题

26. CD 中毒性菌痢指感染痢疾杆菌所产生的消化道感染及全身中毒症状，主要见于儿童青少年，患者有腹痛腹泻，但是无脓血便，患者肠道炎症较轻，但是全身中毒情况明显，可以形成滤泡性肠炎，但是不会有假膜性炎，假膜性炎主要见于细菌性痢疾。

27. ABCD 慢性阻塞性肺疾病是指慢性不可逆或可逆性气道阻塞、呼吸阻力增加、肺功能不全的总称。有此表现的疾病主要有：慢性支气管炎、肺气肿、支气管哮喘和支气管扩张等。而肺源性心脏病并非气道受阻，而是因为肺气肿破坏肺泡间隔毛细血管床，循环受阻致肺动脉高压导致右心衰。

28. ABCD 尸体解剖对于病理是一个非常重要的方法，对于病因的找出，教学和医患纠纷有很大的重要意义，而尸体解剖主要是针对死亡的患者，因此对于临床治疗没有任何意义。

29. ABCD 组织主要是由细胞组成，因此通过组织培养可以获取药物对细胞的影响、细胞的癌变、病毒的复制以及染色体变异，而复制人类疾病模型需要一个整体，也就是人，因此单一的组织无法满足。

30. BCDE 肾病综合征主要表现四个方面：高度水肿、大量蛋白尿、高脂血症和低蛋白血症。

31. AC 子宫内膜增生症主要见于激素分泌旺盛的青春期和围绝经期女性。

32. ABCD 硬脑膜中动脉破裂、出血性胰腺炎时的出血、脾窦内破裂、肾灶状梗死均属于局部性出血，凝血因子正常，因此可以自行停止，而 DIC 是弥散性血管内凝血，DIC 是由于凝血因子的过度消耗，造成凝血因子无法正常启动，因此 DIC 性出血，无法自行停止。

33. ACD 肉芽组织在组织损伤后 2～3 天内即可开始出现，填补创口或机化异物。随着时间的推移，肉芽组织按其生长的先后顺序，逐渐成熟。其主要形态标志为：水分逐渐吸收减少；炎性细胞减少并逐渐消失；毛细血管闭塞、数目减少，少数毛细血管改建为小动脉和小静脉；成纤维细胞产生的胶原纤维增多，并逐渐变为纤维细胞。最终肉芽组织成熟为纤维结缔组织并转变为瘢痕组织。

34. ABD 动脉瘤和室壁瘤非真性肿瘤，毛细血管瘤、海绵状血管瘤和血管肉瘤是血管源性肿瘤。

35. ACE 右冠状动脉位于右心房、右心室前壁大部分、右心室侧壁和后壁的全部、左心室后壁的一部分、室间隔后下1/3、左束支的后半以及房室结和窦房结，因此当右冠状动脉阻塞引起心肌梗死时，以上部分就是梗死的区域。

36. AC CEA 为癌胚抗原，AFP 为甲胎蛋白，其主要为肝癌的相关抗原。而 ACTH 是促肾上腺皮质激素、ATP 和 ADP 为表示能力的化合物。

37. ABCE 肥厚性心肌病时，心脏增大为常人的2倍，主要以室间隔非对称性肥厚，凸向左心室，造成左心室狭窄。二尖瓣瓣膜增厚，但是不会粘连。

38. ACD 因门静脉压力增加，正常需经门静脉回流的血液不得不经侧支循环分流，主要分以下三个通路：肠系膜下静脉 - 直肠静脉丛 - 髂内静脉进入到下腔静脉、胃冠状静脉 - 食管下静脉 - 奇静脉汇入到上腔静脉、脐静脉 - 脐周静脉网而后向上经胸腹壁静脉进入上腔静脉。

39. BDE 腺病毒肺炎的炎症是从支气管、细支气管开始，而不是肺泡。腺病毒肺炎会在细胞核内找到包涵体。病毒感染，淋巴细胞核单核细胞浸润以及充血水肿使肺泡间隔增宽，但是不会引起脓性渗出物。

40. ACE 影响肿瘤生长速度的因素有很多，如肿瘤细胞的倍增时间、生长分数、肿瘤细胞的生成和死亡的比例等。

41. BDE 肠结核溃疡的长轴与肠的长轴垂直，呈环形。肠结核并发症以肠梗阻多见，因溃疡呈环形，愈合后易致肠狭窄。肠结核溃疡深浅不一，常较深。

42. ACD 卵巢、子宫均可以发生子宫内膜样腺癌，当二者为独立原发癌时，卵巢内的癌可以源于子宫内膜异位症恶变后形成子宫内膜样腺癌，多为单发，且位于卵巢实质，卵巢表面的恶性肿瘤多为转移性。子宫内膜样腺癌周围常见子宫内膜非典型增生，二者为独立原发癌时，二者形态和 DNA 倍体不能相同，如果相同则为子宫转移至卵巢。

43. BE 系统性红斑狼疮患者血清中抗核抗体的类型：抗双链 DNA 抗体、抗组蛋白抗体、抗 RNA - 非组蛋白抗体和抗核仁抗原抗体。其中抗双链 DNA 抗体和抗核糖核蛋白抗体具有相对特异性。

44. ABCD 腹膜腔的种植性转移是最常见的现象，原发肿瘤最常来源于胃、肠、卵巢、肝等。

45. ABDE 风湿病皮下结节为增生性病变，多见于肘、腕、膝、踝关节附近的伸侧面皮下结缔组织，直径0.5~2.0cm，呈圆形或椭圆形，质硬、无压痛结节。光镜下，结节中心为大片状纤维素样坏死物，周围为 Aschoff 小体和成纤维细胞，伴有以淋巴细胞为主的炎细胞浸润。

三、共用题干单选题

46. D 慢性肺源性心脏病：心脏变化包括右心室壁肥厚、心腔扩张；心横径扩大（致横位心）；心尖钝圆；重量增加。

47. B 慢性肺源性心脏病的病因包括①肺疾病，最常引起肺心病的是慢性阻塞性肺疾病，其中又以慢性支气管炎并发阻塞性肺气肿最常见，占80%~90%，其后依次为支气管哮喘、支气管扩张症、肺尘埃沉着病、慢性纤维空洞型肺结核和肺间质纤维化等；②胸廓运动障碍性疾病，较少见。严重的脊柱弯曲、类风湿关节炎、胸膜广泛粘连及其他严重的胸廓畸形均可使胸廓活动受限而引起限制性通气障碍；也可因肺部受压造成肺血管扭曲、肺萎陷等增加肺循环阻力引起肺动脉压升高及肺心病；③肺血管疾病，甚少见。原发性肺动脉高压症及广泛或反复发生的肺小动脉栓塞（如虫卵、肿瘤细胞栓子）等可直接引起肺动脉高压，导致肺心病。

48. C 慢性肺源性心脏病的主要表现

为呼吸功能衰竭和右心衰竭，而不是左心衰竭。

49. D 大白肾肉眼观色苍白，肾肿大；蚤咬肾双肾体积增大，包膜紧张，表面光滑充血，可见到粟粒状充血点；大红肾肉眼观双肾肿大，充血，表面光滑，色红；原发性颗粒性固缩肾肉眼观双侧肾体积缩小，重量减轻，质地变硬，表面呈均匀弥漫的细颗粒状。根据巨检描述两侧肾脏对称缩小，颜色灰白，表面呈细颗粒状可考虑为颗粒性固缩肾。

50. B 慢性硬化性肾小球肾炎是肾小球肾炎发展晚期的结果，肉眼观为颗粒性固缩肾。

51. D 尸检时发现颞叶蛛网膜下腔内约200ml积血是导致患者死亡的原因。

52. A “男性，68岁，晚饭后在家附近散步消食，迷失方向未归”说明是老年患者，认知功能障碍，记忆力减退，这些为Alzheimer病的表现。尸检后镜下见大脑萎缩，脑重减轻，皮质变薄，脑室扩大，镜下见神经元减少，神经细胞树突近端棒状嗜酸性包涵体，血管壁淀粉样变性，进一步证实为Alzheimer病。

53. C 根据镜下及免疫组化，考虑多形性横纹肌肉瘤，多形性横纹肌肉瘤是横纹肌肉瘤中分化最高的一项，瘤细胞多形性，可见瘤巨细胞，胞浆强嗜酸性，瘤细胞表达myoD1，myogenin，myoglobin等横纹肌标记。

54. D 横纹肌肉瘤是常见的软组织肉瘤之一，恶性程度较高。

55. B 淋病是由淋球菌引起的急性化脓性炎症，主要累及泌尿生殖系统，多发生于15～30岁年龄段，常有旅游史。临床主要表现为：排尿困难、尿频、尿道口流出白色黏液样脓性物。淋球菌为革兰氏阴性双球菌。本例符合淋球菌性尿道炎诊断。

56. A 患者青年男性，1周前有旅游史，尿道口充血、水肿，有脓性分泌物从尿道口流出，分泌物涂片见革兰氏阴性双球菌，考虑诊断为淋病，淋病是由淋球菌引起的急性化脓性炎症。

57. C 大体显示肠壁多发息肉样隆起，镜下显示隆起处腺管排列不规则，细胞核呈杆状，镜下表现与腺瘤镜下特点一致，腺瘤镜下腺管排列紊乱，细胞核呈杆状，诊断为结肠多发性腺瘤性息肉。

58. E 结肠多发性腺瘤性息肉常为家族遗传性疾病，镜下增生的组织可见管状腺瘤，细胞核可有轻度异型，细杆状，与正常黏膜组织可分辨。

59. E 年轻男性，足底黑痣，进展迅速，并且表面溃烂，考虑恶性黑色素瘤，恶性黑色素瘤瘤细胞核仁显著，胞质红染、含或不含黑色素；瘤细胞间缺乏连接，巢状、片状排列，团巢内的瘤细胞较松散，HMB45、S100蛋白等黑色素免疫组化染色标记物阳性。电镜团胞质具有黑色素小体。

60. E 恶性黑色素瘤是具有黑色素细胞分化特点的恶性肿瘤，高度恶性，并非来源于上皮组织。

61. A 患者中年男性，主要为消化道症状，疼痛以上腹部显著，应首先考虑上消化道疾病，胃镜活检可以明确诊断。

62. D 慢性萎缩性胃炎大体表现：黏膜皱襞变细或平坦，严重者有散在白色斑块，黏膜变薄，黏膜下血管清晰可见，易出血，可伴有糜烂。本例胃镜所见符合慢性萎缩性胃炎诊断。

63. C 该患者腹泻3天，每天腹泻十余次（体液丢失病史），查体：眼窝凹陷，皮肤弹性差，血压72/50mmHg，脉细速，脉搏120次/分（脱水表现），血钠浓度为120mmol/L＜135mmol/L。综上，可能诊断为低渗性脱水。

64. E 低渗性脱水的特点为失钠多于失水，血钠浓度 < 135mmol/L，血浆渗透压 < 290mmol/L，伴有细胞外液量减少，也可称为低血容量性低钠血症。

65. D 该患者为肾外因素（大量腹泻）所致的低渗性脱水，低血容量所致的肾血流量减少而激活肾素 - 血管紧张素 - 醛固酮系统，使肾小管对钠的重吸收增加，结果导致尿钠含量减少。

四、案例分析题

66. ABCFG 患者腹部时而隐痛，针对性治疗后未见好转，并且进行性加重，出现腹部包块，考虑是否腹部有肿瘤性病变，应做肝肾及双侧附件彩色超声波检查，血 AFP 水平测定检测是否有肝脏肿瘤，血 CA125 水平测定是否有妇科肿瘤如卵巢的肿瘤，同时重新做胃镜检查，并取材进行活检，同时可做腹腔 MRI 更详细探查是否有软组织病变。

67. ABCDEFGI 彩超结果示肝肾及双侧附件未见明显肿块及肠腔液平面，可排除畸胎瘤；MRI 检查发现腹膜后肿块约 9cm × 8cm × 6cm 大小，其周围组织界限不清楚，而淋巴瘤通常发生在肿大的淋巴结里，因此可初步排除淋巴瘤；副神经节瘤重量从数克到超过 2000g，肿块可较大，有包膜，质软；间质瘤可形成复杂的囊性肿块，多结节腹膜种植是恶性间质瘤的典型表现，MRI 检查可发现腹膜后肿块；神经鞘膜瘤大体表现及临床特点类似于间质瘤，神经鞘瘤表面常被覆完整的黏膜，基本上位于黏膜肌层，呈球形或卵圆形，偶尔为丛状多结节样；神经母细胞瘤发生于后腹膜，多数累及肾上腺，但双侧发生或累及均少见，通常因 MRI 检查见腹部包块而发现；纤维瘤的主要症状为腹膜后肿块，日久后逐渐出现疼痛；纤维组织细胞瘤典型症状为皮肤肿物，MRI 检查发现可发现大肿块；脂肪肉瘤的肿瘤体积多较大，MRI 可以很好地显示肿瘤在软组织内侵及范围、骨髓腔内侵及范围；转移性恶性肿瘤，瘤细胞脱落后种植到另一部位，如内脏的癌播种到腹膜或胸膜上，其主要症状为腹膜后肿块。

68. ABDEFGHIJ 肿物部分显示鱼肉样、质软，极个别区湿润似胶冻样透明，瘤组织上由均匀一致的圆形细胞或卵圆形细胞构成，有嗜酸性颗粒和空泡，肿瘤间质由纤细的毛细血管网链状分隔。可考虑的肿瘤有脂肪肉瘤（苏丹Ⅲ染色，S - 100 蛋白表达），组织细胞来源肿瘤（Lysozyme 表达），横纹肌肉瘤（MyoDI，CD99 表达），血管源性肿瘤（CD34 表达），黏液性肿瘤（PAS 染色表达），淋巴造血系统疾病（LCA 表达），Vim 为间叶性肿瘤广泛表达，NF 为神经源性标志物，暂不考虑。

69. E 圆形细胞和黏液样脂肪肉瘤有时被分为一类，称为黏液样/圆形细胞脂肪肉瘤（MRCLS），约占脂肪肉瘤的 15% ~ 20%，为脂肪肉瘤中的第二大常见类型，一种由原始间叶细胞和数量不等的印戒样脂母细胞构成的、具有分枝状血管的恶性肿瘤。黏液样间质非常显著，毛细血管显示特征性“鸡爪样”样分枝结构。圆细胞脂肪肉瘤阳性表达 S - 100 蛋白。PAS 阳性染色。

70. DEF 肿物位于肌肉间，而神经纤维瘤、神经纤维瘤病和纤维瘤极少发生在肌肉组织间，首先排除。恶性纤维组织细胞瘤常见于上肢前臂，且易复发，因此应该考虑。纤维肉瘤可发生于肌肉间，且易复发，因此应该考虑。恶性外周神经鞘瘤也可发生于肌肉组织间，同样易复发，因此应该考虑。

71. CDE 纤维肉瘤、恶性纤维组织细胞瘤和恶性外周神经鞘瘤均由梭形细胞组成，细胞肥胖，排列呈束状，可见席纹状结构，可见核分裂象，仅有题干提示的镜下形态三者无法区分，需要进一步观察和免疫标记区分。

72. BCDE 恶性纤维组织细胞瘤免疫标记 Vimentin、Aa、AAT、CD68 均阳性表达，而 S－100 标记神经组织，CK 标记上皮，myoglobin 标记横纹肌，恶性纤维组织细胞瘤均阴性。

73. AB 恶性外周神经鞘瘤仅有 S－100 和 Vimentin 阳性，而 AAT 和 CD68 在恶性纤维组织细胞瘤中阳性，CK 标记上皮组织，myoglobin 标记横纹肌，恶性外周神经鞘瘤均阴性。SMA 标记筋膜炎。

74. E 纤维肉瘤仅 Vimentin 阳性，其他标记均阴性，诊断纤维肉瘤主要靠形态学标记和基因检测，形态学有特征性的鲱鱼骨样结构。

75. ABCDEF 患者女，上腹部压痛明显，麦氏点压痛明显，反跳痛均呈阳性，有局限性腹肌紧张，在没有并发症发生时，憩室是没有症状的。若发炎时，则依其位置及严重度，症状可能是腹痛、便秘或腹泻、便血、发烧或寒战、恶心并呕吐等。结肠憩室引起的腹痛通常位于左下腹部，但也可能发生于任何有憩室的部位。如右结肠憩室炎的痛跟阑尾炎一样，造成诊断上的困难。腹痛通常是突然发生，持续数小时或数天，且常伴有发炎处的腹部压痛，有时有腹膜炎的病征。典型的急性阑尾炎初期有中上腹或脐周疼痛，数小时后腹痛转移并固定于右下腹。早期阶段为一种内脏神经反射性疼痛，故中上腹和脐周疼痛范围较弥散，常不能确切定位。当炎症波及浆膜层和壁腹膜时，疼痛即固定于右下腹，原中上腹或脐周痛即减轻或消失。因此，无典型的转移性右下腹疼痛史并不能除外急性阑尾炎。因此可能的病理诊断是阑尾憩室炎、急性阑尾炎、低度恶性阑尾黏液性肿瘤、阑尾印戒细胞癌、阑尾神经内分泌肿瘤、阑尾黏液腺瘤。

76. BCD 阑尾黏液性肿瘤常见的遗传学改变是 KRAS 突变、5q 杂合性缺失（LOH）、18qLOH。

77. C 低度恶性阑尾黏液性肿瘤（LAMN）形态学上类似于腺瘤，但肿瘤细胞呈浸润性生长，可穿透阑尾壁，形成腹膜假黏液瘤，甚至造成远处转移，阑尾壁外侧可见少量无细胞性黏液。相对于黏液腺癌，LAMN 细胞分化较好，核低度异型，核分裂象少见，其突出的结构特征为病变处黏膜下层和固有层的萎缩、纤维化。

78. BCDFG 患者大体检查：灰红肿块，切面灰红，质地中等，境界较清。低倍镜下可见增生的血管，伴明显的淋巴细胞及嗜酸性粒细胞浸润，可能的诊断是 Kimura disease、非特异性嗜酸细胞性炎症、上皮样血管瘤、寄生虫感染性肉芽肿、血管免疫母 T 细胞性淋巴瘤。

79. D 组织病理检查可见扩张的血管和梭形细胞两种组织结构，可见细胞多形性和核分裂象。网硬蛋白染色见个别细胞和成群细胞外方绕有网状纤维。免疫组化检查，第八因子相关抗原和荆豆植物血凝素阳性。上皮膜抗原和细胞角蛋白染色通常为阴性。因此根据镜下可知，此疾病是上皮样血管瘤（血管淋巴样增生伴嗜酸粒细胞增多症）。

80. B Kimura disease 主要见于头颈部皮下，少量见于腹股沟、四肢和胸壁。病变常累及局部淋巴结、唾液腺、骨骼肌，表现为伴有或不伴有软组织包块的淋巴结病变，伴有外周血嗜酸性粒细胞增多。部分患者出现血浆 IgE 水平升高、蛋白尿和肾病综合征，提示其为免疫性的疾患。镜下主要表现为嗜酸性淋巴滤泡增生，生发中心有嗜酸性蛋白物质（IgE）沉积。嗜酸性粒细胞广泛浸润，并常沿着增生的小血管发展，有时甚至形成嗜酸性微脓肿。小血管增生，但无明显的内皮细胞上皮样改变。Kimura disease 和血管淋巴样增生伴嗜酸性粒细胞增多症（上皮样血管瘤）的区别主要在于前者血管增生与后者相比并不明显，且常被突出的炎症成分所掩盖，并且其血管内皮细胞不像后者那样呈现明显的上皮样。

81. BCDEG 患者男，患者腹部有包块，粪呈糊状，有黏液，有时发黑，可能的诊断是慢性肠血吸虫病，溃疡性结肠炎，Crohn 病、肠结核、结肠癌。先天性巨结肠病变节段上端结肠异常扩张，肌层肥厚，结肠襞消失，肠腔口径比正常大数倍腔内常积有大量气体、粪便或粪石。急性感染性结肠炎表现为脓血便。

82. DG 溃疡性结肠炎是以结肠形成多发性溃疡性病变为主要特征，病变多限于黏膜及黏膜下层，以隐窝脓肿为特点，继而黏膜坏死，形成连续成片的不规则性溃疡。结肠癌溃疡型多见，占 50% 以上，形状为圆形或卵圆形，中心凹陷，边缘凸起，早期即可有溃疡，易出血，此型分化程度较低，转移较早。

83. BCEF 肠癌癌前病变包括幼年性息肉病、腺瘤性息肉、炎症性肠病以及异型增生。腺瘤性息肉包括管状腺瘤、绒毛状腺瘤、管状绒毛状腺瘤。绒毛状腺瘤的癌变率最高，管状腺瘤癌变率相对最低，根据绒毛成分进行划分。其它癌前病变，比如炎症性肠病、溃疡性结肠炎、克罗恩病等，也有一定癌变率。

84. D 只要分子病理学上是 MSI – H（微卫星不稳定性）的腺癌不管组织学类型是什么都归入低级别，原因是其预后较微卫星稳定者的好。

85. BC 患者腹腔内出现多发结节，腹腔积液，大体检查肿瘤结节实性，质硬，大小不一，因此可能的病理诊断为恶性间皮瘤、促纤维增生性小圆细胞肿瘤。

86. ABCD 根据镜下提示，免疫组织化学染色阳性的有 CK、结蛋白（desmin）、NSE 和 WT1，因此 ABCD 正确。

87. ABCE 特征性的遗传学改变包括融合基因 EWS – WT1，染色体易位 t（11；22），染色体易位（p13；q12），11 号染色体上的基因为 WT1 基因。

88. BCDEF 患者组织学检查部分区域主要由黏液软骨样间质和多种结构的上皮细胞巢，部分区域上皮细胞明显异型性，核大，深染，分裂及坏死，因此可以诊断为癌在多形性腺瘤中、包膜内癌在多形性腺瘤中、多形性腺瘤伴重度不典型增生、多形性腺瘤中原位癌、非浸润性癌在多形性腺瘤中。

89. AC 癌在多形性腺瘤中（CA – EX – PA）是多形性腺瘤发生癌变，显示癌与多形性腺瘤同时存在一个肿瘤中，或多形性腺瘤切除后，该部位又发生癌。占涎腺肿瘤的 3.6%，恶性肿瘤的 14%，多形性腺瘤的 6.2%。

90. ABCDEF 癌在多形性腺瘤中，癌常是分化差的腺癌（涎腺导管型或非特指性），或未分化癌，但也有黏液表皮样癌，鳞状细胞癌，腺样囊性癌，腺泡细胞癌。浸润性、破坏性生长是最可靠诊断标准，常有核深染和多形性，坏死和核分裂。

91. E 多形性低分化腺癌以细胞形态和结构的多样性为特点，由上皮和间叶样组织构成为其基本诊断特征，而间叶样组织是上皮源性，为变异的肌上皮细胞。不具有囊性、乳头状或筛状形态生长的特征。

92. BC 患者送检发现不规则肿物，

表面附带少许肺组织，肿物切面灰黄，质中等硬，可见白色纤维分割呈多结节融合状，周围肺组织表面可见散在灰白结节，根据肉眼改变，可能的病理诊断是 B 型胸腺瘤和胸腺癌。

93. ADFG 该肿瘤的免疫表型是上皮细胞 CK19（+）、CK5/6（+），上皮细胞 CK20（–）、上皮内淋巴细胞 CD4（+）、CD8（+）、CD5（+），上皮内淋巴细胞 CD1a（+）、CD99（+）、TDT（+）。

94. C 光镜下肿瘤呈纤细分隔的粗大小叶状，肿瘤细胞由大多角形细胞组成，细胞排列呈松散网状结构，核大，染色质疏松呈泡状，因此镜下的病理诊断为 B2 型胸腺瘤。

95. F 羊水栓塞见于分娩时羊水进入母体子宫静脉，引发过敏性休克、肺水肿和 DIC，患者表现为突然严重呼吸困难，紫绀，抽搐和昏迷。

96. E 羊水栓塞主要由于分娩时产妇子宫强烈收缩，导致羊水进入血管引起栓塞。

97. BF 羊水栓塞的组织学诊断依据是镜下可见肺血管内有角化上皮、胎脂和胎粪，因为由于羊水成分随血流进入肺血管引起栓塞。

98. BD 羊水成分主要位于产妇肺小血管内，也可见于左心腔血和子宫壁静脉窦，由于羊水受到子宫肌壁收缩挤压进入子宫壁血管，因此会残留在静脉窦，而肺小血管内羊水会通过血液循环系统进入到左心室。

99. AC 由于子宫强烈收缩牵拉阴道引起阴道破裂出血，产妇纤维蛋白原减少无法促进凝血，血小板减少同样导致凝血能力降低，因此引起全身出血。

100. BCDF 羊水栓子进入肺循环，尤其是肺动脉，引起肺内小血管栓塞，导致反射性血管痉挛，全身出血引起 DIC，由于羊水成分导致过敏性休克，引起导致患者呼吸衰竭而死亡。

全真模拟试卷（四）答案解析

一、单选题

1. A 前列腺癌分为腺泡腺癌、移行细胞癌、黏液癌、鳞状细胞癌等，其中最常见的是腺泡腺癌，而腺泡腺癌最常见的是高分化。

2. D 肿瘤细胞在人体内具有不受控增殖性，因其细胞核染色体没有二倍体核型，具有多倍体或非整倍体的特性，所以可以无限增殖。

3. B 大体标本灌注是为了标记切缘或者需要重点取材的部位，普鲁氏蓝和络黄能不溶于水，且脱水和固定后不影响后期不易脱色，方便制片后镜下观察。

4. A 大脑胶质瘤病是指大脑组织内广泛的、弥漫浸润生长的胶质细胞瘤，瘤细胞往往是星形细胞，少数为少突胶质细胞。多累及大脑半球3个以上脑叶。

5. C 乳腺纤维囊性病：伴导管上皮乳头状增生者较易发生癌变。

6. A 根据患者30年吸烟史，且肿物位于肺门，所以最可能的诊断是鳞状细胞癌。

7. E 梗死灶颜色主要与梗死部位血液含量有关，而血管分布主要与梗死灶形状有关。

8. B 子宫平滑肌瘤多见于成年女性，没有包膜，发生于子宫任何部位，如宫颈，肌壁，浆膜下等。变性坏死主要见于平滑肌肉瘤，一般平滑肌瘤都是良性，很少恶变。

9. A 皮肤、黏膜浅表的组织缺损称为糜烂，较深的组织缺损称为溃疡。

10. A 恶性肿瘤晚期身体各项机能均已经退变，因此表现为全身性萎缩。

11. D 嗜铬细胞胞浆内含有大量的嗜铬颗粒，遇盐酸而变为紫红色。

12. C 根据临床症状和痰培养结果明确为肺结核，而X线下云雾状阴影，可以明确为浸润型肺结核。

13. C 1. 肝淤血的原因包括以下两个方面：①心脏的疾病，各种类型的心脏病，比如心瓣膜病、心肌梗死、内源性心脏病等；②静脉的病变，下腔静脉的血栓形成，肝静脉的血栓形成，或者肿瘤生长压迫所导致的静脉血管狭窄等。2. 肺淤血由左心衰竭引起，左心腔内压力升高，阻碍肺静脉回流，造成肺淤血。

14. A 甲状腺激素增高引起甲状腺增生，肾上腺素增高引起肾上腺某一区带增生，前列腺素增高引起甲状腺增生，垂体增生引起生长激素增多，涎液腺增生与激素无关。

15. D 星形胶质细胞胞质含胶质丝，为由胶质细胞原纤维酸性蛋白（GFAP）构成的一种中间丝，参与细胞骨架组成。因此对于诊断星形胶质细胞瘤有诊断意义。

16. C 肺癌常伴有肺外症状，即副肿瘤综合征，包括：①高血钙（类癌综合征）；②神经病；③肌病（肌无力）；④Cushing综合征；⑤肺性骨关节病；⑥杵状指等。Horner综合征是指颈部交感神经受压后而引起的综合征，由于肺癌直接浸润引起的综合征，不属于肺癌的肺外症状表现。

17. E 结节性筋膜炎好发于皮下浅筋膜的假肉瘤性肌纤维母细胞增生，常在局部形成肿块，可因短期内生长迅速、细胞丰富及易见核分裂象等而被误诊为肉瘤性病变，故又有假肉瘤性筋膜炎之称。多发生于 20 ~ 40 岁的年轻人，10 岁以下婴幼儿和 60 岁以上老年人均较少见。无性别差异。好发于上肢，尤其是前臂屈侧，其次可见于躯干及头颈部（尤为儿童患者）。筋膜（肌间）型结节性筋膜炎：结节边界不清，活动度较差，无包膜。镜下改变：由增生的梭形肌纤维母细胞所组成，呈不规则的短束状或交织状排列，也可排列紊乱而无方向性。间质疏松、黏液样，常见外渗的红细胞，有时可见微囊性腔隙。少数病例可见散在分布的多核巨细胞。

18. A 肝细胞严重损伤后肝内凝血因子合成减少，血液不能正常凝固，因此容易引起出血发生。

19. C 慢性肾盂肾炎时，一侧或双侧肾脏体积不对称性缩小，出现不规则的瘢痕，肾盏和肾盂变形。

20. A 狼疮小体 HE 染色蓝染，也称苏木素小体，是诊断系统性红斑狼疮的特征性依据。

21. B 慢性萎缩性胃炎在镜下常出现腺上皮化生的现象，其中以肠上皮化生常见。慢性肥厚性胃炎镜下可见腺体肥大增生，腺管延长，炎细胞浸润不显著。

22. A 骨肉瘤最常见的是好发于 10 ~ 20 岁的青少年男性。

23. C 恶性肿瘤核分裂象增多，特别是病理性核分裂象有助于恶性肿瘤的诊断。

24. C 因应激因素如感染、烧伤、大手术、炎症和组织损伤可引起快速反应，如体温、血糖升高、分解代谢增加、氮平衡负性以及血浆蛋白浓度迅速变化，这种反应称为急性期反应，这种蛋白质称为急性期反应蛋白。

25. C 亚硝胺类化合物具有强烈的致癌作用，可引起多种消化系统的肿瘤发生。

二、多选题

26. ABCE 慢性淋巴细胞白血病主要见于老年人，尤其是 50 岁以上，很少转化为急性，主要是 B 细胞来源，而且是成熟 B 细胞，并非幼稚淋巴细胞。慢性淋巴细胞白血病主要表达 CD19 和 CD20 等。

27. BCD 慢性炎症内巨噬细胞的聚集取决于以下三个方面：①黏液分子和化学趋化作用下，血液中单核细胞离开血液聚集到炎症灶；②浸润到炎症病灶的巨噬细胞获得更强分裂增殖能力，使巨噬细胞不断增加；③巨噬细胞移动抑制，使巨噬细胞长期停留于炎症病灶内。

28. ACDE R – S 细胞又叫镜影细胞，主要有单核（H 细胞）、双核（经典 R – S 细胞）、多核（多形性 R – S 和爆米花细胞）、腔隙型 R – S 细胞，核分裂罕见，其中单核细胞胞浆丰富，双色或嗜酸性，腔隙型 R – S 细胞多空泡状、核仁明显，且有核周空晕，经典型染色质常沿核膜聚集，核膜厚。

29. BE 病毒性肝炎主要以单核细胞为主。伤寒病主要是巨噬细胞，因其有吞噬作用。急性血吸虫卵结节主要以浆细胞为主，中心粒细胞不多。结核结节的典型表现就是类上皮细胞而不是多核巨细胞为主。痈属于化脓性炎，因此主要以中性粒细胞为主。

30. BC 沉积物在基底膜和系膜内的肾小球肾炎只有膜性增生性肾小球肾炎Ⅱ型和膜性肾小球肾炎，膜性增生性肾小球肾炎Ⅰ型沉积物只在基膜内，急性弥漫性增生性肾小球肾炎只在系膜内沉积，Goodpasture 综合征为肾盂肾炎而不是肾小球肾炎。

31. ABE 鼻咽癌主要与 EB 病毒有关，一般为低分化鳞状细胞癌，预后差，因此主要对放疗敏感。主要发生于鳞状上皮。恶性度高，转移快，颈部淋巴结是鼻咽部最近的淋巴引流区域，引起早期通过淋巴道转移到颈部淋巴结。

32. ADE Gram 甲紫法染纤维素呈蓝色，刚果红是染淀粉样物呈红色，醛品红法染的是纤维组织而并非纤维素，Mallory 磷钨酸苏木素法和 Lendrum 马休黄猩红蓝（MSB）法也是染纤维素的方法分别染纤维素呈紫色和蓝色。

33. BCD 心脏血管分布不规则，因此心肌梗死的肉眼为不规则的地图状，而非楔形。梗死后 10 天后就开始长有肉芽，而非 2～3 周，2 周后梗死灶已经形成瘢痕。

34. ABCDE 小血管破裂出血时，血管会短暂收缩，破裂口周围血小板黏附性增加，形态改变并集合在破裂口周围，凝血酶被激活，纤维蛋白原转变为纤维蛋白促进伤口的牵拉愈合。

35. ACD 虫卵较小时一般临床症状不明显，虫卵繁殖较快，因此患者很早出现门脉高压，且此时肝门静脉纤维化造成管腔闭塞致使窦前性阻塞，因虫卵刺激造成门静脉炎，当虫卵较大时致使门静脉血栓的形成，这些改变对于患者是不可逆的损伤，最严重的后果是致患者死亡。

36. ACE 亚急性感染性心内膜炎是在原有病变瓣膜溃疡的部位形成赘生物，且此赘生物大而脆，易脱落，造成细菌性栓塞形成动脉瘤。栓塞脾动脉会造成脾肿大。急性感染性心内膜炎的赘生物含有菌性栓子引起各器官栓塞及多发性小脓肿，而不是亚急性感染性心内膜炎。

37. ABCDE 肺源性心脏病是指由支气管－肺组织、胸廓或非血管病变致肺血管阻力增加，产生肺动脉高压，继而右心室结构或（和）功能改变的疾病。任何可以引起肺动脉高压持续存在的疾病均能演变慢性肺源性心脏病的发生，以慢阻肺最为多见，其次为支气管哮喘、支气管扩张、肺结核、间质性肺疾病等。

38. ABCD 系统性红斑狼疮的临床症状多样，可有皮肤损害（如蝶形红斑、盘状红斑）、胃肠道症状、全血细胞减少及多器官损害表现等，但系统性红斑狼疮是自身免疫病，不会表现为恶性肿瘤。

39. ABCDE 慢性肝淤血时，血液淤积在肝小叶循环的静脉端，致使肝小叶中央静脉及肝窦扩张淤血，严重时可有小叶中央肝细胞萎缩、坏死，小叶外围门管区肝细胞缺氧程度较轻，可仅出现肝细胞脂肪变性，门管区可见纤维结缔组织增生。

40. ABCE 白细胞根据其形态、功能和来源部位可以分为三大类：粒细胞、单核细胞和淋巴细胞，其中粒细胞又可根据胞质中颗粒的染色性质不同，分为中性粒细胞、嗜酸性粒细胞和嗜碱性粒细胞三种。

41. ABCD 根据镜下可见来源于不同胚层的成熟性组织杂乱无章排列，基本可以诊断本例为成熟型畸胎瘤。成熟型畸胎瘤发生部位多为单侧，呈圆形或卵圆形，质韧，触压时有乒乓球感，X 线检查显示单囊或多囊性透明阴影，边缘不整齐呈切迹状、有的囊肿内含有牙齿。随病程进展，肿瘤压迫周围组织可导致颌骨膨胀、牙齿松动和移位。畸胎瘤早期多无疼痛症状。

42. ABCDE 脂肪肉瘤是成人多见的肉瘤之一，常发生于软组织深部、腹膜后等部位，较少从皮下脂肪层发生，与脂肪瘤的分布相反。大体观，多呈结节状或分叶状，可似脂肪瘤，亦可呈黏液样或鱼肉样。瘤细胞形态多种多样，以出现脂肪母细胞为特点，胞质内可见多少不等、大小不一的脂质空泡，可挤压细胞核，形成压迹。有高分化脂肪肉瘤、黏液样/圆形细胞脂肪肉瘤、多形性脂肪肉瘤、去分化脂肪肉瘤等类型。黏液样/圆形细胞脂肪肉瘤：肿瘤由圆形、卵圆形至短梭形的原始间叶细胞、大小不等的印戒样脂肪母细胞、分支状毛细血管网和黏液样基质组成。

43. BD 精原细胞瘤是最常见的睾丸肿瘤，癌细胞呈巢状、条索状或岛屿状排列，在肿瘤间质中常伴有淋巴细胞质细胞浸润，以T细胞为主，约1/4的病例可见上皮样细胞和多核巨细胞，形成肉芽肿。无性细胞瘤是卵巢最常见的恶性生殖细胞肿瘤，癌细胞呈巢状、条索状或弥漫分布，巢团被纤维间质分隔，常伴有淋巴细胞质细胞浸润，少数病例可见多核巨细胞和肉芽肿形成。

44. DE 急性感染性心内膜炎是由致病力强的化脓菌引起，属于化脓性炎，淋病是由淋球菌感染引起的急性化脓性炎。嗜酸性脓肿、阿米巴脓肿、冷脓肿均属于非化脓性炎症，坏死组织发生液化所引起的病灶。

45. ABCDE 单核－吞噬细胞系统具有吞噬功能，可吞噬、清除血液中的凝血酶、纤维蛋白原及其他促凝物质，也可清除纤溶酶、纤维蛋白降解产物（FDP）及内毒素等，当其功能严重障碍或由于吞噬了大量坏死组织、细菌等，使其功能“封闭”，可促进DIC发生。

三、共用题干单选题

46. E 考虑为鼻息肉，鼻息肉的间质有不同程度慢性炎细胞浸润，即淋巴细胞和浆细胞。

47. A 慢性炎症的纤维结缔组织增生常伴有瘢痕形成，可造成管道性脏器的狭窄；在黏膜可形成炎性息肉，例如鼻息肉和子宫颈息肉。

48. A 考查肝细胞变性的细胞变化，肝细胞变性包括水样变，嗜酸性变，脂肪样变。

49. D 海绵状血管瘤由多量薄壁血管构成，管腔大而不规则、腔内充满血液。管壁内一层扁平的内皮细胞，管壁外一般无平滑肌纤维。

50. E 海绵状血管瘤通常有血管的地方就可以发生，并无特异性常见的部位。

51. B 平滑肌肿瘤细胞呈梭形，核呈杆状，束状或编织状排列。

52. D SM Actin为平滑肌肌动蛋白，用于标记平滑肌及其来源的肿瘤。

53. C 硬化性腺病的组织学特点是乳腺腺泡和间质增生，但在低倍镜下仍可辨认出小叶轮廓，小叶中心的腺管明显受挤压，越靠近小叶周边管腔越大，腺管外有肌上皮细胞围绕，结节呈圆形。

54. B 硬化性腺病的组织学特点是乳腺腺泡和间质增生，但在低倍镜下仍可辨认出小叶轮廓，小叶结构大致保存或呈结节状，结节圆形或椭圆形，常呈漩涡状小叶中心性模式；小腺体和小管的小叶中心性（局限性）增生，在增生的纤维间质中不同程度地受挤压变形，管腔狭窄或闭塞。

55. E 乳腺硬化性腺病属于良性增生性病变，一般认为不属于癌前病变。

56. A 硬化性腺病多见于育龄妇女。

57. A 淋巴结转移性癌的癌细胞先聚集于边缘窦，继续增殖而累及整个淋巴结。

58. D 甲状腺乳头状癌多见于中年妇女，常先有淋巴结转移。

59. B 儿童患者发现上肢肿物，切面成海绵状，并且由薄壁囊腔和小管组成，考虑淋巴管囊肿，囊内有清液及淡染组织为淋巴液。海绵状淋巴管瘤肉眼瘤体常较大，境界不清；切面呈海绵状形成许多微囊，镜下肿瘤由扩张的淋巴管组成，管腔大小不等；管壁薄，由纤维组织构成，有时也有平滑肌纤维。

60. E 血管瘤与淋巴管瘤的鉴别方法

为管腔内有无红细胞，管腔内有红细胞则为血管瘤。

61. B 创伤患者的剧痛可抑制交感缩血管功能，使动静脉血管张力难以维持，引起一过性血管扩张，使大量血液淤滞在外周血管内，导致有效循环血量减少，组织灌流不足引起休克，故该患者休克发生的始动环节可能为外周血管容量扩大。

62. C 该患者面色苍白，四肢湿冷，血压下降，正处于休克期，由于有效循环血量减少和肾血管强烈收缩，引起肾脏血液灌流量急剧减少而致急性肾衰竭，这种肾衰又称为肾前性氮质血症，表现为尿量减少和氮质血症，氮质血症是更为客观的证据，为更优选项。

63. E 休克过程中由于微循环功能障碍及全身炎症反应综合征，可导致多器官功能障碍综合征，该患者在休克的基础上出现了呼吸窘迫、发绀、进行性呼吸困难和低氧血症等，吸氧难以改善临床表现，应考虑发生了急性呼吸窘迫综合征（ARDS）。

64. C 休克期患者的主要临床表现：①血压和脉压进行性下降，脉搏细速；②中枢神经系统功能障碍，患者神志淡漠，甚至昏迷；③少尿甚至无尿；④微循环淤血，使皮肤黏膜发绀或出现花斑。本例休克患者符合休克期临床表现。

65. E 休克期又称为微循环淤血期，此期毛细血管后阻力大于前阻力而导致血液淤滞在微循环中，同时，因组胺、激肽等物质生成增多，导致毛细血管通透性增加，血浆外渗，进而引起血压进行性下降。

四、案例分析题

66. ABD 子宫平滑肌瘤镜下，瘤细胞与正常子宫平滑肌细胞相似，梭形，束状或旋涡状排列，胞浆红染，核呈长杆状，两端钝圆，核分裂少见，缺乏异型性。因此根据患者光镜下的提示，考虑的诊断为子宫平滑肌瘤，子宫内膜间质肉瘤伴平滑肌混合瘤。

67. ABCEF 子宫内膜间质平滑肌混合性肿瘤由子宫内膜间质和平滑肌两种成分混合组成，要求两种成分均要达到30%以上方可诊断。可见子宫内膜间质细胞向平滑肌分化，其病理表现为：分化区呈灶性或结节状，可见间质细胞逐渐过渡为平滑肌细胞，间质成分和平滑肌成分互相形成不规则的交错，部分病灶中央平滑肌细胞发生玻璃样变，内膜间质肿瘤细胞围绕在玻璃样变区域周边，呈所谓放射星芒状的图像。子宫内膜间质平滑肌混合瘤在生物学行为上有良性、交界性和恶性，鉴别肌层浸润要确定取材于肿瘤内部。免疫表型CD10，SMA，Desmin，h－Caldesmon等指标有助于诊断。关于子宫肌层的取材，常规取材3块包括内膜、肌层、浆膜；肿瘤取材肿瘤处1～4块，其他肌层与内膜1～2块。

68. D 子宫内膜间质平滑肌混合瘤含有丰富的薄壁小动脉和泡沫样组织细胞，总有典型的梭形形态，胞质偏红，肌源性标志物梭形细胞阳性，CD10小圆细胞阳性。患者肌源性标志物梭形细胞（+）；CD10小圆细胞（巢）（+），病理诊断为子宫内膜间质平滑肌混合瘤

69. BEF 肿物位于皮下，且与周围组织呈浸润性生长，且无包膜，纤维瘤多有包膜，因此排除，腹壁外纤维瘤病无包膜且呈浸润性生长，应该考虑。滑膜肉瘤极少发生在皮下，可以排除。增生性肌炎是肌肉组织内炎细胞浸润病变，多伴有疼痛，而该患者无疼痛，可以排除。肌纤维瘤多位于皮下肌肉组织内，应该考虑。神经纤维瘤或神经鞘膜瘤多位于皮下，应该考虑。骨外骨肉瘤极少发生在皮下，可以排除。

神经骨化性肌炎样病损也不会发生在皮下，因此可以排除。综述所述，首先应该考虑的疾病是腹壁外纤维瘤病、肌纤维瘤和神经纤维瘤或神经鞘膜瘤。

70. BJ 腹壁外纤维瘤病镜下可见梭形细胞间有胶原纤维穿插，且无异型，无核分裂，部分病例可见多核巨细胞及横纹肌小岛，因此考虑为腹壁外纤维瘤病。孤立性纤维瘤易好发于皮下，镜下同样可见梭形细胞与交叉的胶原纤维组织，细胞无异型，无核分裂，可见黏液变，周边可见淋巴细胞浸润，因此也应该考虑为孤立性纤维瘤。

71. BCDG 纤维细胞性肿瘤 Vim 均阳性，但是不特异，镜下有胶原纤维，因此标记胶原。SMA 标记平滑肌和肌纤维母细胞，对于诊断有帮助。S－100 在孤立性纤维瘤阳性。其他标记物对于诊断和鉴别诊断均无意义。

72. E 该肿瘤形态学已经明确为孤立性纤维瘤和腹壁外纤维瘤病，其中孤立性纤维瘤免疫标记表达 CD34 和 Bcl－2，而 S－100、HCK、EMA、Laminin 阴性。而腹壁外纤维瘤病免疫组化表达 S－100、HCK、EMA、Laminin，因此诊断为腹壁外纤维瘤病。

73. E 组织活检是诊断金标准，对于绝大多数送检病例都能做出明确的组织学诊断，包括从患者体内切取、钳取或穿刺等取出病变组织，进行病理学检查的技术。因此明确病变性质首选组织活检。

74. DF 顽固性溃疡多见于经久不愈的伤口，多伴有感染，多有烧伤史，该患者有烧伤史，皮肤不愈合，因此首选考虑为顽固性溃疡。鳞状细胞癌多见于皮肤，多继发于顽固性溃疡，由于近期病变加重，因此考虑为皮肤鳞状细胞癌。

75. ABCF 由于烧伤病史，因此真菌等微生物未完全清楚，引起治疗不当形成长期不愈合的溃疡，该疾病多是鳞状细胞癌伴感染，治疗首先根治扩大切除，该疾病主要与烧伤有关，是真菌感染引起的真性肿瘤，由于大部分是腐败菌感染，属于厌氧菌，因此有恶臭味。

76. C 如作刮片脱落细胞学检查，应选取有生机的活性成分，不能选择坏死物，可以剥去痂皮，露出黏膜刮取浆液性标本做脱落细胞学涂片。

77. ABEF 宫颈微偏型腺癌是宫颈分化较高的恶性肿瘤，一般仅以接触性阴道出血为首发症状，该患者阴道流血，因此需要考虑。宫颈早期浸润型腺癌以接触性阴道出血就诊，宫颈黏膜发红，触之易出血，该患者阴道流血，阴道镜宫颈黏膜发红，触之易出血，因此需要考虑。宫颈癌肉瘤为恶性肿瘤，大体表现为菜花或突出宫颈的肿瘤，与题干不符，因此排除。宫颈腺纤维瘤是宫颈的良性肿瘤，不会表现为阴道流血，而该患者阴道流血，因此排除。宫颈糜烂是妇科最常见的宫颈炎性疾病，常与恶性肿瘤混淆，宫颈黏膜发红伴触之易出血，因此需要考虑。宫颈 CIN 宫颈早期浸润型鳞状细胞癌一般仅有临床出血表现，宫颈黏膜仅表现为发红和触之出血，无其他特殊表现，该患者临床表现为出血，阴道镜提示宫颈黏膜发红，触之易出血，因此需要考虑。

78. EF 本例诊断为宫颈 CIN Ⅲ级，累及腺体和宫颈早期浸润型鳞状细胞癌。宫颈 CIN Ⅲ级诊断标准是宫颈鳞状上皮全层异型，细胞排列紊乱，图片左侧宫颈鳞状上皮全层异型，细胞排列紊乱，因此考虑为Ⅲ级，累及腺体。宫颈早期浸润型鳞状细胞癌是指浸润深度不超过 5mm，图片右侧可见小灶腺体出芽浸润，深度不超过 5mm，因此诊断为宫颈早期浸润型鳞状细胞癌。

79. BCE 宫颈上皮内瘤变是宫颈最常见的肿瘤，当宫颈上皮内瘤变合并高危型（16、18 或 33 型）HPV 感染时，恶变倾向较高。

80. ACDEG 患者妇科检查左侧大阴唇外见赘生物，淡红色，似菜花样，可能的病理诊断为尖锐湿疣、鳞状细胞癌、乳头状癌、疣状癌、纤维上皮性黏膜息肉。

81. BCDF 根据光镜下的病理诊断为鳞状上皮内瘤变、尖锐湿疣、鳞状上皮乳头状癌、疣状癌，因此 BCDF 正确。

82. B 镜下瘤细胞分化良好，胞质丰富，嗜酸性，核分裂象少见，间质有明显的慢性炎性细胞浸润，因此该病的病理诊断为疣状癌。

83. ABC 急性非特异性淋巴结炎肉眼观受累的淋巴结增大，充血，呈灰红色；因淋巴结增大而其被膜受到牵拉，患者会感觉局部疼痛。淋巴结结核临床上常表现为一组淋巴结增大，颈部淋巴结多见。淋巴组织肿瘤可原发于淋巴结和结外淋巴组织，可扪及肿物。急性粒细胞白血病可有骨髓异常表现。囊性水瘤为无痛性肿物。浆细胞骨髓瘤极少有淋巴结累及，骨髓及外周血均可发现异常。传染性单核细胞增多症主要表现有咽炎、发热、颈淋巴结大，可有骨髓异常表现。患者颈右侧及颌下区肿胀，可触及一肿物，有轻触痛，皮温略高，该患儿可发生的疾病有急性非特异性淋巴结炎、淋巴结结核、淋巴组织肿瘤。

84. ABCG 淋巴母细胞性淋巴瘤：淋巴结结构破坏，瘤细胞弥漫性增生，细胞排列紧密，但彼此不粘附，核分裂象多见。T 淋巴母细胞性淋巴瘤（TLBL）很少见，其临床表现独特，预后不佳，极少累及皮肤。Burkitt 淋巴瘤病理变化：Burkitt 淋巴瘤的瘤细胞大小和形态一致，相互粘连，主要由小无裂细胞组成，可伴有少量免疫母细胞。瘤细胞胞界不清，胞质少，嗜双色性，甲基绿派若宁染色呈强阳性，核圆或卵圆形，核膜厚，染色质较粗，核仁明显，可贴近核膜，核有丝分裂象多见。特殊的是瘤细胞迅速死亡，被成熟的巨细胞吞噬，这些含有吞噬碎片和包涵体样颗粒的巨细胞淡染，均匀地散布于瘤细胞之间呈现所谓的“满天星”图像，是本病的组织学特点。免疫组化染色表明，瘤细胞相当于不成熟的 B 细胞，个别病例属前 B 细胞表型，瘤细胞表达全 B 抗原 CD20、CD19 及单克隆性 SIg，常为 λ 轻链，重链可为 μ、γ 或 α，也可表达 CALLA，部分病例还表达 TdT 抗原。髓细胞肉瘤，约 96% 的髓细胞肉瘤是粒细胞肉瘤，是幼稚粒细胞形成的实体性恶性肿瘤，常常继发于 AML 或者 CML，好发于儿童和青少年。常常累及扁骨和长骨、肝、脾、淋巴结、乳腺、胃肠道、皮肤等处。有些肿瘤切除后置于空气中可以呈现浅绿色，称为绿色瘤。间变大细胞淋巴瘤瘤细胞体积大，形态多样，细胞核形态怪异且呈明显多形性，可为圆形、卵圆形、肾形、胚胎样、马蹄形或分叶状，核染色质细腻或呈斑块状散布于核内，常可见数个嗜碱性的小核仁。瘤细胞胞质丰富，透明、嗜碱性或嗜酸性，常可见核旁的局限性嗜酸性区。

85. B Burkitt 淋巴瘤病理变化：Burkitt 淋巴瘤的瘤细胞大小和形态一致，相互粘连，主要由小无裂细胞组成，可伴有少量免疫母细胞。瘤细胞胞界不清，胞质少，嗜双色性，甲基绿派若宁染色呈强阳性，核圆或卵圆形，核膜厚，染色质较粗，核仁明显，可贴近核膜，核有丝分裂象多见。特殊的是瘤细胞迅速死亡，被成熟的巨细胞吞噬，这些含有吞噬碎片和包涵体样颗粒的巨细胞淡染，均匀地散布于瘤细胞之间呈现所谓的“满天星”图像，是本病的组织学特点。免疫组化染色表明，瘤细胞相当于不成熟的B细胞，个别病例属前B细胞表型，瘤细胞表达全B抗原CD20、CD19及单克隆性SIg，常为λ轻链，重链可为μ、γ或α，也可表达CALLA，部分病例还表达TdT抗原。

86. A Burkitt淋巴瘤MYC基因易位概率高，最常见的是t（8；14）。

87. ABCDG 患者肠镜检查发现回盲部多发息肉，术后标本检查：回肠末端和结肠盲部数十个息肉，周围黏膜正常，可能的病变是增生性息肉病，Peutz－Jeghers综合征、淋巴瘤、幼年性息肉病、多发性腺瘤。

88. BCE MALT淋巴瘤最常位于胃窦部，黏膜增厚，皱襞粗大，可伴有糜烂或溃疡，有时呈结节状或息肉状突起，典型的淋巴一上皮病变是指肿瘤性的淋巴细胞聚集并侵犯腺体，腺上皮结构破坏，并引起上皮细胞的形态变化。套细胞淋巴瘤常是胃肠道多发性淋巴瘤性息肉病的一部分，循环血液通常可检测到肿瘤细胞，细胞呈弥漫单一性淋巴细胞增生，呈模糊的结节状、弥漫性、套区或罕见的滤泡等生长方式，大体表现为淋巴瘤样息肉病的除了MCL外，部分滤泡性淋巴瘤和MALT淋巴瘤也都可以出现这种形态。滤泡性淋巴瘤部分病例表现为整个肠管散布着无数息肉样小肿块。

89. C 套细胞淋巴瘤主要表现为3种生长模式，即模糊结节状、套区增生和弥漫浸润模式。瘤细胞中等偏小，细胞胞质少，细胞核形态不规则，核染色质散在分布，核仁不明显，形似中心细胞。少见核分裂。多数病变组织中可见单个上皮样组织细胞散在分布。肿瘤细胞表达B细胞抗原CD19和CD20，表达Bcl－2和CD43，多数病例弱表达CD5，表达Cyclin D1，为细胞核强阳性，而基本不表达CD23，CD10，Bcl－6和MUM1。

90. D 套细胞淋巴瘤的分子遗传学特征性改变是t（11；14）（q13；q32）。

91. ABCEFG 平滑肌瘤和平滑肌肉瘤鉴别，前者可有局部细胞异型，常见黏液样变性，可见核分裂象，但是＜10/10HPF，细胞可成上皮样，称为上皮样平滑肌瘤，细胞丰富称为富于细胞性平滑肌瘤，妊娠期子宫平滑肌瘤常伴有红色变性，肿瘤性坏死主要见于平滑肌肉瘤中。

92. BEF 平滑肌肉瘤的特点是：瘤细胞丰富，不同程度异型性。核分裂象＞10个/10HPF（上皮样平滑肌肉瘤可仅＞3个/10HPF），可见病理性核分裂象。浸润性生长，可侵犯血管，出现肿瘤性坏死。

93. D 奇异性平滑肌瘤细胞形态特异，多形性，可成巨细胞样，但是核分裂象少见，而平滑肌肉瘤核分裂常见。

94. DEF 平滑肌瘤和胃肠道间质瘤是最常见的鉴别肿瘤，前者Desmin阳性，而后者CD34、CD117阳性。免疫组化对于二者的鉴别非常适用。

95. ADEF 子宫内膜间质肉瘤和子宫平滑肌肉瘤鉴别，前者CD10特异性阳性，二者均有坏死，均有细胞核大，异型性明显；前者胞浆稀少，而后者胞浆较多；前者多见螺旋动脉，后者一般是薄壁血管；前者多侵入肌层脉管，后者无此特点。

96. AC 慢性支气管炎主要临床特征为反复发作的咳嗽、咳痰或伴有喘息症状，且症状每年至少持续3个月，连续2年以上。因此结合题干信息该患者有支气管炎。肺气肿是末梢肺组织因含气量过多伴肺泡间隔破坏，肺组织弹性减弱，导致肺体积膨大、通气功能降低的一种疾病状态，表现为气喘不能平卧，常伴有面部浮肿、尿少、食欲减退嗜睡等症状，因此结合题干信息该患者患有肺气肿。

97. C 肺心病患者以右心室病变为主，心室壁肥厚，心室腔扩张，心尖钝圆，由右心室构成；右心室前壁肺动脉圆锥显著膨隆，右心室内乳头肌和肉柱显著增粗，室上嵴增厚；胸片可见心脏向右移位，纵膈器官右移，肺纹理紊乱，血清学基本正常，一般 GTP 谷丙转氨酶升高，因此该患者最主要的疾病是肺心病。

98. C 慢性肺淤血时，肺泡壁毛细血管扩张充血更为明显，还可见肺泡间隔变厚和纤维化。肺泡腔内除有水肿液及出血外，还可见大量吞噬含铁血黄素颗粒的巨噬细胞。结合题干信息因此该患者属于慢性肺淤血引起全心衰竭。

99. BCDEF 右心衰竭会引起慢性肝淤血，肝静脉回流心脏受阻，血液淤积在肝小叶循环的静脉端，致使肝小叶中央静脉及肝窦扩张淤血，镜下，小叶中央静脉和肝窦扩张，充满红细胞，可有小叶中央肝细胞萎缩、坏死，但非大片坏死。肝内结缔组织轻度增生，小叶外围汇管区附近的肝细胞由于靠近肝小动脉，缺氧程度较轻，可出现肝脂肪变性。

100. DF 该患者为慢性肺淤血引起全心衰竭，因此心脏表现为心脏体积增大，心腔扩张、心肌肥大，心脏重量增加，而不会有心脏缩小、心脏重量减少的表现。

全真模拟试卷（五）答案解析

一、单选题

1. B 急性右心衰竭时右心排血量大大减少，造成体循环血液循环障碍，身体各处血液流量减少，因此会造成全身多处水肿。

2. B NK/T细胞淋巴瘤主要发生于淋巴结外的鼻腔。

3. B 卫氏并殖吸虫的童虫及成虫（也就是虫体）在人体组织内随意穿行和寄居引起疾病。

4. C 在 Ca^{2+}、ADP和血小板产生的血栓素 A_2 的作用下，血流中血小板不断地凝集，同时又不断地释放ADP和血栓素 A_2，使更多的血小板彼此凝集成堆，称为血小板凝集堆。ADP、血栓素 A_2 和凝血酶为促进血小板黏集反应的物质。

5. A 胰头癌早期以直接蔓延为主，沿胆总管和十二指肠扩散，因胆总管和十二指肠与胰头紧密相连。

6. A 心肌梗死的梗死灶呈不规则地图状，而不是楔形。

7. D 颅咽管瘤的典型组织学特征同造釉细胞瘤相似，细胞呈栅栏状排列。

8. C 较大的血栓约2周便可完全机化，此时血栓与血管壁紧密黏着不再脱落。

9. C 根据肿瘤切面囊性且含淡黄色液体，首先考虑为浆液性肿瘤，而镜下细胞轻－中度异型，可以诊断为交界性，间质内出现肿瘤细胞，明确为微浸润，综述所得，诊断为伴微浸润的浆液性交界性肿瘤。

10. D 所谓噬神经就是吞噬神经的意思，主要是小胶质细胞、巨噬细胞包围并吞噬死亡的神经元的现象。

11. D 呆小症是因为甲状腺激素分泌不足，而非萎缩性改变。

12. E 细胞核的变化是细胞坏死的主要形态学标志，主要有三种形式：①核固缩；②核碎裂；③核溶解。

13. A Ig分布在B细胞的表面，又叫表面Ig。

14. C 维生素C是前胶原分子的合成的重要组成成分，当维生素C缺乏时，前胶原分子难以形成，造成伤口愈合缓慢。

15. A 纤维甲状腺炎又称木样甲状腺炎、Riedel甲状腺炎，甲状腺素分泌减少，临床表现为甲状腺功能低下，切面实性硬韧，如木样，镜下可见甲状腺滤泡萎缩明显，纤维组织增生及透明变性明显，伴有炎细胞浸润。

16. C 膜增生性肾小球肾炎：肾小球体积增大，系膜细胞和内皮细胞数量增多，可有白细胞浸润。部分病例有新月体形成。由于肾小球系膜细胞增生和基质增多，沿毛细血管内皮细胞下向毛细血管基底膜广泛插入，导致毛细血管基底膜弥漫增厚，血管球小叶分隔增宽，呈分叶状。因插入的系膜基质与基底膜染色特点相似，所以在六胺银和PASM染色时基底膜呈双线或双轨状。外侧为原有的基底膜，内侧为新形成的基膜样物质，其内有系膜细胞、内皮细胞或白细胞突起的嵌入。

17. E 滤泡性淋巴瘤好发于中老年。由中心细胞和中心母细胞组成肿瘤性滤泡。基因检测常见t（14：18）易位。

18. D 疣状癌鳞状上皮呈疣状或乳头

状增生，伴角化过度或不全角化，上皮脚杵状膨大，于同一水平向固有膜内深入（推进式生长方式），鳞状上皮缺乏恶性细胞学特征，少有核分裂象，间质内明显炎症反应。

19. B 松果体细胞瘤多位于松果体，好发年龄为25～35岁，标记神经阳性，如SYN（+）、CGA（+）、S100（+）、NSE（+）、GFAP（+），因此根据WHO标准，属于松果体细胞瘤，脑膜瘤主要位于硬脑膜，胶质细胞瘤位于脑实质，生殖细胞瘤不表达神经内分泌标记，合并星形细胞瘤非常罕见，且免疫标记结果无特异。

20. D 硅结节多见于硅肺时，硅结节形成是由吞噬硅尘的巨细胞聚集形成的，属于异物性肉芽肿。其余均为感染性肉芽肿。

21. B 毒性甲状腺肿又称突眼性甲状腺肿，由多种原因引起血中甲状腺素过多，作用于全身各组织所引起的临床综合征，统称为甲状腺功能亢进症，简称甲亢。

22. C 纤维蛋白溶解酶的激活和白细胞的崩解释放溶蛋白酶，可以使血栓软化，因此，当纤维蛋白降解产物浓度增加时，此时血栓正在进行软化过程。

23. A 颗粒细胞瘤在镜下可见瘤细胞的细胞核呈现咖啡豆样外观。

24. D 血栓形成的条件有心血管内膜的损伤、血流状态的改变、血液凝固性增高，动脉粥样硬化和心肌梗死时导致心血管内膜损伤，长期卧床时下肢静脉内血流缓慢，出现涡流，血流状态改变易引起血栓形成，大面积烧伤和血小板增多的患者血液凝固性增高可引起血栓的形成。

25. E 瘢痕组织由大量平行或交错分布的胶原纤维束组成，纤维细胞很稀少，属于结缔组织的玻璃样变。

二、多选题

26. ABCD 甲状腺滤泡性腺瘤分为胚胎性、胎儿型、单纯型、胶样和嗜酸细胞型等，其中嗜酸细胞腺瘤型指构成滤泡的细胞是嗜酸细胞，而不是腔内有嗜酸物质，其他四个选项描述的均正确。

27. ABCDE 干酪样坏死的结局主要分两个方向，一个是愈合，包括吸收消散、纤维化、纤维化包裹和钙化。另一个是恶化，包括浸润发展（即范围的扩大）、溶解播散、液化导致空洞形成。

28. ABC 神经组织和肌肉组织不会化生，而柱状上皮与鳞状上皮可以互相化生，移行上皮可以化生为鳞状上皮。

29. ABD 慢性萎缩性胃炎诊断最主要的指标是黏膜固有腺体减少，其次有黏膜上皮化生和固有层淋巴细胞浸润。

30. ACE 肉瘤是指间叶来源的恶性肿瘤，间叶包括血管、脂肪、纤维等结缔组织，而间皮和移行上皮属于上皮。滑膜的主要成分是疏松结缔组织，因此恶性的叫滑膜肉瘤。

31. ADE 结缔组织疾病是指累及结缔组织的疾病，其中风湿病、系统性红斑狼疮和类风湿关节炎均是累及结缔组织的疾病，而克山病是以心肌变性坏死及修复后的瘢痕形成为特点的疾病。Burger病血管的慢性闭塞性疾病，主要累及的是中小动静脉。

32. ABCDE 当组织固定不充分，细胞着色模糊染色不均。组织不新鲜时细胞的核已经退变坏死，染色后核很难着色。蜡未脱净时，很多细胞很难着色。苏木精染色配制不当或者失效均会造成核不着色或者着色模糊。分化和蓝化不当时也会造成细胞核染色变淡。

33. CDE 硅结节内小血管炎使血管腔狭窄闭塞，肺间质弥漫性纤维化造成肺毛细血管床减少，肺动脉高压，右心室肥厚，因此会造成肺心病。硅肺患者肺间质弥漫性纤维化造成吞噬能力下降，降低肺组织对结核菌的抵抗力，因此患者会伴有肺结核病。晚期患者常发生不同程度的阻塞性肺气肿。

34. BCDE 麻疹病毒性肺炎起病急，传染快，因此不会造成肺间质纤维化，纤维化属于慢性病程。镜下可见大量淋巴细胞浸润，因属病毒感染，故在胞浆和核内可见病毒包涵体。病变严重者可致累及肺泡腔，可见大量浆液性渗出，形成透明膜。同时，细支气管和肺泡上皮增生常常形成多核巨细胞，故也叫巨细胞肺炎。

35. ABC 甲醛通过使蛋白质分子发生交联而产生固定作用，而不是防止交联；RNA 酶的本质是核糖核酸，甲醛不能防止 RNA 酶的溶解作用。

36. ABC 管腔标本制作常用的填充剂有明胶填充剂、乳胶填充剂、明胶硫酸钡填充剂。

37. ABCE 慢性支气管炎由于管壁组织的炎性破坏（炎症向纵深发展导致细支气管炎及细支气管周围炎）而使其弹性及支撑力削弱，支气管黏膜因炎性渗出及肿胀而增厚，管腔内黏液潴留及黏液栓形成，阻塞支气管腔，引起阻塞性肺气肿。

38. ABD 在卵泡生长期，卵泡周围的结缔组织呈有规律的排列形成一层膜，叫卵泡膜。此膜分内外两层：外层叫外膜，含有致密的结缔组织和梭形细胞；内层为内膜，结缔组织疏松，富于血管，有许多圆形或多角形的内膜细胞，此细胞可生成卵泡素。卵泡膜细胞和间质细胞可分别产生雌激素和雄激素，患者常有内分泌功能改变。

39. BCDE 神经组织病毒感染通常综合出现以下几种基本病变：①血管改变和炎症反应，浸润的炎细胞以淋巴细胞为主，常围绕血管周围间隙形成淋巴细胞套。②神经细胞变性坏死，可见卫星现象和噬神经细胞现象。③软化灶形成。④胶质细胞增生，主要是小胶质细胞呈弥漫性或局灶性增生。⑤包涵体形成。

40. BDE 血液性缺氧：①贫血：Hb 数量减少所致的缺氧，又称贫血性缺氧。②CO 中毒：Hb 与 CO 结合形成碳氧 Hb，从而失去运氧功能。③高铁 Hb 血症：Hb 中的二价铁在氧化剂的作用下可氧化成三价铁，形成高铁 Hb。

41. ABCDE 患者青年女性，于腕部见紫红色的扁平小丘疹，边界清，镜下见真皮内大片炎细胞浸润，下缘界限清楚整齐，表皮有淋巴细胞侵入，应考虑诊断扁平苔藓。扁平苔藓是较常见的皮肤及黏膜疾病，皮损为紫红色的多角形瘙痒性扁平丘疹和斑块，表面可见白色条纹，好发于腕部、手背、躯干、腿等部位。镜下可见真皮浅层沿表皮真皮交界处淋巴细胞呈带状分布浸润（炎细胞浸润带），本题较符合扁平苔藓诊断。此外，扁平苔藓的镜下特点还有：①表皮角化过度；②表皮（主要是棘层细胞）增生肥厚；③个别棘细胞良性角化不全或有 Civatte 小体形成；④基底细胞液化变性，基底细胞消失；⑤真皮内炎细胞间可见色素颗粒及噬色素细胞等。

42. ACDE 肥达试验在肠伤寒病程第 3 周阳性率大约 50%。尿细菌培养在肠伤寒初期多为阴性，病程第 3 ~ 4 周的阳性率仅为 25% 左右。由于骨髓中的单核吞噬细胞吞噬伤寒杆菌较多，伤寒杆菌存在时间也较长，在肠伤寒全病程中，骨髓培养阳性率可达 80% ~ 95%。粪便培养在肠伤寒病程第 3 ~ 4 周阳性最高，可达 75%。血培养在肠伤寒病程第 1 ~ 2 周时阳性率最高，可达 80% ~ 90%，第 2 周后逐步下降，第3周末50%左右。

43. BCE 慢性且坏死较重的病毒性肝炎可见小胆管增生。慢性病毒性肝炎的炎细胞浸润主要为淋巴细胞和单核细胞，浸润于肝细胞坏死区或门管区。肝脏的炎症反应和中毒性损伤等均可引起纤维化。

44. ABCDE 肝细胞的慢性进行性损伤，引起肝内广泛的胶原纤维增生；一方面，肝细胞坏死后，炎症区的细胞因子及生长因子分泌增多，肝小叶内的网状支架塌陷、聚集、胶原化，或者由于肝的贮脂细胞转变成为成纤维细胞产生胶原纤维；另一方面汇管区的胶原间质增生并分泌产生胶原纤维。

45. ABCD 支气管哮喘是一种由呼吸道过敏引起的以支气管可逆性发作性痉挛为特征的慢性阻塞性肺炎疾病。发病机制复杂，主要机制为气道－免疫炎症机制。气道慢性炎症反应是由多种炎症细胞、炎症介质和细胞因子共同参与、相互作用的结果，根据变应原吸入后哮喘发生的时间可分为速发型反应或迟发型反应。此外，机体的特应性、气道壁的炎性增生和气道的高反应性均导致对过敏原的敏感性增高，也是哮喘发病的重要环节。黏膜上皮损伤是哮喘可出现的病理变化。

三、共用题干单选题

46. E 纤维素样坏死易发生于胶原纤维，血管壁，坏死组织呈红染的细丝，细颗粒状。

47. E 变态反应性结缔组织病和急进性高血压时，肾会发生坏死性细动脉炎，肾小球入球小动脉和毛细血管管壁纤维素样坏死。

48. C 室管膜瘤可见血管心菊形团及中间空心的真菊形团，瘤细胞大小形态较一致，常见坏死。

49. B 室管膜瘤来源于室管膜上皮细胞，儿童的室管膜瘤第四脑室为最常见好发部位。

50. B 室管膜瘤可继发黏液样变性、出血，坏死和钙化，属于WHO Ⅱ 级。

51. D 增生的内膜间质细胞在淋巴管内生长，有很多螺旋小动脉丛状聚集，符合低度恶性子宫内膜间质肉瘤。

52. E 子宫内膜间质肉瘤由类似于子宫内膜间质细胞组成的具有浸润性边界的低度恶性肿瘤。大体表现为肌层内单个或多个黄色或黄褐色的质软肿物，可呈息肉样突向宫腔，或似蠕虫样穿行肌壁，伴有肌层浸润或静脉受累，并可以扩展到子宫外，一般没有骨、软骨化生及钙化。

53. B 该患者腮腺肿物，分叶状，有包膜，镜下部分区域可呈黏液软骨样半透明状。上皮细胞多形性，呈梭形，透明、立方、鳞状等，构成不同结构，如梁状、实性片状、管状，或筛孔状，栅栏状排列。间质有黏液、玻璃样变、软骨样变，符合多形性腺瘤。多形性腺瘤多发生于腮腺，腺管内衬两层细胞，基底层细胞表现为肌上皮细胞形态，细胞无非典型性，核呈空泡状，无明显核仁，分裂象少。上皮细胞常呈实性片状或管状结构。可多形性，腔内常含嗜酸性分泌物。间叶样成分可为纤维黏液样、软骨样或透明变样，可含有脂肪组织。

54. C 多形性腺瘤又称混合瘤，是最常见的涎腺上皮源性良性肿瘤，以形态结构的多形性为特征，表现为上皮和变异的肌上皮成分混合伴有黏液样、玻变、软骨样或骨样化生。

55. A 浆液性炎以浆液渗出为其特征，渗出的液体主要来自血浆，也可由浆膜的间皮细胞分泌，含有3%～5%的蛋白质，同时混有少量中性粒细胞和纤维素。浆膜的浆液性炎如渗出性结核性胸膜炎，可引起胸腔积液。该病变胸膜腔内发生了浆液性炎。

56. C 浆液性炎常发生于黏膜、浆膜、滑膜、皮肤和疏松结缔组织等。

57. D 浆液性炎渗出物中主要含有清蛋白。

58. B 浆液性炎一般较轻，易于消退。浆液性渗出物过多也有不利影响，甚至导致严重后果。

59. E 中年男性患者，既往乙肝病史（乙肝为肝硬化最常见的病因）。查体：巩膜轻度黄染（肝硬化肝功能减退可有营养不良和黄疸表现），腹壁浅静脉怒张（肝硬化门脉高压表现），腹部高度膨隆，移动性浊音阳性（腹水是肝硬化失代偿期最突出的临床表现），肝掌，前胸散在蜘蛛痣（肝硬化肝功能减退时雌激素增多的表现）。患者排便后突然出现上腹部剧痛，面色苍白，呕出鲜红血液（肝硬化门脉高压是导致食管胃底静脉曲张出血的主要原因）。肝硬化时，大体：肝体积不对称缩小，重量减轻，质地变硬，表面、切面可见大小不等结节；镜下：肝小叶正常结构破坏，代以假小叶，大量纤维组织增生。据此该患者可诊断为肝硬化失代偿期。

60. B 中年男性患者，既往乙肝病史（乙肝为肝硬化最常见的病因）。大体：肝体积不对称缩小，重量减轻，质地变硬，表面、切面可见大小不等结节；镜下：肝小叶正常结构破坏，代以假小叶，大量纤维组织增生。该患者的应为坏死后性肝硬化，此类肝硬化大多为乙型、丙型肝炎病毒感染所致的亚急性重型肝炎转变而来。结合该患者的病史及尸检结果，本病的原因应为乙型肝炎病毒。

61. C 肝硬化所引起的门静脉高压常导致食管胃底静脉曲张，其破裂出血是肝硬化门静脉高压最常见的并发症；尸检可见食管下段黏膜静脉丛明显曲张。

62. B 腹腔积液形成的机制涉及：①门静脉高压，这是决定性因素；②低清蛋白血症；③有效循环血量不足；④肝脏对醛固酮和抗利尿激素灭能作用减弱；⑤肝淋巴量超过了淋巴循环引流的能力。

63. A 横纹肌肉瘤多发于青少年，部分类型的横纹肌肉瘤好发于成人四肢深部软组织，男性多见，高度恶性。镜下见显著异型，大小、形态不一的肿瘤细胞，有时肿瘤内散在多核巨细胞，胞质强嗜酸性；免疫组织瘤细胞常表达骨骼肌特异性标志，如 Myoglobin、MyoD1。本例可符合横纹肌肉瘤诊断。

64. D 横纹肌肉瘤是一种间叶组织恶性肿瘤，恶性程度高，生长迅速，易早期发生血道转移，预后差。

65. E 电镜下，部分分化较好的横纹肌肉瘤类型，如硬化型横纹肌肉瘤，可见到红染的胞质内可见粗细肌丝和肌节结构。其他选项均不是横纹肌母细胞分化的特异性结构。

四、案例分析题

66. BCEF 胰岛素瘤是由 B 细胞发生的，90% 为单发，10% 为多发性，大多数肿瘤的最大径 1 ~ 2cm。切面像淋巴结，瘤细胞呈小圆形，胞核圆形、椭圆形，形态较一致，瘤细胞胞浆少，淡染；瘤细胞排列呈岛状、腺泡状，间质内有多少不等的胶原纤维分割瘤。

67. BCD 胰岛素瘤的临床特点为：①高胰岛素血症和低血糖；②患者发作时出现恍惚、意识障碍甚至昏迷，进食或注射葡萄糖可缓解；③空腹血糖一般低于 50mg/dl。任何年龄都能发生，无性别差异。

68. ABCEF 成人胰岛内主要含 4 种细胞，即分泌胰岛素的 B 细胞、分泌高血糖素的 A 细胞、分泌生长抑素的 D 细胞和分泌胰多肽的 PP 细胞。第 5 种细胞（D1 细胞）据认为能分泌 VP 样活性肽，但并不是所有抗 VP 的血清均能染出这种胰岛细胞，免疫组化显示除 B 细胞外还含不等量的 A、D、PP 和 G 细胞等。因此可以出现的分型有生长抑素瘤、胰高血糖素瘤、胰多肽瘤、胃泌素瘤（G 细胞）、胰岛素瘤。

69. ABCDEF 胰岛素瘤多数为良性，恶性率 <10%。90% 为单发，10% 为多发性，当出现侵破包膜、神经、血管，病理核分裂象增多、淋巴结转移、坏死、直径 > 5cm，临床症状明显时提示恶性。

70. BCDEF 溶酶体病大致分为溶酶体酶释放阻滞所致的疾病、溶酶体酶释放增多所致的疾病、溶酶体膜渗透性发生改变所致的疾病、溶酶体酶缺乏所致的疾病、溶酶体结构发生改变所致的疾病。溶酶体病主要病因在于溶酶体，与病毒无关。

71. BDF 溶酶体缺乏可致黑变病、Gaucher 病、神经节苷脂沉积病、Ⅱ型糖原沉积病和 Niemann－Pick 病，而痛风、Chediak－Higashi 病和矽肺均不属于溶酶体缺乏引起的疾病。

72. B Chediak－Higashi 病又叫慢性肉芽肿病，是好发于儿童的疾病，主要由于中性粒细胞对趋化因子反应缓慢，导致患儿抗感染能力减弱，引起化脓性感染造成的肉芽肿性疾病。

73. ABCD 患者 B 型超声检查膀胱内实质性团块，膀胱轮廓不光整，膀胱前壁不规则增厚，呈软组织团块影，显微镜下观察肿瘤细胞长梭形，呈束状，旋状排列，因此可能的诊断为肉瘤样癌、平滑肌肉瘤、恶性外周神经鞘膜瘤、炎性肌成纤维细胞瘤。

74. D 炎性肌成纤维细胞瘤的免疫组化表型不一，可表达 actin 和 vimentin，actin 在炎性肌成纤维细胞瘤中可呈局灶性弱阳性到弥漫性强阳性，SMA 可表达于 63%，Ki－67 指数为 20%，肿瘤细胞可斑片状表达 CK 和 EMA，至少局灶性表达 desmin，不表达 myoglobin，8% ~89% 可表达 ALK 蛋白，根据免疫组织化学染色得知，诊断可能为炎性肌成纤维细胞瘤。

75. ABCDE 膀胱炎性肌成纤维细胞瘤，大多预后良好，可有局部复发，但不转移，组织学构型可分为结节性筋膜炎样，纤维组织细胞瘤样和瘢痕或硬纤维瘤样，肿瘤内可有不成熟的神经节细胞样肌成纤维细胞。

76. BCDEFG 患者腹胀、腹部不适来诊，胃体部占位，手术后胃体部有一结节状肿物，突出于浆膜面，因此可能的诊断是胃肠道间质瘤、脂肪瘤、平滑肌瘤、神经鞘瘤、颗粒细胞瘤、平滑肌肉瘤。

77. B GIST 可发生于胃肠道的各段，并可原发于网膜和肠系膜，胃最常见(60% ~70%)，其次是小肠（20% ~30%）、结肠和食管（总共 <10%）；胃 GIST 可为浆膜、黏膜下或胃壁内结节，常在腹腔手术或内镜检查时偶然发现；有些肿瘤有溃疡形成，尤其是上皮样间质瘤；较大的肿瘤突入腔内或突出于浆膜侧，有时胃外成分巨大，掩盖了肿瘤由胃起源的真相；腔内肿瘤常被覆完整的黏膜，但 20% ~30% 的病例伴溃疡形成；肿瘤可直接浸润到胰腺或肝组织；GIST 切面黄褐色，常伴灶状出血，质地从稍韧到软；体积较大肿瘤可出现大片出血坏死及囊性变；恶性肿瘤可形成复杂的囊性肿块；多结节腹膜种植是恶性 GIST 的典型表现。

78. ABDE 胃肠道间质瘤在大体标本中，胃肠道间质肿瘤直径从 1 ~2cm 到大于 20cm 不等，呈局限性生长，大多数肿瘤没有完整的包膜，偶尔可以看到假包膜，体积大的肿瘤可以伴随囊性变，坏死和局灶性出血，穿刺后肿瘤破裂，也可以穿透黏膜形成溃疡。肿瘤多位于胃肠黏膜下层（60%），浆膜下层（30%）和肌壁层（10%）。境界清楚，向腔内生长者多呈息肉样肿块常伴发溃疡形成，向浆膜外生长形成浆膜下肿块。临床上消化道出血与触及肿块是常见病征。位于腹腔内的间质瘤，肿块体积常较大。肿瘤大体形态呈结节状或分叶状，切面呈灰白色、红色，均匀一致，质地硬韧，黏膜面溃疡形成，可见出血、坏死、黏液变及囊性变。平滑肌瘤肉眼见呈圆形或卵圆形，单发或多发，质硬，切面灰白色，编织状；镜下示瘤组织由形态比较一致的梭形平滑肌细胞构成，细胞排列成束状，细胞核呈长杆状，两端钝圆，核分裂象少见。神经鞘瘤表面常被覆完整的黏膜，基本上位于黏膜肌层；肿瘤直径0.5～7cm，呈球形或卵圆形，偶尔为丛状多结节样；组织学上，胃肠神经鞘瘤常由梭形细胞构成，类似细胞型神经鞘瘤，肿瘤细胞核不呈明确的栅栏排列。

79. B　胃肠道间质肿瘤的免疫组织化学的诊断特征是细胞表面抗原 CD117（KIT 蛋白）阳性，CD117 在胃肠道间质肿瘤的细胞表面和细胞浆内广泛表达，而在所有非胃肠道间质肿瘤的肿瘤细胞内均不表达，CD117 的高灵敏性和特异性使得它一直是胃肠道间质肿瘤的确诊指标。CD 34 是一种跨膜糖蛋白，存在于内皮细胞和骨髓造血干细胞上，它在间叶性肿瘤的表达有一定意义，CD 34 在 60% ～70% 的胃肠道间质肿瘤中阳性，但由于它可在多种肿瘤中表达，仅对胃肠道间质肿瘤有轻度的特异性，平滑肌肌动蛋白（SMA）、结蛋白（典型肌肉的中间丝蛋白）及 S－100（神经标志物）一般阳性率分别是 30% ～40%、1% ～2%（仅见于局部细胞）及 5%，均没有诊断的特异性。

80. ABCDF　乳腺肿块询问病史时重点询问以下几点：①是否疼痛：鉴别是否是乳腺慢性炎；②肿块生长速度和生长时间：鉴别良恶性，良性一般生长缓慢，恶性生长迅速；③是否有乳腺肿瘤家族史：乳腺癌有明确的家族史；④既往有无相关特殊病史：区别是否有其他肿瘤病史，鉴别是否为转移。

81. ABCDEFG　体格检查重点检查内容：①肿块活动度：良性活动度较好，恶性和炎症活动度差；②乳头情况和乳头溢液：导管内肿瘤常有乳头溢液，乳腺癌常有乳头凹陷；③乳腺皮肤：乳腺癌常有橘皮样外观；④是否有腹壁静脉曲张：乳腺癌常阻塞腹壁静脉，引起腹壁静脉曲张，良性肿瘤不会导致腹壁静脉曲张出现；⑤双侧乳腺是否对称：有肿块部位乳腺大多大于正常一侧乳腺；⑥通常腋窝和锁骨上淋巴结有无肿大：乳腺癌常伴有同侧腋窝和锁骨上淋巴结转移。

82. CF　乳腺肿块的诊断需要定性可做乳腺穿刺细胞学检查和活体组织病理学检查，是诊断肿物良恶性，明确肿物类型的最准确检查。

83. ACDE　乳腺小管癌是乳腺癌特殊类型，主要好发于单侧乳腺，属于高分化癌，异型性小，预后好，多见于围绝经期妇女，大体质硬，边界不清，镜下腺管成角，上皮细胞轻度异型，无完整的基膜包绕。常伴有其他类型乳腺浸润性癌。

84. ABCE　慢性结石性胆囊炎在不同部位的胆石，其形态、大小和成分等一般都有明显的差别，60% 的病人无明显临床表现，于查体或行上腹部其他手术而被发现。当结石嵌顿引起胆囊管梗阻时，常表现为右上腹胀闷不适，类似慢性胃炎症状，但服用治疗胃炎药物无效，病人多厌油腻食物；当病人于夜间卧床变换体位时，结石堵塞于胆囊管处暂时梗阻而发生右上腹和上腹疼痛，因此常有夜间腹痛。①慢性结石性胆囊炎可无阳性体征，少数结石过大时可触及胆囊。②慢性结石性胆囊炎胆囊管内结石者，右上腹压痛，Murphy 征阳性，右上腹可触及肿大的胆囊、有压痛，如出现胆囊穿孔可有全腹压痛、反跳痛、肌紧张等急性腹膜炎的体征。部分病人可出现黄疸。胆囊腺肌增生病为一种原因不明的良性增生性疾病。为胆囊壁增生性疾病，女性多见。病理改变为黏膜增生肥厚，罗－阿窦数目增多、扩大成囊状、穿至肌层深部，窦与胆囊腔之间有管道相连，形成假性憩室。肌层明显增生，胆囊壁显著增厚，囊腔变窄。胆囊息肉样病变是向胆囊内突出的局限性息肉样隆起性病变的总称。胆囊腺瘤属于胆囊息肉样病变的范畴，多为良性，是胆囊常见的良性肿瘤，多见于中老年女性。可单发或多发，直径为 0.5～2.0cm 甚至可充满整个胆囊，腺瘤表面可破溃出血、坏死、感染。胆囊可扩张或缩小，胆囊壁常增厚，皱襞保留或变平坦。结石的摩擦可造成黏膜粗糙或溃疡。有时胆囊壁可伴有明显钙化，形成所谓“瓷化胆囊”。

85. BCDE 慢性结石性胆囊炎以右上腹不适、疼痛为主要症状的胆结石症，是一种中老年常见疾病。随着年龄的增长，发病率也随之增高，由于对结石形成和存在的部位不同，临床上常分为胆囊结石、胆管结石和肝胆管结石，这些部位的结石常与胆道感染同时存在，并互为因果。进行 p53、CEA 等免疫组织化学染色辅助恶性肿瘤的排查。如何选择最佳的治疗方案，重要的是通过临床诊断和物理检查充分了解病情，对可疑区域进行深切，全面取材，做出准确的诊断，确定胆石存在的部位、大小及数量，而后联系临床，针对术中所见，不同情况选择不同的治疗方案。

86. ABC 根据光镜下胆囊壁形态诊断为瓷化胆囊伴反应性上皮增生、瓷化胆囊伴上皮异型增生、瓷化胆囊伴胆囊腺瘤。

87. BCDEG 原发性膜性肾病、原发性高血压肾损害、系膜增生性肾小球肾炎、乙型肝炎病毒相关性肾炎、狼疮性肾炎均是肾脏炎性病变，表现为高血压及下肢水肿，血尿及蛋白尿，该患者反复双下肢水肿 1 年余，高血压 8 年，尿液检查 PRO（＋＋＋），RBC（＋＋）。因此可能为原发性膜性肾病、原发性高血压肾损害、系膜增生性肾小球肾炎、乙型肝炎病毒相关性肾炎、狼疮性肾炎。薄基底膜肾病虽然有蛋白尿，但是无血尿，因此排除，新月体性肾小球肾炎表现为血尿，但是免疫球蛋白和补体阴性，无蛋白尿形成，因此排除。

88. EG 乙型肝炎病毒相关性肾炎和狼疮性肾炎免疫病理可见 IgG、IgA、IgM、补体 C3、C4、C1q 和纤维蛋白均呈阳性，该患者免疫病理：“满堂亮”，即 IgG、IgA、IgM、补体 C3、C4、C1q 和纤维蛋白均呈阳性。因此诊断为乙型肝炎病毒相关性肾炎和狼疮性肾炎。并且二者均有肾小球毛细血管壁不规则增厚，系膜细胞和系膜基质弥漫性增生，肾小球毛细血管壁和系膜区沉积。

89. E 本例诊断为乙型肝炎病毒相关性肾炎，该疾病有肾内明确乙型肝炎病史，该患者肾组织内乙型肝炎病毒 HBsAg、HBeAg、HBcAg 阳性。因此诊断为乙型肝炎病毒相关性肾炎。

90. AEF 乙型肝炎病毒相关性肾炎是由于乙型肝炎病毒感染导致的相关性肾炎，首先应该满足肾组织中乙型肝炎病毒抗炎阳性，其次需要满足肾炎的诊断，即有肾损伤临床表现，并且该患者需要有明显乙型肝炎病毒肝炎证据，即血清学检查乙型肝炎病毒抗原或抗体阳性，满足以上三点才能诊断乙型肝炎病毒相关性肾炎。

91. AE 淋巴母细胞性淋巴瘤多位于颈部，有低热表现，图像显示均是淋巴母细胞，因此淋巴结诊断为淋巴母细胞性淋巴瘤，而外周血及骨髓中均可见淋巴母细胞，因此该患者有急性淋巴母细胞白血病。

92. ABCDF 淋巴母细胞属于原始细胞，核圆或扭曲，胞质稀少，染色质均匀细腻如粉尘样，淋巴结结构破坏，均由肿瘤细胞弥漫分布，滤泡少见，低倍镜可见肿瘤细胞弥漫分布，形态单一，易见核分裂象，淋巴母细胞略大于小淋巴细胞。

93. DE 淋巴母细胞表达 CD3、CD4、CD20、CD79α，同时表达 MPO、sIg、TdT，当这些标记阳性时可以直接诊断为淋巴母细胞淋巴瘤和急性淋巴母细胞白血病。

94. F 淋巴母细胞淋巴瘤属于高度恶性肿瘤，侵袭性强，转移快，预后差。

95. D 该患者晚饭后出现腹部疼痛，符合肠扭转的症状，肠扭转所引起的肠梗阻多为绞窄性。饱餐后体力劳动或剧烈运动常是肠扭转的诱发因素，为一种闭襻型梗阻。扭转肠襻极易因血循环中断而坏死，是机械性肠梗阻中最危险的一种类型，大多数肠扭转发生在小肠。小肠扭转好发于 20～40 岁间的青壮年。

96. ACDEG 患者，女性，22 岁，为青壮年，晚饭后打篮球属于饱食后剧烈运动，脐周突感腹部疼痛，腹胀呕吐，很可能为急性小肠扭转，肠扭转是一种较严重的机械性肠梗阻，发病第 3 天，已经发生肠绞窄、坏死。器官或局部组织由于血管阻塞、血流停止导致缺氧而发生的坏死，称为梗死。梗死的类型可分为贫血性梗死、出血性梗死和败血性梗死。肠出血性梗死多见于肠系膜动脉栓塞和静脉血栓的形成，或者在肠套叠，肠扭转，嵌顿疝、肿瘤压迫等情况下引起出血性梗死。肠梗死灶呈节段性暗红色，肠壁因淤血、水肿和出血呈明显增厚，随之肠壁坏死，质脆易破裂，肠浆膜面可有炎性渗出。病灶不规则不能提示脏器出血性梗死。肠发生出血性梗死，失去光泽、弹性、病灶温度降低、无蠕动，血管搏动消失。出血性梗死病灶呈凝固性坏死，病灶内见多量红细胞。

97. EF 混合血栓是静脉延续性血栓的体部，呈红色与白色条纹层层相间。白色血栓成分与红色血栓成分交替。在二尖瓣狭窄和心房纤维颤动时，在左心房可形成球形血栓；这种血栓和动脉瘤内的血栓均可见到灰白色和红褐色交替的层状结构，称为层状血栓。若发现肠系膜静脉血栓形成，该血栓最可能的是混合血栓和层状血栓。

98. ACDE 小叶性肺炎多见于婴幼儿及年老体弱者，且 X 线为弥漫性斑片阴影，与题干不符。该题 X 线有边缘模糊影，可能是肺炎和肿瘤，患者有低烧乏力病史，不能排除肺结核和矽肺，肺结核和矽肺常有低热乏力。大叶性肺炎常见于中青年，因此不能排除大叶性肺炎。肺癌在 X 线上可以呈现为边缘模糊阴影，因此不能排除肺癌。炎性假瘤是炎症形成的球形结节，与肺癌易误诊，但是 X 线是边缘清晰的球形阴性，X 线可以排除炎性假瘤。

99. D 肺结核主要为肉芽肿性病变伴干酪样坏死及多核巨细胞反应，肺内呈浸润性生长，容易与肺癌混淆，镜下多核巨细胞及干酪样坏死是诊断依据，因此诊断为肺结核。

100. CDF 肺结核的诊断方法包括：结合菌素试验、CT 检查和组织切片抗酸染色，血沉不是结核的诊断方法，MRI 和检查血管紧张素转换酶原对于肺结核诊断无意义。

全真模拟试卷（六）答案解析

一、单选题

1. B 下肢静脉血回流入肺，经肺过滤后输入回心脏，但是当下肢静脉有血栓存在，血栓脱落后阻塞肺动脉主干时，静脉血无法回流入心脏，造成猝死的发生。

2. B 动物实验对于人类疾病的研究有着至关重要的作用，但是动物实验的结果还需要较大并漫长的临床实验才能应用于人体。

3. E 脑膜瘤主要发生于脑膜，星形细胞瘤最常见与大脑额叶和颞叶，松果体细胞瘤常见于松果体实质处，室管膜瘤主要见于第四脑室和脊髓。只有髓母细胞瘤好发于小脑幕下。

4. B 原位癌仅限于上皮内，上皮全层均癌变但不突破基底膜。一般由原位癌发展而来，部分癌组织突破上皮基底膜向下浸润，在固有膜内形成癌巢。一般由原位癌发展而来，部分癌组织突破上皮基底膜向下浸润，在固有膜内形成癌巢。原位和浸润的最主要区别就是肿瘤细胞是否突破基底膜。

5. C 结核性脑膜炎主要见于儿童，病变最明显的是脑底，结核结节偶见而不是常见，可以累及脑实质。

6. E 只有成熟性囊性畸胎瘤属于良性肿瘤，其他均是恶性肿瘤。

7. D 成熟性囊性畸胎瘤（皮样囊肿）是最常见的卵巢肿瘤；最常发生于育龄妇女；通常没有症状。

8. A 急性感染性心内膜炎最常见的是金黄色葡萄球菌，草绿色链球菌见于亚急性感染性心内膜炎。

9. C 甲状腺滤泡癌的诊断标准就是包膜不完整和血管内见癌栓。

10. D 溶酶体的作用是造成组织损伤，而与炎症反应的防御作用无关。

11. B 挤压不是造成脂肪变性的原因，一般挤压只会造成组织变形。

12. B 内皮细胞和纤维母细胞是肉芽组织的组成成分，因此内皮细胞、纤维母细胞核淋巴细胞常见于炎性肉芽组织。

13. D 乙肝病毒外壳部分含表面抗原即 HBsAg，在 HBsAg 阳性肝炎时，肝细胞内滑面内质网明显增生，在其管道内形成 HBsAg，故 HBsAg 形成的部位是滑面内质网的管道内。

14. C 该图像显示鳞状上皮层数增多，细胞无异型，固有乳头层大量炎细胞浸润，鳞状上皮增生具有该特点，因此属于鳞状上皮增生。

15. C 复合性消化溃疡指胃和十二指肠均有溃疡，其发病率仅占 5%。临床上，患者有周期性上腹部疼痛、反酸、嗳气等症状。

16. C 血清学癌胚抗原 CEA 是胃肠道腺癌特异性标记物，当有胃肠道腺癌时 CEA 升高明显。

17. B 镜下瘤细胞突破黏膜固有层浸润至黏膜下层及肌层，是浸润性癌的特点，印戒细胞癌的癌细胞成戒指样，胞质内可见蓝色无结构物质，核偏位，结合患者信息因此该患者诊断为印戒细胞癌。

18. E 横纹肌肉瘤多发生于青少年女性；好发于阴道顶或阴道壁；息肉状生长，可突出于阴道口外。肉眼呈粉红或白色

（可暗红、出血样），半透明，质软，鱼肉状，易血行转移，易复发。

19. B 二尖瓣狭窄时的心脏变化为左心房、右心室、右心房的肥大，表现为梨形心。而左心室不但不大，甚至缩小。

20. C 淋巴细胞都是骨髓中的造血干细胞分裂和分化而来的，一部分迁移到胸腺中成熟，这就是T淋巴细胞；一部分在骨髓中发育成熟是B淋巴细胞。

21. C 风湿病变质渗出期结缔组织黏液样变性、纤维素样坏死；浆液纤维素渗出过程中，少量白细胞渗出。

22. C 结核球是由中心为干酪样坏死物，外有纤维组织包裹的球形结节，一般无临床症状，预后较好。

23. D 当坏死灶较大不能溶解吸收或完全机化时，大多产生包裹，被纤维组织及肉芽不断吸收，可以形成溃疡，不易被分离排除，是机体反应性改变。

24. C 肿瘤细胞侵入淋巴管随淋巴流到达局部淋巴结后，肿瘤细胞先聚集于边缘窦，以后累及整个淋巴结，使淋巴结肿大，质地变硬。

25. A 纤维素样坏死是结缔组织和血管壁常见的坏死形式，急进型高血压时细小动脉壁发生纤维素样坏死，而缓进性高血压时细小动脉壁发生玻璃样变。

二、多选题

26. CE PAS反应属于化学反应，EnVision法又叫ELPS法，主要是抗原抗体反应，常用于免疫组化。这两种方法均不属于分子生物学技术方法，其他三项均是。

27. BCDE 附壁血栓的形成主要因为血管内皮损伤及室壁瘤的产生，高血压性心脏病主要是因为持续性高血压造成左心室肥大，没有上面条件的存在，因此不会形成附壁血栓。而克山病、风湿性心瓣膜病、原发性心肌病、冠状动脉性心脏病均属于心肌病，主要都是心内膜血管内膜的损伤，因此均可以形成附壁血栓。

28. ABDE 慢性支气管炎是属于阻塞性通气障碍，因此管腔狭窄，长期阻塞造成支气管扩张和肺气肿，慢性肺心病也是慢性支气管炎的最终形态。支气管哮喘属于变应性疾病，与慢性支气管炎无关。

29. ABCDE 脑软化是脑部组织缺氧缺血或外伤以及肿瘤等造成，是脑组织坏死局部形成的空腔，这个过程叫作脑软化。因此满足以上条件的均可以造成脑软化，脑栓塞和低血压性脑病会造成脑部缺血，因此会出现脑软化，而流行性脑脊髓膜炎和流行性乙型脑炎均属于化脓性炎，会造成脑部缺氧，因此也会出现脑软化。而脑血吸虫病起病急，虫卵可以栓塞脑血管，因此也可以造成脑软化。综上所述以上均正确。

30. CE 良性肿瘤具有浸润生长模式的有血管瘤和淋巴管瘤，因为血管和淋巴管在肿瘤和正常组织间没有界限，表现为浸润型生长。

31. ACDE 弥漫性毛细血管内增生性肾小球肾炎主要是毛细血管内皮及系膜细胞的弥漫性增生，临床表现为急性肾小球肾炎，可发展为慢性硬化性肾小球肾炎。弥漫性毛细血管内增生性肾小球肾炎如果治疗不及时可见新月体形成，发展为新月体性肾小球肾炎。成人患此病多有蛋白尿，病程迁延后预后不良。此病的预后主要与病因和年龄有关。

32. ABC 透明血栓主要位于微动脉、毛细血管和微静脉，而小动脉主要是白色血栓，小静脉是混合血栓。

33. ABDE 机体出现的生理反应是人体顺应外界刺激产生的正常变化，并非疾病，而机体在外界因素或本身机体变化无法耐受而表现出的一些形态结构变化、代谢和功能变化的病变过程。

34. ACDE 肾母细胞瘤虽然分界清楚，但是其包膜是假包膜，一般体积很大，属于恶性胚胎性肿瘤，因此细胞复杂并伴有骨、软骨化生，肾母细胞瘤的切面灰白、灰红，细腻。

35. ABCDE 亚急性感染心内膜炎主要以草绿色链球菌最多见，血培养可见检出。病变主要累及二尖瓣和主动脉瓣，形成赘生物，并且赘生物主要在瓣膜处，因此属于瓣膜病。赘生物脱落造成动脉栓塞，且栓塞最多见于脑，故患者会造成偏瘫。脱落的赘生物内有细菌、侵入血流，并在血流中繁殖，致患者皮肤、黏膜和眼底常有小出血点、贫血等表现。

36. ACE 当化脓性炎发生于胸膜、输卵管和脑组织时，因脓液不易排出，继而在胸膜腔内、输卵管腔内和颅内积存，发生积脓。

37. ABCDE 巨噬细胞在宿主防御和炎症反应中有如下功能：①吞噬、清除微生物和坏死组织；②启动组织修复，参与瘢痕形成和组织纤维化；③分泌 TNF、IL-1、化学趋化因子、二十烷类等炎症介质，巨噬细胞是启动炎症反应、并使炎症蔓延的重要细胞；④为 T 细胞呈递抗原物质，并参与 T 细胞介导的细胞免疫反应，杀伤微生物。在肉芽组织中，巨噬细胞除是清除细胞外碎片、纤维蛋白和其他外源性物质的重要细胞外，还对 TGF-β、PDGF 和 bFGF 的表达有正反馈调节作用，因而促进成纤维细胞的迁移和增殖。

38. ABCDE 目前认为弥漫性毒性甲状腺肿与下列因素有关：①自身免疫性疾病，一是血中球蛋白升高，并有多种抗甲状腺的自身抗体；二是血中存在与 TSH 受体结合的抗体，具有类似 TSH 的作用，如甲状腺刺激免疫球蛋白（TSI）和甲状腺生长刺激免疫球蛋白（TGI）。②遗传因素。③精神创伤，可能干扰了免疫系统（如 T 细胞功能缺陷）而促进免疫性疾病的发生。

39. BCDE 新月体性肾小球肾炎电镜下肾小球内有或无电子致密物，有致密物沉积时位于毛细血管基膜内、膜下，且基膜不规则增厚，部分变薄、裂孔、严重损伤。肾小球毛细血管基底膜断裂，各型新月体形成。

40. BC 慢性阻塞性肺疾病是一种具有气流阻塞特征的慢性支气管炎和（或）肺气肿，可进一步发展为肺心病和呼吸衰竭的常见慢性疾病

41. BCDE 固缩性坏死为凋亡的旧称，主要见于细胞的生理性死亡，但也见于某些病理过程中（如病理性肝炎、肿瘤发生进展过程的肿瘤细胞等），凋亡是基因调控的程序化细胞死亡，死亡范围多为散在的单个细胞，而非大片细胞同时坏死。

42. AD 慢性纤维空洞型肺结核有以下特点：①肺内有一个或多个厚壁空洞，镜下洞壁分三层，内层为干酪样坏死物，中层为结核性肉芽组织，外层为纤维结缔组织。②病变位于同侧或对侧肺组织。③后期肺组织严重破坏，广泛纤维化。同时，病变空洞与支气管相通，成为结核病的传染源，可进展为干酪性肺炎。

43. BDE 血管肉瘤多见于老年男性及女性乳腺，典型部位在头颈部，尤其是头皮和前额上部。高分化血管肉瘤形态学与良性血管瘤很相似，管腔可以被覆温和的扁平内皮细胞，但不同处在于前者血管腔常在真皮和皮下胶原和脂肪组织中浸润性生长，分割或破坏周围的脂肪、胶原或筋膜组织，血管分支相互吻合形成特征性的窦隙状、网状、隧道状结构。虽然其瘤细胞异型性不明显，很少见核分裂象，可以

很像正常内皮细胞，但仔细观察可以发现部分瘤细胞较肥胖，具有较大且深染的核，或者瘤细胞可在腔内堆积形成典型的乳头状结构。

44. ABCD 风湿细胞为圆形，而心肌细胞为短柱状，不相似。

45. ABCD 镜影细胞、陷窝细胞、爆米花细胞、霍奇金细胞均为霍奇金淋巴瘤的肿瘤细胞，此外尚有木乃伊细胞，多核型 R－S 细胞等。

三、共用题干单选题

46. B 患者右额叶占位，镜下瘤细胞密集，异型性明显，可见怪异的多核瘤巨细胞。出血坏死及血管反应明显，考虑为胶质母细胞瘤。

47. E 胶质母细胞瘤又名多形性胶质母细胞瘤，属于 WHO Ⅳ级，组织结构变异大，瘤细胞密集，细胞核多形性，可见多核瘤巨细胞，可见出血坏死，血管壁变性。

48. D 胶质母细胞瘤 GFAP 的免疫表达强度和分布非常多样化。一般地说，星形细胞样的细胞强阳性表达，未分化的小细胞和巨细胞则为阴性或弱阳性表达，PTAH 染肌源性肿瘤，胶质母细胞瘤阴性。

49. D 结节性甲状腺肿常发生于中老年女性，大部分病人无自觉症状，若甲状腺显著肿大可导致食管、气管受压，出现吞咽、呼吸困难；病理检查，大体：甲状腺呈不对称结节状增大，结节大小不等，切面内常见出血、坏死、囊性变，囊内充满灰黄胶质；镜下：甲状腺滤泡大小不一，间质纤维组织增生，形成纤维间隔，部分滤泡上皮呈柱状或乳头样增生，形成小滤泡，滤泡内可见胶质贮积。本例符合结节性甲状腺肿诊断。

50. E 结节性甲状腺肿的发病因素主要有：①缺碘；②致甲状腺肿因子的作用，如饮用水中含大量钙、氟，硫氰酸盐及过氯酸盐妨碍碘向甲状腺聚集等；③高碘；④遗传因素，如过氧化物酶缺陷；以上因素均已被证实与结节性甲状腺肿发病有关。

51. D 部分滤泡破坏，上皮细胞嗜酸性变，间质中淋巴滤泡形成是淋巴细胞性甲状腺炎的病理变化特点。

52. D 成熟型畸胎瘤是最常见的生殖细胞肿瘤，好发于 20～30 岁女性，肿瘤肉眼观：呈囊性，充满皮脂样物，囊壁上可见头节，表面附有毛发，可见牙齿；镜下：肿瘤由三个胚层的各种成熟组织构成，本例可见软骨、脂肪、汗腺、毛囊、脑组织等。故应诊断为卵巢成熟型囊性畸胎瘤。

53. B 成熟型畸胎瘤又称为皮样囊肿，为良性肿瘤，好发于 20～40 岁，女性多于男性。

54. B 该患者肿物巨检：肿瘤直径 3cm，包膜完整，切面灰红色，部分区可见出血，为嗜铬细胞瘤典型大体表现，镜下可见：瘤细胞大多角形细胞，有多形性，可见瘤巨细胞，胞质颗粒状。

55. A 患者男性，58 岁（嗜铬细胞瘤多见于 20～50 岁），阵发性头晕，视物模糊，血压升高（嗜铬细胞瘤伴有儿茶酚胺异常分泌的临床表现），CT 示左侧肾上腺肿物（嗜铬细胞瘤 90% 发生于肾上腺髓质，多为单侧），肿物巨检：肿瘤直径 3cm，包膜完整，切面灰红色，部分区可见出血（嗜铬细胞瘤典型大体表现），镜下可见：瘤细胞大多角形细胞，有多形性，可见瘤巨细胞，胞质颗粒状。嗜铬细胞瘤肉眼观，常为单侧单发，一般大小在 2～6cm，平均重约 100g，可有完整包膜，切面灰白或粉红色，常有出血、坏死、钙化及囊性变；光镜下，瘤细胞为大多角形细胞，少数为梭形或柱状细胞，并有一定程度的多形性，可出现瘤巨细胞，胞质内可见大量嗜铬颗粒，瘤细胞呈索、团状排列，间质为血窦；电镜下，胞质内含有神经内分泌颗粒。本例符合肾上腺嗜铬细胞瘤诊断，良、恶性嗜铬细胞瘤在细胞形态学上难以鉴别。

56. D 良、恶性嗜铬细胞瘤在细胞形态学上难以鉴别，只有广泛浸润邻近脏器、组织或发生转移才能确诊为恶性。

57. E 卵巢浆液性囊腺瘤是卵巢最常见的肿瘤，多发于30～40岁女性，多为单侧，约10%为双侧，一般较局限，可无症状；肉眼观：肿瘤由单个或多个囊腔组成，内含清亮液体；镜下：囊腔由单层立方或矮柱状上皮衬覆，具有纤毛，细胞形态较一致，无异型性，交界性浆液性肿瘤上皮细胞层次达2～3层（本例局部细胞2层），乳头增多，细胞异型（本例局部肿瘤细胞有异型性），常可见砂粒体。该患者发病年龄、临床症状、病理检查结果等情况均符合卵巢浆液性囊腺瘤的诊断。

58. B 卵巢浆液性囊腺瘤多常为单囊，囊内含有清亮液体，交界性浆液性肿瘤可见较多的乳头，镜下可见囊腔由单层立方或矮柱状上皮衬覆，有时由于囊液的压力的挤压，上皮可以变得扁平，交界性浆液性肿瘤易恶变，预后较差，与低级别浆液性癌相似。

59. C 砂粒体的形成对判断卵巢浆液性肿瘤的良恶性无意义。卵巢浆液性肿瘤多为单侧，约10%为双侧。卵巢浆液性肿瘤可出现交界性病变，如细胞层次增多达2～3层，乳头增多，细胞异型等。卵巢肿瘤表面若乳头纤细，质脆形成细胞性微乳头结构，可发生腹膜种植，称为“自身种植”。

60. C 波形蛋白（Vimentin）主要分布于间叶细胞及其起源的肿瘤，主要应用于间叶来源的肿瘤诊断。本例患者诊断为卵巢浆液性囊腺瘤，Vimentin在卵巢浆液性囊腺瘤中几乎全部阴性。

61. B 乳腺纤维腺瘤是常见的乳腺良性病变，表现为可触及的、影像学上圆形、界限清楚的无痛肿物，常发生于年轻女性；大体：界限清楚、切面灰白、质韧肿物；镜下：肿物由增生的梭形细胞和腺体组成。本例中，患者为中年女性，左乳单发无痛性肿块，与周围组织无黏连，镜下可见肿物由增生的梭形细胞和腺体组成，腺体呈圆形或卵圆形，或被周围纤维结缔组织挤压呈裂隙状。本例符合乳腺纤维腺瘤诊断。

62. C 乳腺纤维腺瘤常为圆形或卵圆形肿物，质韧，因常有完整的包膜而与周围组织界限清楚，乳腺纤维腺瘤由增生的纤维间质和腺体组成，腺体呈圆形或卵圆形，或被周围纤维结缔组织挤压呈裂隙状（存在腺腔），是常见的乳腺良性病变，不易恶变。

63. B 导管内出血坏死明显常为导管内癌的病理特点，乳腺纤维腺瘤可压迫导管，导致部分导管扩张或导管上皮增生，但通常不会发生出血坏死。

64. A 肾小球滤过膜有肾小球毛细血管内皮细胞、基底膜和脏层上皮细胞所构成，急性肾小球肾炎时，肾脏弥漫性肾小球毛细血管内皮细胞及系膜细胞增生，滤过膜增厚，肾小球滤过率明显降低，导致钠、水潴留，继而发生水肿。

65. E 肾炎性水肿时，水、钠潴留，血容量增加，组织间隙蛋白含量高，水肿多从眼睑、颜面部开始。

四、案例分析题

66. ACF 合格的超薄切片样品应该达到以下基本要求：切片无污染①切片的厚度在50 nm左右，不能超过100 nm，以获得较高的分辨力和较高的反差；②切片应能耐受电子束的强烈照射而不发生破裂、变形；③细胞超微结构保持良好，没有明显的物质凝聚和丢失。活体取材的关键是尽可能地迅速和准确。组织固定要非常及时，超薄切片要求平展，一般来讲，超薄切片的操作要求在防震、恒温和无空气流通的环境中进行，因为轻微的震动、温度变化和气流等因素均会影响切片效果。为了增加超薄切片的反差，以充分显示组织和细胞的超微结构，一般采用铀·铅双重染色法。

67. AD 一般采用铀·铅双重染色法。即先用醋酸铀对切片进行初染，再用柠檬酸铅进行复染。柠檬酸铅由硝酸铅和双蒸馏水配置而成。醋酸铀的主要作用是提高核酸、核蛋白和结缔组织纤维成分的反差；而柠檬酸铅主要是提高细胞膜系统和脂类的反差。故硝酸铅和醋酸铀均可用于常规超薄切片染色。

68. BCE 染色时接触到空气中的 CO_2、染色重金属铅，切片不平展，皱折处易沉积染液、染色时环境中灰尘多均可影响对细胞超微结构的观察，由于枸橼酸铅染色溶液中的铅极易与空气中 CO_2结合，形成碳酸铅沉淀，电镜下呈散在的黑色致密的半圆形及不定形颗粒污染切片，严重影响电镜观察质量

69. ACEF 患者 B 型超声左侧卵巢有囊肿，病理诊断为滤泡囊肿、子宫内膜异位囊肿、黄体囊肿、浆液性囊腺瘤。

70. E 囊肿恶变，通常形成透明细胞腺瘤，因此 E 正确。

71. C 腹膜型子宫内膜异位症：是指盆腹腔腹膜的各种内异症病灶，主要包括红色病变（早期病变）、蓝色病变（典型病变）及白色病变（陈旧病变）。卵巢型子宫内膜异位症：可形成囊肿，称为子宫内膜异位囊肿（习惯称“巧克力囊肿”）。疼痛：70% ~80% 有不同程度的盆腔疼痛，与病变程度不完全平行，包括①痛经：典型者为继发性，并渐进性加重；②非经期腹痛：慢性盆腔痛；③性交痛以及排便疼痛等；④卵巢内异症囊肿破裂可引起急性腹痛。

72. C 患者因睾丸无痛性肿大，镜下：肿瘤间质可见肉芽肿和淋巴细胞浸润，精原细胞瘤起源于睾丸原始生殖细胞，为睾丸最常见的肿瘤，多发生于中年以后，常为单侧性，右侧略多于左侧。发生于隐睾的机率较正常位睾丸高几十倍。该瘤为低度恶性。肉眼观，睾丸肿大，有时可达正常体积的 10 倍，少数病例睾丸大小正常。肿瘤体积大小不一，小者仅数毫米，大者可达十余厘米，通常直径为 3 ~5cm。瘤细胞弥漫分布或呈索状结构，细胞的形态一致，与正常精小管内精原细胞相似，瘤细胞大，圆形或多角形、境界清楚、胞浆透明，核大、位于中央，核膜及染色质较粗，有 1 ~2 个嗜酸性核仁，核分裂象不多见。

73. EG 精原细胞瘤 PLAP、CD117（c – kit）和 D2 – 40 阳性。CD117 胞膜阳性着色为精原细胞瘤特征性表现，而胚胎性癌、卵黄囊瘤不显示 CD117 胞膜阳性。

74. BE 发生于性腺器官的精原细胞瘤易诊断，转移到其他部位或器官的精原细胞瘤的鉴别诊断有低分化癌、黑色素瘤、淋巴瘤、髓肉瘤等。约 96% 的髓肉瘤是粒细胞肉瘤。

75. BF 患者有大腿肿胀伴发热病史，由于患者是小儿，因此可能有大腿感染，败血症是由于细菌入侵血流并繁殖，生成毒素，致全身中毒性病征，与该患者临床表现一致，因此该患者属于右侧大腿感染伴发败血症。急性肺动脉栓塞多由于下腔静脉血栓脱落所致，患者表现为突感剧烈腹痛，呼吸困难，继而引起心跳呼吸停止

而死亡。

76. ACDFG 败血症皮肤肿胀，皮下、筋膜、肌肉等部位严重充血，有脓性液体溢出，因此大腿深部可见脓肿。背部脓肿切开可见充血及黄色脓性液体溢出。纤维素性化脓性胸膜炎可致胸膜广泛黏连，纤维素性渗出物附着。肺部塌陷提示肺功能衰竭，而自发性气胸肺组织充盈，支气管肺炎肺部不塌陷。肺部多发脓肿表现为肺各叶脓性渗出物，可见黄豆大小，灰红色或灰黄色病灶。小肠脓肿表现为肠壁多发小脓肿。

77. CDE 该病是由于右侧大腿深部脓肿导致败血症，化脓菌入血流并繁殖，生成毒素，致全身中毒性病症。小肠脓肿多为原发灶，化脓菌经过血管，引起右大腿、背部及肺部出现转移性脓肿，由于肠道血流早于下肢和肺组织，因此化脓菌会顺着血流方向引起转移性脓肿的发生。化脓性胸膜炎是由于肺部脓肿破裂突破肺组织进入胸膜腔，引起胸膜腔纤维素性化脓性胸膜炎。

78. A 肥胖型星形细胞瘤多位于大脑额叶，肿瘤呈浸润性生长。细胞密集，较大，胞浆丰富，嗜酸性，核圆，多偏于一侧，可见少量梭形细胞，肿瘤细胞之间是纤细的神经纤维网，其含有细胞骨架成分胶质纤维酸性蛋白。

79. BEF 肥胖型星形细胞瘤由于呈浸润性生长，部分小脑被推向枕骨大孔形成脑疝而压迫脑干，肿瘤所致颅内压力增高，脑干受压后移，使呼吸心跳中枢受压，脑出血等原因引起患者死亡。

80. ABC 肥胖型星形细胞瘤和巨细胞型胶质母细胞瘤的区别是后者瘤细胞间有大量胶质纤维，瘤细胞及胞核比前者大，且怪异不规则，后者患者发病年龄多小于前者。一般前者有核染色质颗粒粗大见包涵体样胞浆陷入核内，二者瘤细胞间均缺少纤细的胶质纤维，二者均少见与大脑半球以外部位。

81. ABC 肥胖型星形细胞瘤肿瘤呈浸润性生长，易演变为高级别胶质瘤，多为胶质母细胞瘤，好发于大脑半球、基底节、小脑，切除一般不会复发，不浸润包膜，发生于基底节者常累及小脑扁桃体。

82. BCD 患儿出生 10 天，脐部可见黏膜中央部有一窦孔，有分泌物，可能是脐肠瘘、脐尿瘘、脐部黏膜息肉。

83. E 手术中可见脐部及回肠有一通道，黏膜均为肠黏膜，部分肠黏膜可见淋巴细胞浸润，因此最可能的诊断是脐肠瘘。

84. C 脐肠瘘是卵黄管畸形的一种，胚胎发育过程当中的卵黄管不同程度的发生残留时，可以形成各种畸形，并发着多种的外科并发症，大多数都在小时期出现症状。

85. ABCF 患者男查体右侧扁桃体Ⅱ度肿大，同侧扪及 1 个肿大的淋巴结，活动，无触痛，可能的诊断有癌、结核、淋巴组织肿瘤、慢性扁桃体炎急性发作。

86. ABE 提示临床怀疑肿瘤，大体检查不规则组织 1 块，病理诊断为黑色素瘤、非霍奇金淋巴瘤、低分化癌。

87. C 弥漫大 B 细胞淋巴瘤肿瘤细胞表达 B 细胞分化抗原 CD19、CD20、CD22 和 CD79a，有的瘤细胞可表达 CD30，特别是间变变型者，>30% 的细胞表达 CD10，Ki－67 指数常大于 40%，30% 以上的病例有 BCL－6 基因易位，这是该肿瘤最常见的染色体易位。根据题目中的免疫组织化学染色得知，该疾病为弥漫大 B 细胞淋巴瘤。

88. E 疣状癌呈向外生长的灰白色肿块。镜下是分化很高的乳头状肿瘤，伴有棘皮症和过度角化，乳头有各种长度，纤维血管轴不明显，核圆或泡状，染色淡，在基底细胞层可见轻度不典型的核。无挖空细胞。肿瘤向下方延伸达间质，呈特征性推挤性浸润，但基底部清楚。该患者镜下鳞状上皮呈乳头状生长，有角化不全，乳头无纤维血管束，底部钉突整齐向间质呈推移式浸润。该肿瘤可局部复发，一般不发生转移，不向深部组织浸润。因此诊断为疣状癌。

89. BEF 鳞状细胞癌与疣状癌均好发于女性外阴，均呈乳头状生长，前者细胞学非典型明显，二者均无挖空细胞，前者乳头有纤维血管轴心，后者乳头无纤维血管轴心，二者的浸润方式不同，前者有明显浸润，而后者呈推移式浸润。

90. BCEF 疣状癌是好发于女性外阴的鳞状细胞癌，可以发生局部浸润，呈推移式浸润生长，从不发生转移和淋巴结转移，发生局部扩散时，范围可以非常广泛，该肿瘤切除即可，无需进行腹股沟淋巴结清扫。

91. ABCD 患者患有间断性肉眼血尿1年，可能的诊断是系膜增生性肾小球肾炎、薄基底膜肾病、IgA肾病和过敏性紫癜性肾炎。

92. ACD 系膜增生性肾小球肾炎光镜系膜细胞的弥漫性增生为系膜增生性肾小球肾炎的基系膜增生性肾小球肾炎病理特点，可伴有系膜区的增宽。此病变通常影响80%以上的肾小球，多数肾小球病变程度相似，称为弥漫性增生。早期以系膜细胞数增多为主，在中等病变中每个系膜区的系膜细胞数为4～5个。而在较严重的病变中，每个系膜区的系膜细胞数多在5个以上，系膜区还可见单核细胞浸润。Masson染色约50%的病例可见系膜区嗜复红免疫复合物沉积。肾小球毛细血管壁正常，毛细管腔开放较好。大多数病例肾小管、间质组织及肾内小动脉正常。IgA肾炎是以反复发作性肉眼或镜下血尿，肾小球系膜细胞增生，基质增多，伴广泛IgA沉积为特点的原发性肾小球疾病。过敏性紫癜性肾炎光镜检查：与IgA肾病类似，系膜增生为其主要病变。

93. CD IgA本病的典型病理表现在光镜下常见系膜细胞增生、基质增多，常呈局灶节段性分布。轻微者则只有轻微系膜增生，亦可呈弥漫增生（常有局灶节段性加重）。约20%病例可出现新月体，通常不超过30%肾小球。若新月体超过50%肾小球，则为急进性IgA肾病。免疫荧光镜下，可见在肾小球系膜中呈弥漫分布的颗粒或团块状IgA沉积物（主要是IgA1）。约60%～90%的病例伴C3和IgG沉积，但强度较弱。IgM沉积则报道不一。IgA轻链以λ为主，有J链，无分泌块。通常无C1q和C3沉积。电镜下几乎都可见到细小均一的颗粒状电子致密物，分布于系膜区；若在上皮下或内皮下出现，则常病情严重。上皮细胞足突常正常。过敏性紫癜性肾炎免疫病理：与IgA肾病类似，主要见肾小球系膜区团块状IgA沉积，可伴有强度较弱的IgG、IgM、补体C3及纤维蛋白沉积。

94. C 免疫病理（免疫荧光和免疫组化）是诊断IgA肾病必需的和决定性的方法，表现为肾小球系膜区或邻近的毛细血管襻有高强度、团块状或颗粒状IgA沉积，或以IgA为主同时伴有较弱的IgG、IgM、补体C3沉积，但无C4和C1q沉积。经仔细询问病的病史和体格检查，无皮肤、胃肠道等过敏反应，该病的病理诊断为IgA肾病。

95. ACDG 该患者有颅内多发占位，而脑囊尾蚴多呈单发病灶，患者有不完全性运动失语，说明病变部位不在内囊；阿米巴性脑脓肿多为单发病灶；患者有右侧上肢及下肢瘫痪，左侧颞叶肿瘤符合诊断，患者右侧肢体瘫痪，且颅内多发占位，可能是由于主动脉瓣血栓脱落所致脑栓塞会造成瘫痪，患者有腹痛史，可能是细菌性结肠炎血道转移至脑内形成细菌性脑脓肿，感染性心内膜炎血栓脱落常导致脑栓塞，因此患者肢体瘫痪。

96. DEF　胰腺癌常位于胰头和胰体，胰体部胰腺癌阻塞胰岛管导致胆汁无法通过引起黄疸的产生。肝细胞癌多为单发肿块，肝脏转移癌为多发结节，因此肝脏考虑为转移癌。胰腺癌常有淋巴道转移，最常转移的部位是肝，其次是肠道和大网膜，该患者小肠壁、大网膜均有肿瘤，因此考虑为胰腺癌多处转移。

97. ABEG　肝、胰、淋巴结及小肠壁均是低分化腺癌，属于同一种肿瘤，说明是胰腺癌转移所致，胰腺癌多侵入小静脉，经门静脉转移至肝脏。由于癌细胞导致主动脉瓣膜血栓形成导致脑血流减少形成栓塞和梗死。胰腺癌淋巴结转移多至肝、小肠、胃、肝门及支气管旁淋巴结。由于胰蛋白酶和胰腺癌坏死所产生的毒性物质损伤血管内皮导致门静脉及主动脉瓣血栓形成，患者久病卧床，血流缓慢，血液凝固性升高。

98. BCDE　Burkitt 淋巴瘤是淋巴滤泡生发中心细胞或生发中心后 B 细胞起源的高度侵袭性肿瘤。淋巴结的结构破坏，中等大小、形态单一的淋巴细胞弥漫性浸润。无滤泡形成，瘤细胞核圆或卵圆形，核内有 2~4 个小核仁，染色质粗糙，核分裂象较多。瘤细胞之间散在分布着胞质丰富而透亮的反应性巨噬细胞，构成所谓“满天星”图像，胞质内有被吞噬的细胞核碎片。

99. D　Burkitt 淋巴瘤细胞具有生发中心 B 细胞的表型，表达 CD10 和 BCL-6，多不表达 BCL-2。Ki-67 阳性率几乎为 100%。约 20% 的散发型 BL 可检出 EBV 感染。

100. A　Burkitt 淋巴瘤大都存在与第 8 号染色体上 MYC 基因有关的易位，最常见的为 t（8；14）（q24；q32）。